Krebsbehandlung
in der anthroposophischen Medizin

Krebsbehandlung
in der anthroposophischen Medizin

Herausgegeben von
Dr. med. Michaela Glöckler und
Dr. med. Jürgen Schürholz

mit Illustrationen von Walther Roggenkamp
und Bildlegenden von Hartmut Ramm

Verlag Freies Geistesleben

ISBN 3-7725-1471-5

© 1996 Verlag Freies Geistesleben GmbH, Stuttgart

Umschlag: Walter Schneider, mit einem Motiv von Walther Roggenkamp
Druck: Offizin Chr. Scheufele, Stuttgart
Bindung: Lachenmaier, Reutlingen

Inhalt

Vorwort 7

Jürgen Schürholz
Die radikale Veränderung der Lebenssituation durch Krebs 11

Johannes Gutsch
Krebstherapie heute – Versuch einer
kritischen Standortbestimmung. 29
    Stand der Therapie bei ausgewählten Tumoren 35

Peter Heusser
Was ist Krebs?
Die anthroposophische Krebstherapie mit der Mistel 55

Armin Scheffler
Wie wird aus der Mistel das Heilmittel? 77
    Zum Verständnis der Krebskrankheit 78 / Zum Verständnis der
    Mistel 81 / Schlußbetrachtung 96

Hans-Richard Heiligtag
Die künstlerischen Therapien in der Krebsbehandlung 110
    Die Bedeutung der Kunst 110 / Künstlerischer Prozeß und Krebs-
    geschehen 112 / Die künstlerisch-therapeutischen Möglich-
    keiten 114 / Ausblick 132

Bernhard Deckers
Die besondere Herausforderung der Krankenpflege
durch den Krebskranken. 138

Hans Werner
Fragen zur Ernährung bei Krebserkrankung 151
    Die Verdauung als Grenzgeschehen und die Herkunft der Nah-
    rung 153 / Voraussetzung für eine gesunde Ernährung 157 / Was
    ißt der Mensch? 160 / Die Ernährung für den Krebskranken 168

6 Inhalt

Hans Werner
Spuren der Krebsentstehung in der Biographie 178
    *Was ist eine Biographie 178 / Biographische Gesetzmäßigkeiten 179 /
    Wie entstehen Krankheiten? 183 / Krankenbiographische Skizzen 184 /
    Was kann in der Biographie zu einer Krebsdisposition führen? 190 /
    Was bedeutet die Krebserkrankung für den Menschen? 191*

Dietrich Schlodder
Mistel und Wissenschaft 201
    *Kurze Geschichte der Mistelforschung 202 / Mistelinhaltsstoffe 204 /
    Toxizität von Mistelextrakten 214 / Wirkungen von Gesamtextrakten
    aus der Mistel 216 / Wirksamkeitsnachweis in klinischen Studien 229*

Klaus Dumke
Die Krankheit – Schicksal und Wandlung 240
    *Was ist Schicksal? 244 / Lernen und Handeln 245 / Von der
    Karmatechnik der Verschiebungen – das Krankheitsschicksal im
    Leibe 250 / Lernen durch Krankheitsschicksal? 254 / Ein Kapitel
    Dreigliederung 255 / Skizze einer Krankheitslehre 260 / Vom
    karmischen Gewinn 265 / Krankheitsschicksal – ein sakramentaler
    Aspekt des menschlichen Lebens 268 / Geburt und Tod 270 /
    Entwicklung des Kindes – Mitte der Kindheit 271 / Vom kindlichen
    Tod 275 / Der Therapeut im Schicksal des Kranken 276*

Michaela Glöckler
Wie kann der Krebserkrankung vorgebeugt werden?
Erweiterung der Präventivmedizin durch Anthroposophie 282
    *Krankheitsvorbeugung – eine Wissenschaft von der Gesundheit 282 /
    Menschenkundliche Grundlagen zum Verständnis der Gesund-
    heit 289 / Möglichkeiten der Krebsentstehung und -vorbeugung –
    unter dem Gesichtspunkt der Wiederverkörperung 296 / Hinweise
    für die Ernährung 303 / Von der krankheitsvorbeugenden Wirkung
    des Fiebers 304 / Krankheit als unbewußtes Einweihungserlebnis und
    die Frage nach Krankheitsvorsorge durch Selbsterziehung 306*

Anthroposophisch-therapeutische Einrichtungen 313
Weiterführende Literatur 316
Über die Autoren 318

Vorwort

Anlaß, dieses Buch herauszubringen, war die Frage nach einer Übersicht über den aktuellen Stand der anthroposophischen Krebstherapie. Diese hat sich in den jetzt fast 80 Jahren ihres Bestehens nach verschiedenen Richtungen hin weiterentwickelt.[1] Die Krebsbehandlung nimmt in der anthroposophischen Medizin eine zentrale Stellung ein. Sie umfaßt nicht nur die medikamentöse Behandlung mit dem durch Rudolf Steiner und seine ärztliche Mitarbeiterin Dr. med. Ita Wegman entwickelten Medikament Iscador und die weiteren in der Folge entstandenen Präparate aus dem Gesamtextrakt der Mistel,[2] sondern auch das ganze Spektrum der künstlerischen Therapien, biographische Beratung und Diätempfehlungen. Auch wird durch keine Krankenbehandlung das Selbstverständnis der anthroposophischen Medizin als eines integrativen, die Möglichkeiten der naturwissenschaftlich orientierten Medizin mitumfassenden Therapiekonzeptes deutlicher sichtbar. Daher werden in dieser Schrift nicht nur die Grundzüge der anthroposophischen Menschenkunde nach Leib, Leben, Seele und Geist aufgezeigt, sondern auch neue wissenschaftliche Theorien und Erfahrungen zur Krebsentstehung und -behandlung. Dement-

---

1 Das erste Präparat, Iscar, ließ Dr. med. Ita Wegman von ihrem Zürcher Apotheker schon 1917 herstellen. Der definitive Name Iscador wurde dem Präparat dann im Jahre 1926 gegeben. Dieses Präparat wird in weiterentwickelter Form vom Verein für Krebsforschung am Forschungsinstitut HISCIA hergestellt und von den WELEDA-Heilmittelbetrieben ampulliert und vertrieben.

2 Es sind dies in der Reihenfolge ihrer Entstehung das Präparat Iscucin der Firma WALA (seit 1957), Helixor der HELIXOR- Heilmittel GmbH & Co. (seit 1971), ABNOBA-Viscum der Firma ABNOBA (seit 1972) sowie das ebenfalls seit Beginn der 70er Jahre in Österreich hergestellte Präparat Isorel der Firma NOVIPHARM. Vgl. auch die Adressen im Anhang dieses Buches.

sprechend kommt auch das im Laufe dieses Jahrhunderts weltweit erarbeitete Wissen bezüglich der Besonderheiten der Mistel, ihrer Biochemie sowie der spezifischen Wirkungen auf das Immunsystem zur Darstellung.

Die Themenschwerpunkte sind so geordnet, daß sich der Leser von verschiedenen Seiten her in die Thematik der Krebstherapie einarbeiten kann. Dabei wurden einige thematische Überlappungen bewußt belassen, damit jedes Kapitel auch für sich selber stehen und gelesen werden kann. Es schien uns sinnvoll und wichtig, gerade zur Frage der Krebsbehandlung Autoren aus ganz verschiedenen Lebens- und Arbeitsbereichen zu Wort kommen zu lassen, um so das ganze Angebot anthroposophischer Behandlungsmöglichkeiten und -ansätze für den Betroffenen, aber auch für beratende Ärzte, Krankenschwestern, Sozialarbeiter und interessierte Laien sichtbar zu machen. So hoffen wir, mit diesem Beitrag zur Krebsbehandlung in der anthroposophischen Medizin eine aktuelle Ergänzung zu den bereits vorhandenen Schriften zu dieser Thematik geben zu können.

Die Lektüre der verschiedenen Beiträge in ihrem Zusammenhang läßt die Krebserkrankung wie eine große brennende Frage an den modernen Menschen erscheinen: Was will uns diese so weit verbreitete und alle Generationen umfassende Krankheit lehren? Was bedeutet sie für den Lernprozeß der Menschheit in der gegenwärtigen Zeitepoche?

Die Lektüre vermittelt aber auch etwas von der Ohnmacht der von der Krankheit Betroffenen – sei es unmittelbar als Patient oder mittelbar als Arzt, Therapeut oder Heilmittelhersteller. Denn es ist trotz aller intensiven Forschung und der bereits erzielten Erfolge bisher nicht gelungen, dieser Krankheit Herr zu werden. Sie bleibt auch für die anthroposophische Medizin Herausforderung und Aufgabe.

Bei der Arbeit an diesem Buch wurde uns eines ganz besonders bewußt: Gerade die Krebserkrankung trägt wie keine andere Krankheit den Beinamen maligne, das heißt bösartig. Wo immer das Böse in der Welt wirksam wird, stellt es den Menschen die Aufgabe, angesichts der sich vollziehenden Zerstörung den Willen und die Bereitschaft aufzuwecken, das Gute zu tun. Eine umfassende Krebstherapie, die das Immunsystem stärkt, Gesichtspunkte zur Ernährung vermittelt, die über die Kunst anregt, inneres Leben mit dem äußeren zu verbinden, die das Werden des Menschen in seiner Biographie unterstützen möchte, Schicksal und Tod miteinbezieht – eine solche Therapie will auch wachsam machen für die besondere Botschaft dieser Krankheit. Dabei möchte dieses Buch helfen.

Allen, die bei der Verwirklichung der hier zusammengestellten Beiträge geholfen haben, gilt unser herzlichster Dank. Danken möchten wir auch unserem Verleger Andreas Neider für dessen Geduld und Zuspruch, die entscheidend dazu beitrugen, daß dieses Mehrautorenbuch zu diesem Zeitpunkt fertig werden konnte.

Johanni 1996
Dornach und Stuttgart   *Michaela Glöckler, Jürgen Schürholz*

Jürgen Schürholz

Die radikale Veränderung der Lebenssituation durch Krebs

Die Diagnose „Krebs" wird oft in einer Krisensituation des Lebenslaufs gestellt, wenn neue biographische Schritte bevorstehen: Umzug, Hausbau, Berufswechsel, Partnerwechsel, Pensionierung – Änderungen, die nach dem Schaffen neuer Lebensbezüge verlangen. Krisen sind es aber auch in dem Sinne, wie sie die Griechen dem Wortsinn nach verstanden, indem «Krisis» Trennung, Scheidung bedeutete. So benützen auch wir heute dieses Wort noch immer, wenn es auf Ent-Scheidungen ankommt, wenn Neubeginne durch Verwandeln des Bisherigen gefordert sind.

Die Diagnose Krebs ist jedoch auch immer von einer besonderen existentiellen Betroffenheit gekennzeichnet. Dies gilt für den Einzelnen, seine soziale Umwelt, für die Menschheit als Ganzes. Wir fürchten uns vor Krebs, fühlen uns von ihm bedroht, er ist uns unheimlich, ja, er erschreckt uns. Mit Recht weist Volker Fintelmann im Vorwort zu seiner «Krebssprechstunde» darauf hin, daß bei keiner anderen Krankheit die Angst einen so zentralen Anteil hat wie bei der Krebserkrankung. Existenzangst im Sinne von Todesangst gehört zu dieser Krankheit ebenso hinzu wie die Angst vor dem Heimtückischen und Bösartigen. So ist es auch typisch, daß Kranke mit einer Bronchitis, einem Magengeschwür, einem Armbruch ohne Schwellenangst zum Arzt gehen, ihm aber ihre (Krebs)-Angst, ihre «Ahnung» verschweigen, aus Angst vor dem Leben mit dieser möglichen Diagnose, aus Angst vor der Zukunft, Angst vor Leiden und Schmerzen, Angst vor der Behandlung, Angst vor sozialer Isolation, vor dem Verlassen- oder Nicht-Verstanden-Werden sowie Angst vor Sterben und Tod. Alle diese Ängste offenbaren die starke existentielle Betroffenheit, die von dieser Krankheit ausgeht.

So wird Krebs auch weltweit als maligne, das heißt als bösartig angesehen und entsprechend «Malignom» genannt. Es gibt nur wenige Krankheiten, die mit diesem moralischen Begriff «böse» verbunden werden. Die Tumorbildung, die durch vermehrtes, ungeordnetes Wachstum zustande kommt, ist ein Naturvorgang, der auch eine moralische Seite hat, die sich bis in die Namensgebung niederschlägt und nicht in Frage gestellt wird. Hierdurch wird aber Biologisch-Leibliches mit Seelischem verknüpft. Auch ist es interessant, daß die Menschheit diese Krankheit nach einem Tier benannt hat – dem Krebs –, das als im Versteck lauernd und heimtückisch zubeißend beziehungsweise zupackend empfunden wird.

Neben der Angst vor dem Tod und dem Bösen umgibt auch eine Atmosphäre von Lüge diese Krankheit. Es ist nicht leicht, sich dieser zu entziehen oder ihr zu widerstehen. In manchen Betroffenen entsteht die Frage, warum die Lüge gerade mit dieser Krankheit so verschwistert ist. Sie kann sich beantworten, sobald die Lüge als ein Isolations-Phänomen begriffen wird. Denn Lüge entsteht ja immer dann, wenn ein Gedanke oder eine Aussage zu einem Tatbestand aus dem Gesamtzusammenhang von Wahrheit und Wirklichkeit isoliert werden, so daß Teilwahrheiten und Verfälschungen entstehen können. So wie sich leiblich beim Krebs Wachstumsprozesse immer neu verselbständigen und aus dem Organzusammenhang isolieren, so isoliert sich die Lüge, die immer neue nach sich zieht, aus dem Wahrheits- und Wirklichkeitszusammenhang. Ein Streben nach umfassender Heilung muß deshalb immer auf Wahrheit gerichtet sein.

Wenn heute nach Krebsursachen gefragt wird, dann hat die Antwort darauf zwei Quellen – eine äußere und eine innere. Hatten Forscher fast 100 Jahre lang allein nach krebsauslösenden Stoffen, Strahlen oder «Erregern» gesucht, um diese dann entsprechend in Umwelt und Nahrung vermeiden zu können, so ist in den letzten Jahrzehnten die Erforschung der inneren Faktoren, der «Krebspsyche» immer wichtiger geworden. Bahnbrechend auf diesem Gebiet sind die Arbeiten von Lawrence LeShan, die er in seinem Buch *Psychotherapie gegen den Krebs* zusammengefaßt hat. Er fand durch seine umfangreichen Forschungen heraus, daß der «typische» Krebskranke sich durch seelische Eigenschaften auszeichnet, die insbesondere sein Verhältnis zur Umwelt bestimmen. Dieses ist von einer gewissen Beziehungslosigkeit und Distanziertheit geprägt, die sich bis zur Lieblosigkeit, Kälte und Feindseligkeit steigern können. LeShan beschreibt, daß viele Krebskranke insbesondere in ihrer frühen Biographie den Verlust einer zentralen menschlichen Beziehung erlebt haben und seither unfähig sind, aktiv von sich aus wiederum eine neue tiefe Bindung einzugehen. Auch diese Charakteristika zeigen das Motiv der Isolation, das den Kranken umgibt. Und so sind es nicht wenige Kranke, die, wenn sie lernen, über sich selbst und ihre innere Situation zu sprechen, von dem belastenden Erleben ihrer Einsamkeit berichten, ihrer wachsenden inneren Leere bis hin zur Lebensleerheit, so daß schließlich auch der Gedanke an den Tod etwas Willkommenes für sie hat, indem er diesen Leidenszustand beendet. Andere Betroffene, bei denen diese inneren Erlebnisse nicht so weit gehen, bekommen aber doch ein zunehmendes Bewußtsein davon, daß ihr Leben richtungsloser geworden war, ohne neue Ziele, so daß ihnen der Sinn des Lebens mehr und mehr verblaßte.

Auf der anderen Seite haben all diese genannten Begleiterscheinungen der Krebserkrankung auch eine für den Menschen weckende, aufrüttelnde, positive Seite. Und auch sie prägt die Lebenssituation, die durch die Diagnosestellung «Krebs» eine so radikale Veränderung erfährt.

So führt die Angst immer zu einer gesteigerten Selbstwahrnehmung, zu einer Verstärkung des Selbsterlebens und des Selbstbewußtseins. Unsicherheit und Lüge rufen eine starke Sehnsucht nach Eindeutigkeit, Klarheit und Wahrhaftigkeit auf. Die Konfrontation mit dem Bösen, Widernatürlichen wirkt weckend auf die Kräfte und Möglichkeiten des Menschen, den Sinn für das Gute zu entwickeln. Die Todesnähe selber jedoch hilft die Frage nach dem Leben und nach der Bedeutung des gelebten Augenblickes völlig neu zu stellen. Und so können gerade in der Auseinandersetzung mit dieser Krankheit stärkste moralische Kräfte geweckt werden, die zu einem neuen Freiheitserleben, einem tiefen Schicksalsvertrauen und einem bewußten Ergreifen des Augenblicks führen können und zur Fähigkeit, die Gegenwart neu zu ergreifen und zu gestalten.

Auf der körperlichen Ebene haben wir es bei der Tumorentstehung mit einem Prozeß zu tun, der die genannten Gesichtspunkte leiblich wie abbildet. Indem ein Tumor entsteht, der mehr oder weniger schnell wächst, wird auf mikroskopischer Ebene erkennbar, wie die Zellen sich in dem Bereich des Knotens übermäßig teilen. Sie isolieren sich aus dem Gesamtzusammenhang des Organismus und vermehren sich auf Kosten des umgebenden, dem Organismus dienenden, funktionstüchtigen Gewebes. Die unreif aussehenden Zellen liegen meist chaotisch zueinander und haben sich aus dem Gestaltzusammenhang, den Ordnungsprinzipien, den Wachstumsrichtungen ihres Ursprungorgans gelöst. Sie wachsen wuchernd nach ihren eigenen Gesetzmäßigkeiten und stehen funktionell dem Organ- und Organismuszusammenhang nicht zur Verfügung. Das Leben der Krebszellen hat für das «Über-Geordnete» seinen Sinn verloren. Die Zellen ernähren sich auf Kosten des Organs und des Organismus und zerstören diese. Krebs verselbständigt den Teil gegenüber dem Ganzen, das heißt, das Zellprinzip dominiert gegenüber dem Organprinzip. Die Zellen sind «irrsinnig» geworden, krankhafte Isolation tritt leiblich überall ins Bild (vgl. auch den Beitrag von Johannes Gutsch).

So finden wir auf der biologischen Ebene die Entsprechungen zur seelischen Isolation, zum Herausfallen aus den menschlichen Zusammenhängen. Wie aber ist es denkbar, daß sich das innere Leben der Seele dem Leben des Leibes so mitteilt, daß bestimmte immer wiederkehrende Gedanken, Urteile und Gefühlsinhalte, Hinderungen und Lähmungen des Willens den Leib krankhaft verändern können? Um eine Antwort zu finden, müssen wir den psycho-somatischen Konkret-Zusammenhang betrachten.

Alle beseelten Organismen zeigen bestimmte elementare Lebensvorgänge, die sich auch beim Menschen bis auf die zelluläre Ebene verfolgen lassen. Diese sind Wahrnehmung und Reizleitung (Information), Atmung und Zirkulation, Stoffwechsel und Bewegung. Diese biologischen Elementarfunktionen laufen, wenn der Organismus gesund ist, geordnet und aufeinander bezogen, das heißt zur rechten Zeit, am rechten Ort und im rechten Maß ab. Die auf jeder Funktionsstufe möglichen Störungen müssen immer wieder systematisch ausgeglichen werden, um alle körperlichen Vorgänge bis zur Stoff- und Zellebene im Raum-Zeit-Gefüge des Organismus integriert zu halten.

Damit sich das labile Teilungs-Gleichgewicht von Zellneubildung, -wachstum, -reifung und dann -untergang einstellen kann, sind unbewußt bleibende Wahrnehmungsvorgänge erforderlich. Reizleitung ermöglicht, daß sich das Zellgeschehen in die Erfordernisse des Organs und des Gesamtorganismus eingliedern kann. Die täglich stattfindenden milliardenfachen Zellteilungsvorgänge verursachen aber auch Teilungs-Bewegungen der Zellen auf ihrer Unterlage, der feinen Basalmembran. Der Platz, den sich teilende Zellen brauchen, entsteht durch das Verschieben der Nachbarzellen. Die vielfältigen Stoffwechselvorgänge in den Zellen dienen einerseits dem eigenen Wachstum und der Erhaltung, andererseits aber dem Gesamtorganismus. Dies ist möglich durch die Zirkulations- und Atmungsvorgänge, die intrazellulär ablaufen und mit dem Gesamtorganismus korrespondieren.

Diese Elementarfunktionen sind Ausdruck der Ganzheit des menschlichen Organismus (vgl. den Beitrag von Klaus Dumke). Dieser zeigt in seiner Gestaltbildung drei anatomisch-funktionelle Zentren. Die Sinnesorgane und das Zentral-Nerven-System bilden in der Schädelhöhle das Zentrum für alle bewußte Wahrnehmung und Reizverarbeitung. Herz und Lunge sind im Brustkorb die zentralen rhythmischen Organe für Kreislauf und Atmung. Die Stoffwechselprozesse, die durch ihre Energiebildung Körperbewegungen möglich werden lassen – bis in die feinsten Bewegungen der Zellen –, haben ihr Kraftzentrum in den Organen der Bauchhöhle und in den Gliedmaßen.

Wenn wir auf diese biologischen Grundtatsachen unseres Körpers im Zusammenhang mit der Krebsentstehung schauen und dies mit der Frage tun, ob und wie die veränderten seelischen Vorgänge des Denkens, Fühlens und Handelns diese biologischen Vorgänge beeinflussen können, dann brauchen wir dazu eine Verständnisbrücke. Diese hat Rudolf Steiner 1919 in seinem Buch *Von Seelenrätseln* geschaffen. Er hat dort drei funktionell-anatomische Systeme für den Menschen beschrieben: das *Sinnes-Nerven-System*, auf das sich die wach-bewußten Vorgänge unserer Seele, also Sinneswahrnehmungen, Vorstellungen und das begriffliche Denken abstützen; das *Gliedmaßen-Stoffwechsel-System*, welches alle unbewußten Vorgänge des Stoffwechsels und der Bewegungen zusammenfaßt und die leibliche Grundlage für unser Handeln ist, in dem sich motorische Beweglichkeit und intensiver Stoffwechsel konzentrieren. Die polaren Vorgänge in diesen beiden nach außen (Sinne, Gliedmaßen) und innen (Nerven, Stoffwechsel) gerichteten Systeme werden durch Atmung (außen) und Kreislauf (innen) rhythmisch verbunden. In diesem *rhythmischen System* entsteht alles Fühlen, welches über das Nerven-System bewußt wird (s. Klaus Dumke).

In jedem Organsystem, Einzelorgan, Gewebe, ja bis in die Zellteilungsvorgänge und den Aufbau der Einzelzelle hinein, können die drei Systeme in ihrer typischen funktionellen Ordnung wiedergefunden werden. Im Falle von Gesundheit sind alle Einzelfunktionen auf das Ganze des Organismus harmonisch abgestimmt. Im Falle der Krebskrankheit sind diese biologischen Elementarvorgänge in Korrespondenz zur «Krebspsyche» gestört. Durch das ungerichtete verdrängende Wachstum des Karzinoms im Übermaß wird die *Raumordnung* der Organsysteme zunehmend gestört. Die Krebserkrankung entzieht das Zellwachstum aber auch der gesunden *Zeitgestalt* des Organismus mit ihren Rhythmen. Daher leiden Krebskranke oft an Störungen des Schlafes, an Herz- und Atem-Rhythmus-Störungen, an Störungen der Verdauungsrhythmen. Auch die Bewußtseinsvorgänge sind durch die Isolation von der Wirklichkeit gestört. Auf allen drei Ebenen also geht durch die Krebskrankheit die Integration der elementaren Körperfunktionen mehr oder weniger verloren. Und diese mangelnde Integration wird seelisch als «Selbst-Entfremdung» erlebt.

Die zu Beginn beschriebenen Isolations-Phänomene der Krebspsyche werden dem Kranken meist lange nicht bewußt und werden auch von der Umgebung nicht wahrgenommen. Es bedarf in

Die radikale Veränderung der Lebenssituation durch Krebs

der Regel des Ausbruchs beziehungsweise des Bekanntwerdens der Erkrankung, damit die geschilderten Zusammenhänge voll bewußt werden. Lange schon umgibt viele Patienten so etwas wie eine Krebsahnung.

Wenn die erste erschütternde Konfrontation mit der «mich» meinenden Diagnose Krebs durchlitten ist, so stellt sich die Frage nach der Therapie. Da ist es nun entscheidend, daß in aller Ruhe (!) gemeinsam mit dem Arzt überlegt wird, was als beste Therapie in diesem besonderen Fall in Frage kommt. Oft muß man sich für ein solches Gespräch den Arzt des Vertrauens erst suchen. Auch diese notwendige Initiative gehört zu dem Weg hinzu, der gegangen werden muß, um das Leben unter den veränderten Bedingungen wieder ganz neu in die Hand zu bekommen.

Es gibt für die in Frage kommende Therapie immer verschiedene Möglichkeiten (siehe den Beitrag von Peter Heusser). Alle Überlegungen sollten sich immer an den individuellen Gegebenheiten orientieren, an dem äußerlich wie innerlich begründeten Therapiebedarf. Wie schonend operiert werden kann oder wie radikal bei der Operation vorgegangen werden muß, ist sehr oft erst während des Eingriffs vom Operateur zu entscheiden. Ob eine Chemotherapie therapeutisch sinnvoll ist, hängt in erster Linie von der Art und der Ausbildung der Geschwulst ab, aber auch von der Einstellung des Kranken zu dieser Behandlung und von der individuellen Verträglichkeit dieser Medikamente. Eine erfolgreiche Röntgenbehandlung setzt Strahlensensibilität des Tumorgewebes voraus und hängt auch davon ab, welcher Körperteil bestrahlt werden soll. Das alles muß im Hinblick auf die Art des Tumors, seine Ausdehnung auf den Allgemeinzustand, das Alter des Patienten, die soziale und berufliche Situation, ja die Lebenseinstellung des Betroffenen besprochen werden. Sucht er eine natürliche Therapie, dann müssen auch ihre Möglichkeiten individuell beurteilt und erwogen werden.

Erste spürbare Erleichterung stellt sich ein, wenn es Patient und Arzt gelingt, die Ziele für ein sinnvolles therapeutisches Handeln einsehbar und akzeptabel gemeinsam ins Auge zu fassen. Wenn irgend möglich, wird man den Tumor operieren wollen, aber der Zeitpunkt dazu sollte so gewählt sein, daß der Kranke sich nicht überrumpelt fühlen muß (vgl. die Beiträge von Johannes Gutsch und Peter Heusser).

Ist die leibliche Seite der Erkrankung therapeutisch versorgt, dann stellt sich auch die Frage nach der Neuordnung des inneren Lebens. Durch die Erfahrung der Todesnähe entsteht wie von selbst der Rückblick auf das bisherige Leben. Viele Kranke berichten, daß sie, schon bevor ihnen ihre Krankheit bekannt wurde, das Gefühl hatten, daß sich etwas in ihrem Leben ändern müßte. Doch konnten sie diese Änderung nicht herbeiführen. Manche sprechen es aus, daß sie sich innerlich dafür zu unbeweglich und starr erlebt hätten und daß sie sich auch mit den Dingen und Aufgaben des Lebens nicht mehr so verbunden fühlen konnten, wie das früher war. Äußerlich wäre wohl alles wie gewohnt weitergegangen, aber innerlich wären sie nicht mehr genügend mit ihrem Leben identifiziert gewesen, um es ändern zu können. Auch hätten sie keine echte Freude mehr erlebt. Andere formulieren es so, wie LeShan es in seinen Büchern beschreibt: daß sie seit langem nicht mehr ihr eigenes Leben gelebt haben, daß sie sich von anderen, vom Partner, von der Familie, vom Chef, von Sachzwängen und so weiter haben im Übermaß bestimmen lassen, daß sie es nicht mehr selbst waren, die das Leben in die Hand genommen haben dort, wo es gefordert gewesen wäre.

Auf leiblicher Ebene wird die Auseinandersetzung von «Selbst» und «Nicht-Selbst», von Aufnahme und Ausscheidung durch das Immunsystem geregelt (vgl. die Beiträge von Hans Werner über Ernährungsfragen und von Klaus Dumke). Seine Schwäche läßt Infektionen und Krebsentstehung zu. Seelisch geschieht die Korrespondenz und Auseinandersetzung mit der Welt im Atem von Sympathie und Antipathie. Das eine verschließt, das andere öffnet. Geistig grenzen wir uns durch Selbsterkenntnis und Selbstbewußtsein gegenüber der Welt ab. Dadurch daß Leib, Seele und Geist eine Einheit darstellen, können unsere Gefühle, Gedanken und Taten, wie für die Elementarfunktionen beschrieben, bis in die Leiblichkeit, bis in unser Immunsystem auf- oder abbauend, stärkend oder schwächend wirken. Das gilt es zu erkennen und im Bewußtsein zu haben (vgl. den Beitrag von Michaela Glöckler).

Die radikale Veränderung der Lebenssituation durch Krebs

Der deutsche Onkologe Nagel hat einmal treffend formuliert: «Es kommt beim Krebskranken nicht darauf an, daß man ihn *am* Leben erhält, sondern *im* Leben, und diese Entscheidung müssen Patient und Arzt gemeinsam treffen.» Das heißt: Nachdem die Therapie in den Grundzügen festgelegt ist, vermindert sich der Drang, der bei so vielen Krebskranken anzutreffen ist, von Arzt zu Arzt zu gehen, in der Hoffnung, dort Sicherheit zu empfangen, die im Innern erworben werden muß. Angst, Lüge und Zweifel sind die inneren Feinde des Menschen, welche die Krebskrankheit in besonderem Maße bewußt werden läßt. Die Biostatistiken mit ihren Wahrscheinlichkeitsvoraussagen – die aber an der großen Zahl gewonnen wurden und für das Individuum keine Bedeutung haben – halten die Zweifel wach. Erst wenn der Betroffene davon überzeugt ist, daß die Krebskrankheit hinsichtlich des Momentes der Entdeckung, ihres Verlaufes und ihrer Therapierbarkeit, aber auch in der Bedeutung für die eigene Biographie eine individuelle Erkrankung ist, daß sie nirgends in ein allgemeines Schema paßt, können die Vertrauenskräfte entstehen, die Hoffnungskräfte wachsen, die zur Heilung, das heißt auch zum Neuerwachen des Lebenswillens notwendig sind.

Vor über zehn Jahren schon erschien in England eine wissenschaftliche Arbeit, aus der zu lernen war, daß bei Frauen mit einem Mamma-Karzinom, die hinsichtlich von sechs Prognose-Faktoren sehr ähnlich waren und alle schon Knochenmetastasen hatten, die Überlebenszeit zwischen 1,5 und 15,4 Jahren lag (!). Die Frage ist immer: Gelingt der Neuanfang, gelingt es, dem Leben neuen Inhalt, neue Ziele, den Sinn wiederzugeben? Kommen tragende Menschenverbindungen zustande, durch die sich der Kranke verstanden, getragen und geliebt fühlen kann?

Auch wenn die Krankheit so weit fortgeschritten ist, daß eine Heilung nicht mehr möglich ist, kann dem Leben doch immer etwas von der Qualität gegeben werden, die es lebenswert macht.

Ein 28jähriger Patient, dem wegen seines Tumors das Bein hoch amputiert werden mußte, wodurch aber die Krankheit nicht zum Stillstand kam, litt an erheblichen Schmerzen, die so stark waren, daß er zuletzt Morphium bekam. In diesem Zustand wurde er in unsere Klinik verlegt. Er lernte hier therapeutisches Malen und die Heileurythmie kennen. Seitdem er das Bein verloren hatte, litt er immer wieder am sogenannten ihn schüttelnden Phantomschmerz. Er hatte immer das Gefühl, als sei das – physisch nicht mehr vorhandene – Bein unter seinem Oberschenkel hochgeschnallt. Nach den ersten heileurythmischen Übungen, die er zu dem tönend gesprochenen Vokal U machte, wobei er die Arme und vorstellungsmäßig die Beine parallel zueinander ausrichtete, bemerkte er, daß sich das Beinphantom streckte und in die gehörige Lage bewegte, so daß er die Empfindung bekam, zwei gesunde Beine im Bett liegen zu haben. Je öfter er die Übung machte, desto länger hielt dieses Gefühl an, und er war glücklich, dadurch sich wieder wie «heil» zu erleben. Beim Malen machte er eine entsprechend beglückende Entdeckung. Er sah zum ersten Mal in seinem Leben eine Komplementärfarbe. Er hatte die Aufgabe bekommen, mit Rot zu malen, und plötzlich sah er Grün. Gesteigert wurde diese Freude dadurch, daß er in seiner Umgebung Pflegende und Therapeuten hatte, die daran Anteil nahmen und sich mit ihm freuten. Solche Erlebnisse reduzierten bei ihm das Bedürfnis nach Schmerzmitteln deutlich. Er wollte klar sein, er wollte die für ihn wichtigen Gespräche führen können, und es war ihm wichtig, darüber zu sprechen, was er nach seinem Tode zu erwarten habe.

Wie der Herbst die herrlichsten Farben in der Natur hervorbringen kann, bevor die Winterruhe kommt, so kann auch die letzte Lebenszeit eines Krebskranken voller Licht und Farbe sein.

Lawrence LeShan formulierte aus seiner Erfahrung: «Krebs führt oft zum Tode, aber es scheint Fälle zu geben, in denen die Bedrohung durch Krebs den Beginn des Lebens bedeutet.»

Auch das gehört zur radikalen Veränderung der Lebenssituation durch Krebs.

Literatur

Leroi, Rita (Hrsg.): *Die Misteltherapie – Eine Antwort auf die Herausforderung Krebs.* Verlag Freies Geistesleben, Stuttgart 1987.

LeShan, Lawrence: *Psychotherapie gegen den Krebs.* Cotta, Stuttgart 1976.

Fintelmann, Volker: *Krebssprechstunde.* Verlag Urachhaus, Stuttgart 1994.

Steiner, Rudolf: *Von Seelenrätseln.* GA 21, Dornach 1960.

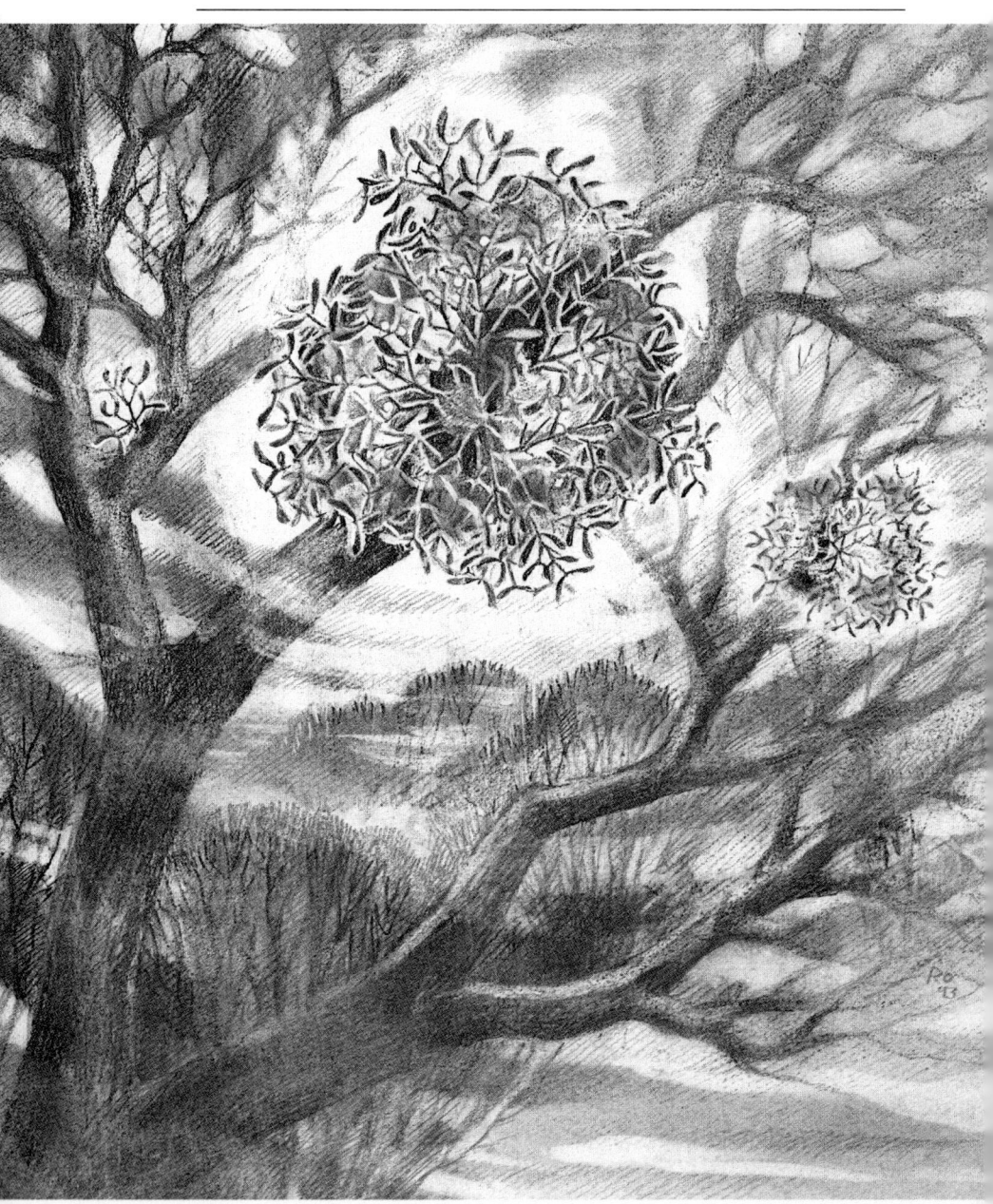

Die Wiedergeburt der Mistel im 20. Jahrhundert

Die Mistel zählt seit uralten Zeiten zu den geheimnisvollsten unter den Pflanzen. Stets wußte man um ihre besonderen, zumal heilenden Kräfte.

Ausführlich geht schon im 4. vorchristlichen Jahrhundert der griechische Naturkundler Theophrast in seiner umfassenden Beschreibung der dazumal bekannten Pflanzen auf die Mistel ein.

Im letzten Jahrhundert vor Christus verfaßt der römische Dichter Vergil das Heldengedicht Aeneis. Er mißt darin der Mistel entscheidende Bedeutung zu. Aeneas, der Held dieses Epos, kann durch das Opfer des goldenen Zweiges nicht nur in die Unterwelt hinabsteigen, sondern unversehrt und mit tiefster Erkenntnis bereichert auch wieder aus ihr herausfinden.

In abgewandelter Form tritt das Motiv, die Mistel mit der Unterwelt in Verbindung zu sehen, im 13. Jahrhundert in der Edda-Sage des Isländers Snorri Sturluson auf. Der neidische Loki bedient sich der zu jungen Mistel und des blinden Hödur, um Baldur, den lichten Gott der Asen, zu töten und in die untere Welt zu bannen. Unverkennbar ist in diesem Baldur-Mythos der Einfluß, der vom Blick auf das Kreuz und den Erlösertod Christi auf die Herzen der Menschen ausgeht.

Besonders hohe Geltung hatte die Mistel bei den keltischen Völkern, die zur Zeitenwende weite Gebiete Europas besiedelten und die Mistel als die «Allesheilende» verehrten. Als die Kelten unter dem Druck des Römertums zurückgedrängt wurden, verlor jedoch auch die Mistel bald an Bedeutung.

Das Mittelalter kennt die Mistel zwar als Pflanze mit heilenden Kräften – jedes Kräuterbuch gibt davon beredtes Zeugnis –, doch das Wissen um ihr Geheimnis und ihre Heilkraft erlischt zunehmend. Nach und nach wird die Mistel zu einer unter vielen Heilpflanzen mit eher allgemeinen Anwendungen.

Erst im 20. Jahrhundert erlebt die Mistel eine Art Wiedergeburt, und fast darf man sagen: Sie wird jetzt überhaupt erst richtig geboren. Fast genau zur gleichen Zeit beginnen zwei Menschen, sich eingehend um die Mistel zu bemühen. Sie bringen neues Licht in ihre Geheimnisse und gliedern die Mistel wiederum dem fortlaufenden Strom der modernen Zeit ein. Der Botaniker Freiherr Karl von Tubeuf fängt um 1905 mit den Vorarbeiten zu seiner umfassenden Monographie über die Mistel an, und 1923 wird sein umfangreiches naturwissenschaftliches Werk veröffentlicht. In ihm trägt Tubeuf nahezu alles zusammen, was zu jener Zeit aus Mythologie und Volkstum, aus wissenschaftlichem Beobachten und Experimentieren über die Mistel bekannt ist. – Ebenfalls zu Beginn des 20. Jahrhunderts, im Herbst 1904, beginnt der Geistesforscher Rudolf Steiner, die Mistel aus seinen übersinnlichen Erkenntnisansätzen heraus zu erforschen. Das eigenartig fremde Wachstum dieser Pflanze, welche die Erde wie auch das helle Sommerlicht meidet und sich eigensinnig anders im Jahreslauf verhält, werden ihm zu einem Schlüssel, der ihm das Wesen dieser geheimnisvollen Pflanze öffnet. Bald erkennt Steiner, daß die Mistel sich auf besondere Weise zum Heilmittel eignen wird, und 1920 stellt er sie einer Gruppe von Ärzten und Pharmazeuten als das wesensgemäße Heilmittel für die Krebserkrankung vor.

Pflanzenwurzel und Mistelsenker 25

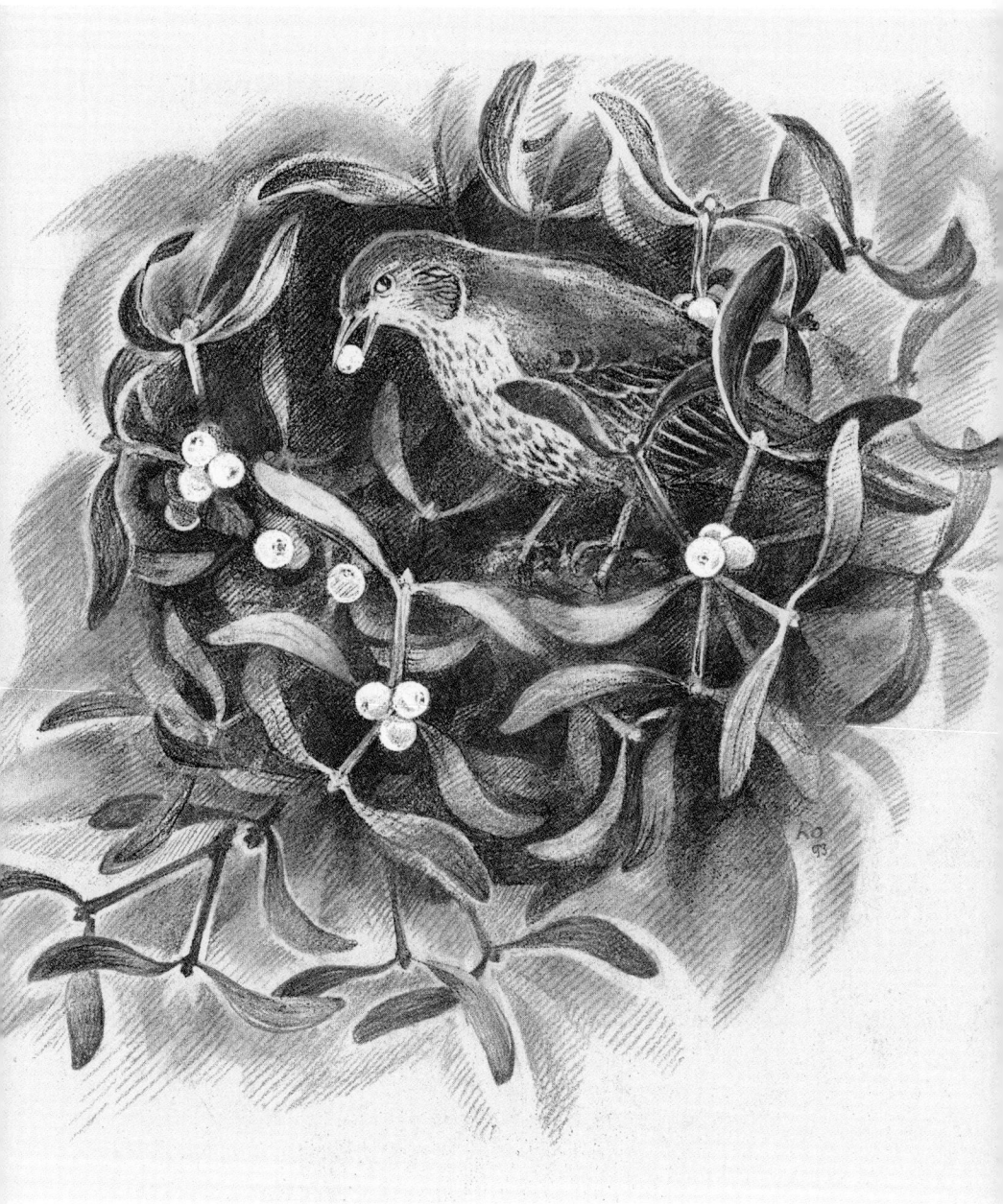

Pflanzenwurzel und Mistelsenker

Die Mistel, die in mythologischen Schilderungen mit der Unterwelt in Verbindung gebracht wird, meidet in ihrem pflanzlichen Dasein dieses Reich im Innern der Erde. Sie wächst und gedeiht hoch oben auf dem Baum.

Blütenpflanzen nehmen durch ihre Wurzeln unmittelbar die Beziehung zur Erde auf, und die Wurzel gehört elementar zum Wesen der höheren Pflanze. Stets ist ihre Bildung der erste Schritt, den ein Keimling in sein Pflanzenleben macht. Kraftvoll strebt die Wurzel auf den Mittelpunkt der Erde zu und verankert die junge Pflanze im festen Untergrund. Innig verbinden sich unzählige, winzig kleine Wurzelhärchen mit den eng aneinandergepreßten Bodenpartikeln, von denen die vordringende Wurzel umgeben ist. Diese zarten Ausstülpungen vergrößern die Oberfläche, mit der die Wurzelhaut das Erdreich berührt, um ein Vielfaches, und in dieser Berührung zwischen Pflanze und Boden findet ein reger Austausch zwischen beiden statt: Wasser und darin gelöste Mineralien strömen in die Wurzel, und zugleich übergibt die Pflanze eigene Substanzen an das Erdreich.

Doch nur kurze Zeit dauert dieses lebendige Wechselspiel. Nach wenigen Tagen sterben die Wurzelhaare und die äußere Wurzelhaut ab. Sie haben sich erschöpft und aufgerieben in der Auseinandersetzung mit den mineralischen Kräften des Erdinneren. Die Pflanzenwurzel «erlebt» auf diese Weise unmittelbar die Todeskräfte, die in dieser Welt der Finsternis herrschen. Zugleich aber erfährt sie den unermeßlichen Reichtum an Gestaltungskraft, der in die irdischen Substanzen hineinverzaubert ist. Denn im gleichen Moment, da tief unten in der Erde die Wurzel wie an ihr Ziel kommt und – zumindest äußerlich – einen Tod erleiden muß, beginnt hoch oben, an der Spitze des beblätterten Triebes und in aller Stille, die Bildung einer Blütenknospe. Die höhere Pflanze kommt gerade deshalb zur Blüte, weil sie in der Auseinandersetzung mit den Kräften der Erde durch diesen

Todesprozeß hindurchgeht. Niedere Pflanzen, die keine echten Wurzeln bilden, vollziehen ihre Entwicklung hingegen ohne die Bildung von besonderen Blütenorganen.
Auch die Mistel gilt als höhere Pflanze und bildet – wenn auch unscheinbare – Blüten. Trotzdem verläuft ihr Leben in größtmöglicher Ferne von der festen Erde und deren Tod bewirkenden Kräften. Wie aber kommt es, daß die Mistel blühen kann, ohne selbst den Tod in einer Wurzel erleiden zu müssen?
Wenn der Mistelkern im Winter von Vögeln aus der Frucht befreit wird und auf der Rinde eines jungen Zweiges haften bleibt, hat der Mistelkeim seinen «Wurzelgrund» gefunden, auf dem ihm weitere Entwicklung möglich ist. Für die Mistel sind Zweig und Ast das «Erdreich». Sobald die Frühlingsluft von der höher steigenden Sonne durchwärmt und durchlichtet wird, beginnt der Keim zu wachsen. Ein schlankes grünes Stengelchen drängt aus dem Kern heraus und wendet sich alsbald der dunklen Rinde zu. Sowie es den festen Untergrund berührt, weitet sich die Basis des Keimstengels und preßt sich an die Rinde. Es entsteht eine Haftscheibe, die fortan den jungen Mistelkeim sicher auf dem Wirtsbaum festhält. Aus ihrer Mitte dringt bald darauf ein kleines, spitzes Organ, das Mistelhaustorium, in das darunter befindliche Abschlußgewebe des Zweiges vor. Mechanischer Druck und chemische Substanzen helfen, seinen Weg durch die gehärtete und widerstandsfähige Schutzschicht zu öffnen, und nach einigen Wochen hat das Mistelhaustorium die Rinde des Wirtsbaumes durchbohrt.
Vor ihm liegt nun eine hauchdünne Zellschicht, das Kambium. Jedes Jahr aufs neue ist dies der Ort, von wo nach innen das Holz und nach außen die Rinde gebildet werden. Beide, Holz und Rinde, sind abgestorbene Gewebe, während das Kambium ein fortwährend lebendiges, den gesamten Baum umhüllendes Bildegewebe ist. Anstatt nun weiter in das Innere des Zweiges vorzudringen, wo, nur wenig tiefer, im Holz die für ihr Leben notwendigen Säfte aufwärts strömen, hält die Mistel vor dieser Grenzschicht des Wirtsbaumes mit

dem Wachstum inne. Bis hierhin drang sie aktiv in den Wirt, von jetzt an wird sie sich stets vom wachsenden Gewebe des Baumes überwallen und passiv in dessen Holz einbetten lassen.

Ruhend wartet das Mistelhaustorium vor dem Kambium, einzig darauf bedacht, in den eigenen inneren Lebensprozessen und Rhythmen jenen des Wirtes so verwandt wie nur möglich zu werden. Gelingt dies, so wird das Kambium im folgenden Frühjahr, wenn der Baum in allen Zweigen, Ästen und Stämmen erneut in die Dicke wächst, auch das davor ruhende Mistelhaustorium überwallen. Seine Spitze wird umwachsen, und während das Kambium fortwährend Holzgewebe nach innen absondert, taucht die Mistel allmählich darin unter. Sie wird, ohne ihr Zutun, vom Wachstum des Wirtes in dessen Holz eingesenkt.

Später wird ein mehr gegen außen gelegenes Gewebe in diesem Senker dessen weiteres Wachstum übernehmen. Die Bildezone, die anfangs als Spitze ins Innere des Zweiges vordrang, wird jetzt zur Fläche, die sich allmählich weitet. Sie wird in jedem Jahr gleichzeitig mit dem Wirtskambium in die Peripherie streben, damit der sich über der Rinde entfaltende Mistelbusch nicht abgerissen wird. Der Mistelsenker gelangt so zugleich immer tiefer in das Holz. Wie ein organischer Schwamm saugt er auf, was die Wurzeln des Baumes der Welt der Finsternis und des Todes abgerungen haben und was im Holzsaft aufwärts strömt.

Die Mistel hat zwar gewisse Anlagen, in die Tiefe zu wachsen. Doch es ist der Baum, dessen Gast sie sein darf, der in seinen Wurzeln für die Mistel den Todesprozeß erleidet, den sie selber, aus dem Innersten ihres Wesens heraus, meiden muß. Daß die Mistel wachsen und blühen kann, verdankt sie diesem Opfer, das der Baum im Innern der Erde deren Kräften darbringt.

Johannes Gutsch

Krebstherapie heute – Versuch einer kritischen Standortbestimmung

Die moderne Onkologie entspringt der Forschung an der Zelle. Virchow führte die bösartigen Geschwülste auf die Zelle zurück. Er meinte, «daß diese kleinen Elemente, die Zellen, die eigentlichen Herde des Lebens und demnach auch der Krankheit» seien, und stellte die Diagnose auf die zelluläre Definition ab (1855). Diese Definition gilt heute in der Medizin als «Goldstandard». Die Therapie bösartiger Erkrankungen wird als eine Therapie der entarteten Zellen aufgefaßt. Neue Stoffe werden systematisch auf ihre Anti-Krebswirkung getestet. Vor Behandlungsbeginn wird – im Idealfalle – eine Zellkultur des bösartigen Gewebes angelegt und die wirksamste Substanz für die Therapie ausgetestet.

Die therapeutischen Säulen – Operation, Bestrahlung, Chemo- und Hormontherapie – basieren auf demselben Zellularparadigma. Die Erkrankung gilt als geheilt, wenn alle bösartigen Zellen entfernt, eradiziert sind. Diese Eradikation der entarteten Zelle erfolgt chirurgisch, chemotherapeutisch oder mittels Strahlen. Tritt dennoch ein Rückfall ein, so war definitionsgemäß die Therapie nicht radikal. Das Zellularparadigma begründet die radikale Operation, das Paradigma der Radikalität der Therapie stützt wiederum die Zellulartheorie. Beide sind damit nicht widerlegbar, immortal.

Es wird zu Recht geltend gemacht, daß der Organismus bei der Regulation des Zellwachstums eine in diesem System unberücksichtigte Rolle spielt. Jedoch auch unabhängig von diesem immortalen Theoriengebäude machen Operation, Bestrahlung und Chemotherapie Sinn.

Mit der *Operation* wird eine radikale Entfernung aller Tumorzellen angestrebt. Sie wird für alle soliden Tumoren in Stadium I, das heißt ohne regionale oder ferne Metastasierung, mit der Absicht der Heilung, kurativ, durchgeführt. Lediglich für das kleinzellige Bronchialkarzinom, das Gebärmutter- und Prostatakarzinom sowie für Keimzelltumoren und einige andere schnell wachsende Tumoren ist bekannt, daß eine alleinige Chemotherapie und/oder Bestrahlung mindestens zu gleich guten Ergebnissen führen.

Hochmaligne Tumoren und Lymphome sowie Leukämie besitzen ein weitgehend selbständiges Wachstum der sich teilenden Zellen. Bei den meisten soliden Tumoren jedoch (Karzinome und Sarkome) kommen immunologische Wirtsfaktoren hinzu und begrenzen die Gesetze der reinen Zellteilungsaktivität.

Der implantierte Tumor im Tiermodell wächst in einem immunkompetenten Organismus. Er ist darüber hinaus antigen, das heißt, er besitzt Fremdcharakter. Damit ist er für das Immunsystem erkennbar. Die experimentelle Chemotherapie schmilzt ein solches Transplantat schneller ein. Mit den immer verbleibenden Resttumorzellen wird das Immunsystem besser fertig; die experimentellen Therapieergebnisse fallen besser aus. Forschungsergebnisse über immunologisch wirkende Medikamente sind aus der Zellkultur und dem Tierversuch nicht auf den Menschen übertragbar (Oldham 1983).

Mit einer Wachstumskontrolle durch den Organismus rechnet, entgegen ihrem Paradigma, die Lehre von der Tumortherapie, denn sie baut auf Langzeitheilung nach Zytostase, wohl wissend, daß letztere prinzipiell Tumorzellen hinterläßt, indem sie etwa nur 90 % vernichtet. Darüber hinaus hat man erkannt, daß das Ansprechen auf Zellgifte bei besserem Allgemeinzustand des Patienten höher ist, was mit der besseren Immunkompetenz erklärt werden kann. Theoretisch wird dem Organismus von der konventionellen Medizin eine das Tumorwachstum modulierende Funktion zuerkannt.

Chemotherapie:
Die Theorie von der Zelle als Ursache der Krebserkrankung und die Beobachtung der Hemmung der Blutbildung durch Senfgas während des Zweiten Weltkrieges führte zur therapeutischen Anwendung bei Lymphomen und Morbus Hodgkin, einer bösartigen Lymphknotenentartung. Die Tumorremissionen waren dramatisch, jedoch von kurzer Dauer. In Zellkulturen und Tierversuchen wurden weitere Stoffe entdeckt, von denen heute circa 40 in klinischer Anwendung sind.

Aus diesen Tierversuchsmodellen folgt, daß Tumoren um so besser ansprechen, je kleiner der Tumor ist und je mehr Zellen in Teilung sind, das heißt je schneller ihre Vermehrung stattfindet. Unter diesen experimentellen Verhältnissen werden durch Chemotherapie jeweils 90 % der vorhandenen Zellen abgetötet. Eine Heilung wird nur bei geringen Zellzahlen erreicht (Skipper 1973). Übertragen auf den Menschen müßte die Wirkung am günstigsten sein bei:

1. kleinster Tumormasse, wie Mikrometastasen nach Primäroperation

2. Einsetzen der Chemotherapie während oder unmittelbar nach der Operation

3. maximaler, noch tolerabler, hochdosierter Chemotherapie.

Die klinische Beobachtung unter Chemotherapie bei den häufigsten soliden Tumoren konnte die guten Wirkungen am Tier nicht bestätigen. So ist die Effizienz der Chemotherapie zum Beispiel beim Mammakarzinom, im früheren Stadium (ohne Lymphknotenbefall) operiert, nicht höher als nach Operation im späteren Stadium (mit ein bis drei befallenen Lymphknoten). Auch ist eine perioperative Chemotherapie nicht wirksamer als eine später verabreichte (Henderson 1994).

Für rasch wachsende menschliche Tumore hingegen bestätigt sich das Gesetz logarithmischer Zellvernichtung. Sie sprechen deutlich besser mit Rückbildung bis zur Heilung an als langsam wachsende. So ist bei den ähnlich einer Zellkultur im Menschen wachsenden malignen Erkrankungen eine Heilung auch bei größeren Tumormassen möglich. Dazu zählen die kindlichen akuten Leukämien, die Sarkome im Kindesalter sowie bei Erwachsenen die Keimzelltumoren, die hochmalignen Non Hodgkin Lymphome, Morbus Hodgkin und das Chorionkarzinom der Frau. Die Wirksamkeit ist dabei von der Dosis pro Zeit, das heißt der Dosisintensität abhängig.

Bei den meisten soliden Tumoren (Karzinome und Sarkome) sind neben den genannten Zelleigenschaften Wirtsfaktoren wie Allgemeinbefinden und Immun-(Entzündungs-)Kompetenz des Organismus mitbestimmend für die Wirkung der Therapie. Eine positive Einstellung des Patienten zur Chemotherapie vermindert ihre Nebenwirkungsrate. Aufgrund der vielschichtigen Variablen ist das Ansprechen dieser Tumoren auf die Chemotherapie nicht allgemein vorherzusagen.

Für circa 90 % aller soliden Malignome ist die Chemotherapie für die Verlängerung des Lebens von nur begrenzter Bedeutung. Hier ist eine strenge Indikationsstellung nötig aufgrund einer Nutzen-Risiko-Abwägung. Sie ist jedoch bei Berücksichtigung ihrer Grenzen ein wertvolles Instrument in der Hand des Onkologen zur Erhaltung einer guten Lebensqualität, wenn andere Therapien versagen. Dabei kommt es auf den richtigen Zeitpunkt für ihren palliativen Einsatz an. Schwierig ist auch die Entscheidung für den richtigen Endpunkt einer Chemotherapie. In den USA ist vorgeschlagen worden, diesen mit Hilfe von Immunparametern festzustellen. Wenn eine starke Immunsuppression aufgetreten ist, wird kaum noch therapeutischer Nutzen, jedoch erhöhte Schädigung zu erwarten sein.

Komplette Rückbildungen werden bei den in der nachfolgenden Tabelle aufgezeigten Tumoren erzielt.

Ihr Gesamtanteil an allen malignen Erkrankungen beträgt jedoch nur weniger als 5 %. Eine Lebensverlängerung durch Chemotherapie und im Einzelfall auch eine Heilung wird unter anderem für Karzinome des Dickdarms, der Gebärmutter, der Eierstöcke, der ableitenden Harnwege und der Brustdrüsen nachgewiesen.

Tumor	Häufigkeit in % aller Tumoren	Heilungsrate		
		Total	Früh- stadium	fortgeschritte- nes Stadium
Malignome des Kindesalters	2,4	50 %	—	—
Akute Leukämien des Kindesalters	—	60 %	—	—
Hodenteratom	1,4	—	95 %	30–75 %
Morbus Hodgkin	0,6	70 %	› 90 %	50–60 %
hochmaligne Lymphome	0,04	—	80 %	‹ 25 %
Akute Leukämien Erwachsener	1,2	10 %	—	—

Tabelle 1: Heilungsraten bei Tumoren und systemischen malignen Erkrankungen

Für die meisten malignen, soliden Tumoren hat die Chemotherapie eine krankheitserleichternde (palliative) Wirkung, wenn sie zum richtigen Zeitpunkt und individuell indiziert wird.

Immuntherapie:
Das Immunsystem ist, vergleichsweise gesprochen, das biologische Ich. Damit ist die Einmaligkeit der Ausstattung, Kompetenz und Reaktionsart gegeben. Es muß deshalb therapeutisch individuell dosiert angesprochen werden.

Zwei Prinzipien der Immuntherapie werden therapeutisch eingesetzt:
1. passive Immuntherapie mit Antikörpern gegen menschliche Tumorzellen
2. aktive, spezifische Immuntherapie durch Impfung mit eigenen Tumorzellen und Stimulation einer aktiven Immmunantwort.

Immunstimulation ist mit einer Vielzahl von Antigenen und Lymphozytenbotenstoffen möglich. Einige werden bei den entsprechenden Tumorarten abgehandelt.

Die passive Immunisierung ist mit einem Antikörper der Maus beim Kolonkarzinom mit Erfolg durchgeführt worden. Nach radikaler Tumorentfernung postoperativ verabreicht, wird die Mortalität nach fünf Jahren um 30 % gesenkt. Die therapeutische Erfahrung mit diesem monoklonalen Antikörper ist noch jung. Die Problematik besteht in einer Antikörperbildung des Menschen gegen den Mausantikörper. Damit ist die Zeit der Anwendbarkeit der Therapie durch das eigene Immunsystem limitiert.

Die spezifische, aktive Immuntherapie setzt ein aktivierbares Immunsystem des Patienten voraus. Aus den operativ entfernten Tumorknoten wird ein Präparat hergestellt, das antigene Strukturen besitzt. Das körpereigene Immunsystem kann so sensibilisiert werden. Therapeutische Erfolge wurden beim Prostatakarzinom, Ovarialkarzinom, malignen Melanom sowie dem Nierenkarzinom beschrieben (Schirrmacher 1993, 1994). Diese Therapie befindet sich im experimentellen Stadium. Es ist abzuschätzen, daß circa 20 % der Patienten mit einer Tumorrückbildung antworten können. Damit liegt diese therapeutische Effizienz ungefähr bei derjenigen der unspezifischen Fiebertherapie nach Coley (Johnston 1962 a, b).

Der heute übliche Wirksamkeitsnachweis immunmodulierender Therapien erfolgt mit Standarddosierungen unabhängig von der individuellen Reaktionsweise des Patienten. Solange Immuntherapien nicht individuell im dualen Verhältnis zum Organismus dosiert und ausgewertet werden, spiegeln Studienergebnisse nicht das Leistungsvermögen einer Immuntherapie wider.

Die *Hyperthermie* von Tumorregionen wird vorzugsweise mit Kurzwellengeräten in Kombination mit Bestrahlung durchgeführt. Sie verstärkt die lokale Wirksamkeit der Bestrahlung und erhöht damit die örtliche Wachstumskontrolle. Die Ganzkörperhyperthermie ist aufgrund der geringen Toleranz des gesunden Gewebes gegenüber dem Krebsgewebe nur unter intensivmedizinischen Bedingungen, meist in Narkose, durchführbar. Sie ist nicht über das experimentelle Stadium hinausgekommen.

Stand der Therapie bei ausgewählten Tumoren

Im folgenden werden Therapien für Tumoren der häufigsten Lokalisationen abgehandelt: Lunge, Magen, Darm, Brust, Prostata, Niere und ableitende Harnwege und Gebärmutter. Ihre Häufigkeit ist in Tab. 2 wiedergegeben.

	Insgesamt	Neuerkrankungen / Jahr pro 100.000 Einwohner	
		Männer	Frauen
Lunge	168.000	82,5	37,8
Kolon / Rektum	156.000	61,6	42,7
Brust	181.000	0,8	108,8
Prostata	132.000	92,2	—
Harnwege	78.100	33,0	8,1
Gebärmutter	45.000	—	7,8

Tabelle 2: Häufigkeit von Karzinomen in den USA (Fraumeni J.F. et al., aus Cancer, Principle and Practice of Oncology. Edts.: V.T. De Vita et al., Lippincott, Phil. 1993, S. 150-199)

Das *Lungenkarzinom* ist der zweithäufigste Tumor des Mannes. Der zunehmende Zigarettenkonsum der Frau rückte es an die dritte Stelle der Häufigkeit bei dem weiblichen Geschlecht. Feingeweblich und prognostisch grob läßt sich das nichtkleinzellige vom kleinzelligen Karzinom unterscheiden. Das letztere ist bösartiger im Verlauf und bedarf einer anderen Behandlung.

Das nichtkleinzellige Karzinom kann in den Stadien I und II, das heißt bei lokal begrenztem Wachstum, chirurgisch radikal entfernt und geheilt werden. Die örtliche Rückfallwahrscheinlichkeit beträgt etwa 14 %. Fernmetastasen treten in 36 % auf. Supraradikale Operationen reduzieren die örtliche Rückfallrate, verlängern aber nicht die Überlebenszeit (Ginsberg 1993). Eine Chemotherapie verlängert nach potentiell radikaler Tumorentfernung das Leben nicht. Bestrahlung wird aus demselben Grund nicht empfohlen.

Bei nicht primär radikal operablen Tumoren (Stadium III) wird heute eine präoperative Chemotherapie empfohlen. Damit wird bei 60–70 % eine Rückbildung erreicht, und bei 60 % der Patienten kann eine komplette Tumorentfernung angeschlossen werden. Die Lebenszeit scheint verlängert. Zusätzliche präoperative Bestrahlung bewirkt keine Verbesserung der Ergebnisse der präoperativen Chemotherapie.

Im Stadium der Fernmetastasierung kommen Chemotherapie und/oder Bestrahlung individuell zur Anwendung, um drohende Komplikationen zu verhindern und Lebensqualität zu gewinnen. Patienten mit Rückbildung des Tumors durch Polychemotherapie leben deutlich länger als nicht ansprechende. Hieraus wird in der Regel auf Wirksamkeit der Zytostase geschlossen. Sowohl für dieses Karzinom als auch für Tumoren des Magen-Darm-Traktes, der Leber und der Bauchspeicheldrüse wurde bei Berücksichtigung nicht nur der Patienten mit Tumorrückbildung, sondern der gesamten Therapiegruppe keine Lebensverlängerung gegenüber der Kontrolle festgestellt (Oye 1984).

Damit ist für die genannten Karzinome zu vermuten, daß Patienten, die auf eine Chemotherapie mit Rückbildung ansprechen, auch eine bessere Spontanprognose haben. Dafür spricht auch, daß Patienten im metastasierten Stadium bei besserem Allgemeinbefinden und geringerer Tumormasse häufiger auf die Chemotherapie ansprechen als bei weiter fortgeschrittener Tumorerkrankung.

In konsequenter Anwendung des Zellularparadigmas wird durch Dosiseskalation versucht, ein Maximum an zytostatischer Medikation gegen die Tumorzellen einzusetzen. Zum Erhalt der Blutbildung werden vorher entnommenes Eigenblut oder zentrifugierte Blutstammzellen zurückgegeben. Dadurch kann die Dosisintensität (Dosis pro Zeit) verdoppelt und bei nahezu allen Patienten eine Tumorrückbildung erreicht werden (Pettengell et al 1995). Ob die Relation Nebenwirkung / Lebensverlängerung positiv ausfallen wird, ist noch offen.

Das *kleinzellige Bronchialkarzinom* ist von besonderer Bösartigkeit. Feingeweblich zeigt es ein Zellbild, das an Leukämiezellen erinnert. Dementsprechend ist hier die Zellgiftbehandlung die bisher nachweislich wirksamste Form; sie verlängert die Lebenszeit auf circa das Fünffache.

Im auf die Lunge begrenzten Stadium bewirkt die Polychemotherapie eine Rückbildungsrate von 85–95 %, wovon 50 % komplett sind. Die Überlebenszeit für die Hälfte der Patienten (mediane Überlebenszeit) liegt zwischen 12 und 16 Monaten, die krankheitsfreie Überlebensrate von zwei Jahren beträgt 15–25 %. Bei Extensive disease (Infiltration von Herz, Speiseröhre, Wirbelsäule oder Pleura mit Erguß) sind die Rückbildungsraten niedriger. Die Zweijahresgrenze wird selten erlebt. Einzelne Patienten überleben fünf und mehr Jahre.

Im begrenzten Ausbreitungsstadium (Limited disease) wird eine örtliche Tumorbestrahlung durchgeführt, da die Rückfälle unter nur Chemotherapie zu 80 % am Ort des Primärtumors auftreten. Dabei scheint die Kombinationstherapie eine statistisch signifikante, real jedoch nur geringe Verbesserung der Dreijahresüberlebensrate zu ermöglichen.

Eine Schädelbestrahlung wurde in den letzten zehn Jahren bei Patienten mit kompletter Tumorrückbildung durch Chemotherapie vorsorglich angesetzt. Damit wird dieses Organ als Metastasierungsort von 22 % auf 6 % reduziert. Die Lebenszeit wird jedoch nicht verlängert.

Im fortgeschrittenen Stadium bewirkt die Chemotherapie und/oder Bestrahlung eine hohe Rückbildungsrate und eine Lebensverlängerung, die im Bereich von wenigen Monaten liegt. Daher ist hier die Indikation palliativ und individuell.

Für das *Magenkarzinom* wird nach dem Zellularparadigma eine erweiterte Operation mit Entfernung der regionalen Lymphknotenstationen und der Milz propagiert. Hierunter werden bessere Überlebensraten berichtet. Allerdings bleibt unberücksichtigt, daß besserer Gesundheitszustand und niedrigerer Ausbreitungsgrad häufiger einer radikalen Operation zugeführt werden können und per se bereits mit einer längeren spontanen Überlebenszeit einhergehen als ausgebreitetere Stadien und reduzierter Gesundheitszustand. Ein Vergleich dieser supraradikalen Operationsmethoden nach heutigem Standard ist durchgeführt worden und ohne Vorteil für die erweiterte Operationsmethode verlaufen (Dent 1988, Gonzi 1989, z.n. Alexander 1993). Unabhängig von der Frage der Wirksamkeit der Operation bezüglich der Überlebenszeit ist die primäre Tumorentfernung sinnvoll, da ohne dieselbe ein verschließendes (stenosierendes) Wachstum sowie Blutungen eine hohe Gefährdung bedeuten.

Die Prognose des *Dickdarmkarzinoms* ist ebenso wie die des Magenkarzinoms vom Stadium abhängig. Es wird primär operativ behandelt. Die Wirksamkeit der Operation ist nicht in Form von Studien überprüft worden. Als sicher darf gelten, daß ohne Operation sehr rasch lebensbegrenzende Komplikationen eintreten würden.

Die Prognose des radikal operierten Kolonkarzinoms bleibt abhängig vom Stadium vor der Operation. Versuche, diese durch adjuvante Zytostase zu verbessern, sind mit widersprüchlichem Ergebnis ausgegangen (Cohen 1993). Eine solche kann zum gegenwärtigen Zeitpunkt nicht generell empfohlen werden.

Eine Variante der Chemotherapie besteht in der lokalen Infusion unmittelbar im Anschluß an die Operation für fünf bis sieben Tage. Auch hier stehen metastasenreduzierende, lebensverlängernde Studienergebnisse solchen gegenüber, die keinen Nutzen zeigen.

In sogenanntem Consensusmeeting einiger deutscher onkologischer Arbeitsgemeinschaften (Onkologie 1994) wird die Behandlung des locoregional ausgebreiteten Kolonkarzinoms (im Stadium III) mit dem Zytostatikum 5-FU und dem Immunmodulator Levamisol empfohlen. Multizentrische Studien zeigen nach drei Jahren eine Verbesserung des Überlebens um circa 15%. Die Therapie wird nach fünftägiger Einleitungsphase mit einer wöchentlich wiederholten Infusion über ein Jahr fortgesetzt. Sie ist nebenwirkungsreich. Obschon ein Konsens über deren Wirksamkeit besteht, ist für jeden Patienten abzuschätzen, ob er dieser Belastung gewachsen ist.

Im fortgeschrittenen, metastasierenden Stadium wird zunehmend Monochemotherapie mit 5-FU und Calciumfolinat angewandt. Sie ist palliativ und individuell von großem Wert.

Das *Brustdrüsenkarzinom* wird primär operiert. Dabei ist man von der radikalen Organentfernung, empfohlen von Rotter 1887 und Halsted 1907, zugunsten der radikalen Entfernung des Tumors unter bestmöglicher Erhaltung der Brust abgekommen. Supraradikale Eingriffe mit Entfernung der axillären, oberhalb und unterhalb des Schlüsselbeins und hinter dem Brustbein liegenden Lymphknoten haben keine Verbesserung der Überlebenszeit zur Folge. Sogar die Belassung klinisch befallener Lymphknoten ist ohne Einfluß auf die Fernmetastasierungs- und Überlebensrate, wenn die befallenen Lymphknoten erst nach Monaten oder Jahren im Falle ihres Wachstums entfernt werden (wait and see; Fisher 1980, 1985). Das bedeutet, daß die Belassung potentieller Streuherde in der weiteren lokalen Umgebung des Mammakarzinoms keinen Einfluß auf die Häufigkeit der Fernmetastasierung und die Überlebenschance hat. Fisher schließt auf die systemische Natur der Brustkrebserkrankung, meint letztlich aber die bereits vor der Diagnose stattgehabte Fernmetastasierung durch Zellstreuung. Das Zellularparadigma bleibt erhalten.

Daher wird heute die Therapie des Brustkrebses nicht mehr nur chirurgisch durchgeführt, sondern multimodal ergänzt durch Chemotherapie und/oder Hormon- beziehungsweise Antihormontherapie, um auch die bereits gestreuten Krebszellen zu vernichten.

Die Problematik einer Entscheidung zur Chemotherapie bei diesem Karzinom sei an der Indikation zur adjuvanten Therapie des operierten Brustkrebses aufgezeigt. Bei ein bis drei befallenen Lymphknoten wird postoperativ durch eine Polychemotherapie mit drei Substanzen (CMF-Schema) eine Rückfallreduktion und Erhöhung der Überlebensrate nach 10 Jahren von ca. 10 % erreicht (Bonadona 1979, 1983, Early Breast Cancer Trialists 1992). Man ist jedoch außerstande vorherzusagen, welcher Patientin die Therapie helfen wird. Dieser Unsicherheit steht eine nahezu sichere Nebenwirkung in Form eines oder mehrerer der folgenden Symptome gegenüber: Übelkeit, Erbrechen, Haarausfall, Blutbildungshemmung, Verdauungsstörung. Auf Befragen mit obigem Schema Behandelter, ob sie bei voraussichtlicher Lebensverlängerung von fünf auf sechs Jahre nochmals die Therapie aufnehmen würden, bejahten 77 %, bei einer Lebensverlängerung von 15 auf 16 Jahre jedoch nur 52 % (Henderson 1994). Daraus folgt, daß nicht die statistische Signifikanz eines Studienergebnisses in der individuellen Entscheidung ausschlaggebend ist, sondern das Rückfall- und Mortalitätsrisiko. Die Hormontherapie kann sich auf den Hormonrezeptorstatus als Vorhersageparameter für deren Wirksamkeit stützen. Einen vergleichbaren Parameter für das Ansprechen auf die Zytostase gibt es aber nicht. Daher erfolgt gegenwärtig die Indikationsstellung zur Chemotherapie nach Alter, Menopausenstatus, Lymphknotenbefall und feingeweblichem Entdifferenzierungsgrad, ohne weitere individuelle Konkretisierung.

Die Forderung ist durchaus berechtigt, die Indikation durch die subjektive Einschätzung des Arztes der Wirkungswahrscheinlichkeit unter Berücksichtigung der Wachstumsgeschwindigkeit des operierten Tumors, der individuellen Prognose der Patientin sowie deren Bereitschaft zur Therapie zu treffen. Durch geleistete Biographiearbeit mit aktiver Lebensplanung wird eine Chemotherapie gleichsam als Nebensache mitgetragen. Sie erhält dann erst ihre gesamte Wirksamkeit, wird sie doch zur Erfüllung eines Lebenszieles und nicht nur um der Zellenvernichtung willen durchgetragen.

Im Stadium mit mehr als zehn befallenen Lymphknoten hat die Chemotherapie wahrscheinlich eine lebensverlängernde Wirkung. Dies wird in experimentellen Studien gegenwärtig mit Hochdosis-Chemotherapie und anschließender Knochenmarkzelltransfusion versucht. Individuelle Nebenwirkungen und Gewinn werden hier noch stärker gegeneinander abzuwiegen sein.

Ähnliches gilt für das metastasierte Stadium. Hier ist bei voller Lebensqualität eine abwartende Haltung bis zur wirklich palliativen Indikation gerechtfertigt.

Ein Teil der Brustkarzinome weist eine Sensibilität für Östrogene und/oder Gestagene auf, ist also Hormonrezeptor-positiv. Für die Therapie bedeutet dies eine Möglichkeit der Wachstumshemmung durch Entzug der Hormone (Antihormontherapie) bei 70 % der Patientinnen. Auch ein Überangebot derselben kann das Wachstum hemmen (Hormontherapie). Hormonrezeptor-negative Tumoren sprechen nur zu circa 10 % auf eine (Anti-)Hormontherapie an.

Das *Karzinom des Gebärmutterhalses* wird bis heute bei begrenzter Ausbreitung (im Stadium IIa) bestrahlt oder operiert. Beide Therapien sind gleich wirksam, die Kombination beider ist nicht überlegen. Sind Lymphknoten befallen, vermindert die Bestrahlung die örtliche Rezidivrate. Für höhere Stadien läßt sich durch die kombinierte äußere und innere Bestrahlung mittels Einlagen auch ohne Operation das lokale Wachstum begrenzen.

Vergleichende Studien zum Verlauf ohne Operation und/oder Bestrahlung gibt es nicht. Man muß jedoch davon ausgehen, daß allein die örtliche Begrenzung des Wachstums durch Operation und/oder Bestrahlung eine Lebensverlängerung im individuellen Fall ermöglicht.

Das *Gebärmutterkarzinom* wird im operablen Stadium ebenfalls primär operiert. Eine zusätzliche Strahlentherapie verringert die Rückfallrate. Ob sie die gesamte Überlebenszeit zusätzlich beeinflussen kann, ist nicht in randomisierten Studien untersucht worden. Im Stadium I und II kann bei Inoperabilität aus anderen Gründen die alleinige Bestrahlung eine völlige Beseitigung des Tumorwachstums bewirken.

Im Stadium II und III (mit Ausbreitung auf den Gebärmutterhals bzw. die Parametrien) werden die regionalen Lymphknoten aus diagnostischen und prophylaktischen Gründen mitentfernt. Es ist unentschieden, ob eine supraradikale Operation, bei der die angrenzenden Organe im kleinen Becken mitentfernt werden, bessere Ergebnisse bezüglich der Gesamtprognose erbringt.

Als Hormontherapie im metastasierten Stadium hat sich die Gestagenbehandlung als wirksam erwiesen. Hierunter bilden sich circa 80 % der Gestagenrezeptor-positiven Tumoren zurück. Gestagenrezeptor-negative Tumoren sprechen nur in circa 6 % an.

Diese Therapie hat gegenüber der Polychemotherapie den Vorzug sehr geringer Nebenwirkung.

Die Chemotherapie des Gebärmutterkarzinoms ist nur individuell indiziert. Es können Rückbildungen in 30–90 % erreicht werden (Hoskins 1993). Im Einzelfall sind Lebensverlängerungen möglich, insbesondere jedoch häufig eine Linderung bei bestehenden Tumorsymptomen.

Das *Prostatakarzinom* gehört zu den häufigsten Karzinomen der Männer. Es tritt mit 85 Jahren am häufigsten auf. Circa 30 % der über 50jährigen weisen einen feingeweblichen Karzinomfokus auf. In der Altersgruppe der 80- bis 89jährigen sind es sogar 71 % (Mohler 1992). Die Diagnose wird meistens mittels Gewebsstanze nach klinisch verdächtigem Tast- oder Ultraschallbefund gestellt.

Das klinische Verhalten eines Frühkarzinoms ist häufig gutartig. Anhand der Größe des Primärherdes sowie der zellulären Entdifferenzierung (Gleason Grad) kann die Prognose und damit auch die Behandlungsbedürftigkeit abgeschätzt werden. Im Frühstadium bei guter Differenzierung ist lediglich eine Beobachtung angezeigt.

Die therapeutische Wertigkeit von Operation und Bestrahlung gegenüber Nichtbehandlung ist in klinischen Studien nicht überprüft worden. Sicher ist jedoch die Verhinderung oder Verzögerung der Harnabflußstörung sowie schmerzhafter Nerveninfiltration durch Kontrolle des Wachstums mittels Operation und/oder Bestrahlung möglich. Beide Methoden erweisen sich hierin als gleichwertig.

Durch eine Affinität der Tumorzellen zum männlichen Geschlechtshormon Androgen ist die Teilungsfähigkeit der bösartigen Zellen beeinflußbar. Durch drastische Senkung des Hormonspiegels mittels Entfernung der Hoden beziehungsweise Unterbrechung des Regelkreises der Hormonproduktion durch Antihormone (LHRH-Analoga) kann ebenfalls eine Tumorrückbildung erzielt werden. Diese Antihormontherapie ist ebenso wirksam wie die chirurgische Prostataentfernung. In der Überlebenszeit werden zwischen beiden Therapien keine Differenzen gefunden (Hanks 1993).

Im metastasierten Stadium gibt es einen nachgewiesenen Lebenszeitgewinn durch die unterdrückende Hormontherapie mit LHRH-Analoga.

Die Zellgiftbehandlung hat in jedem Fall nur eine palliative Bedeutung. Daher durchläuft das praktische Vorgehen bei diagnostiziertem Prostatakarzinom folgende Schritte:

1. Bei kleinen Tumoren guter und mittlerer Differenzierung wird abgewartet und beobachtet.
2. Bei größeren Tumoren oder höherer Entdifferenzierung wird eine örtlich wirksame Maßnahme – Operation und/oder Hormontherapie und/oder Bestrahlung – eingesetzt, um einem Fortschreiten mit Komplikationen zuvorzukommen. Dabei wird man sich bei älteren Patienten sowie solchen mit Begleiterkrankungen eher zur Bestrahlung entscheiden.
3. Bei über das Organ ausgedehntem Prostatakarzinom ist häufig eine operative Maßnahme nicht mehr ausreichend. Eine Bestrahlung und/oder Hormontherapie ist hier die Therapie der Wahl.

Die Bestrahlung zeitigt Nebenwirkungen in Abhängigkeit von der Dosis. Sie bestehen in Blasenentzündung, Harnröhrenverengung sowie Darmulcerationen mit Möglichkeit der Blutung meist 6 bis 30 Monate nach Beendigung der Therapie. Bei Strahlendosen über 65 Gy treten Komplikationsraten von mehr als 10 % auf, so daß die Dosis zwischen 55 und 65 Gy liegen sollte.

Die lokale Kontrolle des Tumorwachstums ist besser, wenn nach der Operation die Bestrahlung unmittelbar erfolgt (96 %); Rückfälle sind häufiger, wenn dieselbe erst nach erneutem Wachstum eingesetzt wird (70 %). Der Unterschied ist jedoch nicht erheblich, wenn man bedenkt, daß in der Gruppe mit unmittelbarer postoperativer Bestrahlung auch die Patienten eingeschlossen sind, die nach der Operation ohne Bestrahlung nicht rezidiviert wären.

Die Karzinome der Niere und ableitenden Harnwege:
Das *Nierenkarzinom* zeichnet sich durch ein breites Spektrum seines natürlichen Verlaufs aus. Die Prognose wird im wesentli-

chen durch das Stadium und den Entdifferenzierungsgrad sowie die Aneuploidie (Abweichung vom normalen Chromosomensatz) charakterisiert. Im lokal begrenzten Stadium wird operiert. Hat das Karzinom die Organgrenzen überschritten, reduziert eine Nachbestrahlung lediglich das Rückfallrisiko. Die Lebenserwartung bleibt unbeeinflußt.

Im metastasierten Stadium kann allein die Operation des Primärtumos in 0,8 % eine Rückbildung der Fernmetastasen bewirken. Dieser Anteil ist hoch im Vergleich zur Spontanremissionsrate, die bei Karzinomen auf 1 : 100.000 geschätzt wird.

Gegenüber Chemotherapeutika besteht weitgehende Resistenz. Interferone wurden in niedriger und hoher Dosis angewandt. Der Organismus antwortet mit Tumorrückbildung bei 15–20 %. Die Wirkung wird teils über eine direkte Tumorwachstumshemmung, teils über Stimulation des Immunsystems erklärt. Ein anderer Immunstimulator, das aus T-Lymphozyten sezernierte Interleukin-2 (IL2), hat keine direkte zytostatische Wirkung. Es wirkt ausschließlich über das Abwehrsystem des Wirtes. Hier ist eine Immuntherapie allgemein anerkannt im Kampf gegen das metastasierte Nierenkarzinom. In Amerika ist IL2 zur Therapie dieser Erkrankung zugelassen. Die aktive spezifische Immuntherapie ist aus diesen Gründen auch erfolgreich. Delmonte berichtet über Rückbildungsraten von 25 % (1989, s. a. Schirrmacher 1993).

Das *Karzinom des Nierenbeckens und der ableitenden Harnwege* ist im frühen Stadium und bei hoher Differenzierung lokal mittels «Verkochung» (Fulguration) oder Lasertherapie endoskopisch behandelbar. Erst wenn der Wachstumsprozeß die Muskelschicht durchsetzt hat, ist eine partielle Organentfernung unumgänglich. Dann ist der Prozeß häufiger an mehreren Stellen gleichzeitig (multifokal) mit bioptischen Methoden feststellbar. Diesem Umstand wird der Eingriff angepaßt. Die Lebenserwartung hängt auch nach der Operation vom Stadium und Grad vor dem Eingriff ab.

Die Radiotherapie wird zur Verminderung des lokalen Rückfallrisikos individuell eingesetzt.

Das *Harnblasenkarzinom* entwickelt sich aus zunächst gutartigen Wachstumsstörungen wie Hyperplasien, Dysplasie oder Polypen. Frühe Stadien können dauerhaft mit endoskopischer Verschorfung über die Harnröhre behandelt werden. Da jedoch auch hier häufig multifokale Wachstumsherde bestehen, ist eine regelmäßige cystoskopische Nachkontrolle erforderlich. Neuaufgetretene Herde werden dann mit derselben Methode schonend behandelt. In solchen Fällen und bei geringer Differenzierung ist eine Instillationstherapie erforderlich. Zytostatika oder Tuberkulosebakterien werden eingebracht. Die BCG-Therapie scheint ein Fortschreiten oder einen Rückfall der Erkrankung wirksamer als die Zytostatika verhindern zu können. Allerdings bildet sich darunter eine starke Entzündung in der Blasenwand aus. Auch hier scheint diese Immunreaktion tumortherapeutisch wirksam zu sein.

Ist bereits die Muskelschicht infiltriert, kann eine teilweise oder totale Organentfernung das Fortschreiten verhindern. Studien zur Bestrahlung kommen zu widersprüchlichen Aussagen bezüglich einer Lebensverlängerung. Sicher vermindert sie Lokalrezidive. Bei Inoperabilität aus Gründen einer schweren Begleitkrankheit kann die Bestrahlung eine Langzeitkontrolle des Wachstums bewirken.

Nach radikaler Operation wird bei Hochrisikopatienten eine adjuvante Chemotherapie empfohlen. Eine Erhöhung der Überlebensrate um circa 30% scheint möglich, wenngleich auch hier widersprüchliche Studien existieren (Linehan 1993). Bei der großen Heterogenität der Urothelkarzinome ist eine individuelle Auswahl solcher Therapien auch hier der standardisierten Vorgehensweise vorzuziehen.

Bei metastasierter Erkrankung wird Polychemotherapie (MVAC) empfohlen. Rückbildungen werden in 34–50 % erreicht. In einer Therapiestudie war in 25% feingeweblich kein Tumorgewebe mehr nachweisbar. Nach sechs Jahren lebten 17 % der Patienten. Allerdings ist eine beträchtliche Toxizität in Kauf zu nehmen.

Zusammenfassend kann festgestellt werden, daß die konventionelle Onkologie sich ihrer eingeschränkten Möglichkeiten bewußt ist. Hier spalten sich die Lösungswege. In Verfolgung des Zellularparadigmas wird versucht, durch maximale Dosierung der Zellgifte mit Knochenmarktransplantation die komplette Tumorzerstörung zu erreichen. Ihre Grenzen findet sie in der Zerstörung auch des Organismus. In gleicher Richtung zielt die Genforschung. Sie versucht, durch Manipulation der Erbmasse onkogene Genveränderungen rückgängig zu machen oder auszugleichen.

Ein anderer Lösungsweg geht über die Stimulation ordnender Prozesse, wie sie beispielhaft das Immunsystem darstellt. Hier setzen die biologischen Therapieformen an. Sie wird zunehmend von der konventionellen Onkologie aufgegriffen. Die biologischen Therapieformen finden ihre Grenzen in der nur ungenügend spezifischen, das heißt auf den malignen Krankheitsprozeß gerichteten Anregung körpereigener Ordnungsprozesse.

Bis weitere Fortschritte gemacht worden sind, sollten beide Therapieprinzipien jeweils zu optimalem therapeutischen Nutzen für den Patienten eingesetzt werden.

Literatur

Alexander H.R., Kelsen D.P., Tepper J.E.: Cancer of the stomac. In: Eds.: V.T. DeVita, S. Hellman, S.A. Rosenberg, *Cancer: Principles and Practice of Oncology.* Lippincott, Phil. 1993, 818–848.

Bonadonna G., Valagussa P., Rossi A. et al.: CMF adjuvant chemotherapy in operable breast cancer. In: Eds.: Jones, Salmon, *Adjuvant therapy of cancer II,* 1979, 227–235.

Bonadonna G., Valagussa P.: Chemotherapy of breast cancer: Current views and results. *Int. J. Rad. Oncol. Biol. Phys.:* 9, 1983, 279–297.

Cohen A.M., Minsky B.D., Schilsky R.L.: Colon cancer. In: Eds.: V.T. DeVita, S. Hellman, S.A. Rosenberg, *Cancer: Principles and Practice of oncology.* Lippincott, Phil. 1993, 929–977.

Delmonte L.: Tumor vaccine update: Studies show promise. *Oncology Times* 4, 1989, 33.

Early breast cancer trialists collaborative group. Systemic treatment of early breast cancer by hormonal, cytotoxic, or immune therapy. *Lancet* 339, 1992, 8784: 71–85.

Fisher B., Redmond C., Fisher E.R. et al.: The contribution of recent NSABP clinical trials of primary breast cancer therapy to an understanding of tumor biology. – An overview of findings. *Cancer* 46, 1980, 1009–1025.

Fisher B., Redmond C., Fisher E.R. et al.: Ten year results of a randomized clinical trial comparing radical mastectomy and total mastectomy with or withour radiation. *N. Engl. J. Med.* 312, 1985, 674–681.

Ginsberg R.J., Kris M.G., Armstrong J.G.: Cancer of the lung. In: Eds.: V.T. DeVita, S. Hellman, S.A. Rosenberg, *Cancer: Principles and Practice of oncology.* Lippincott, Phil. 1993, 673–723.

Hanks G.E., Myers C.E., Scardino P.T.: Cancer of the prostate. In: Eds.: V.T. DeVita, S. Hellman, S.A. Rosenberg, *Cancer: Principles and practice of oncology.* Lippincott, Phil. 1993, 1073–1113.

Henderson J.C.: Adjuvant systemic therapy for early breast cancer. *Cancer* 74, 1994, 401–409.

Hoskins W.J., Perez C.A., Young R.C.: Gynecologic tumors. In: Eds.: V.T. DeVita, S. Hellman, S.A. Rosenberg, *Cancer: Principles and Practice of oncology.* Lippincott, Phil. 1993, 1152–1225.

Johnston B.J.: Clinical effect of coley's toxin I. A controlled study. *Cancer Chem. Rep.* 21, 1962 a, 19–41.

Johnston B.J., Novalos E.T.: Clinical effects of coley's toxin II. A seven year study. *Cancer Chem. Rep.* 21, 1962 b, 43–68.

Konsensus der CAO, AIO und ARO zur adjuvanten Therapie bei Kolon- und Rektumkarzinom vom 11.3.1994. *Onkologie* 17, 1994, 291–293.

Linehan W.M., Shipley W.U., Parkinson D.R.: Cancer of the kidney and ureter. In: Eds.: V.T. DeVita, S. Hellman, S.A. Rosenberg, *Cancer: Principles and Practice of oncology.* Lippincott, Phil. 1993, 1023–1072.

Mohler J.L., Partin A.W., Epstein J.I.: Prediction of prognosis in untreatet stage A2 prostatic carcinoma. *Cancer* 69, 1992, 511–519.

Oldham R.K., Fidler I.J., Talmadge J.E.: Screening of biological response modifiers. In: P. Schuff-Werner, K. Pfitzenmaier: *Entwicklung, Prüfung und Anwendung von biologisch aktiven Substanzen in der Krebstherapie.* Zuckschwert-Vlg., München, Bern, Wien, 1985.

Oye R.K., Shapiro M.F.: Reporting results from chemotherapy trials. *J. Am. Med. Assoc.* 252, 1984, 2722–2725.

Pettengell R., Woll P.J., Thatcher N. et al.: Multicyclic, dose-intensive chemotherapy supported by sequential reinfusion of hematopoetic progenitors in whole blood. *J. Clin. Oncol.* 13, 1995, 148–156.

Schirrmacher V.: Active specific immunotherapy (ASI) – A new modality of cancer treatment involving the patients own immune system. *Onkologie* 16, 1993, 290–296.

Schirrmacher V.: Specific immunotherapy of cancer. *J. Cancer Res. Clin. Oncol.* Suppl. 120, 1994, R 149.

Skipper H.E., Schabel F.M.: Quantitative and cytocinetic studies in experimental tumor models. In: Eds.: J.F. Holland, E. Frei: *Cancer medicine.* Lea Febiger, Phl. 1973, 629–650.

Virchow R.: Cellular-Pathologie. *Arch. Pathol. Anat. Physiol. Klin. Med.* 8, 1855, 1–39.

Hartmut Ramm

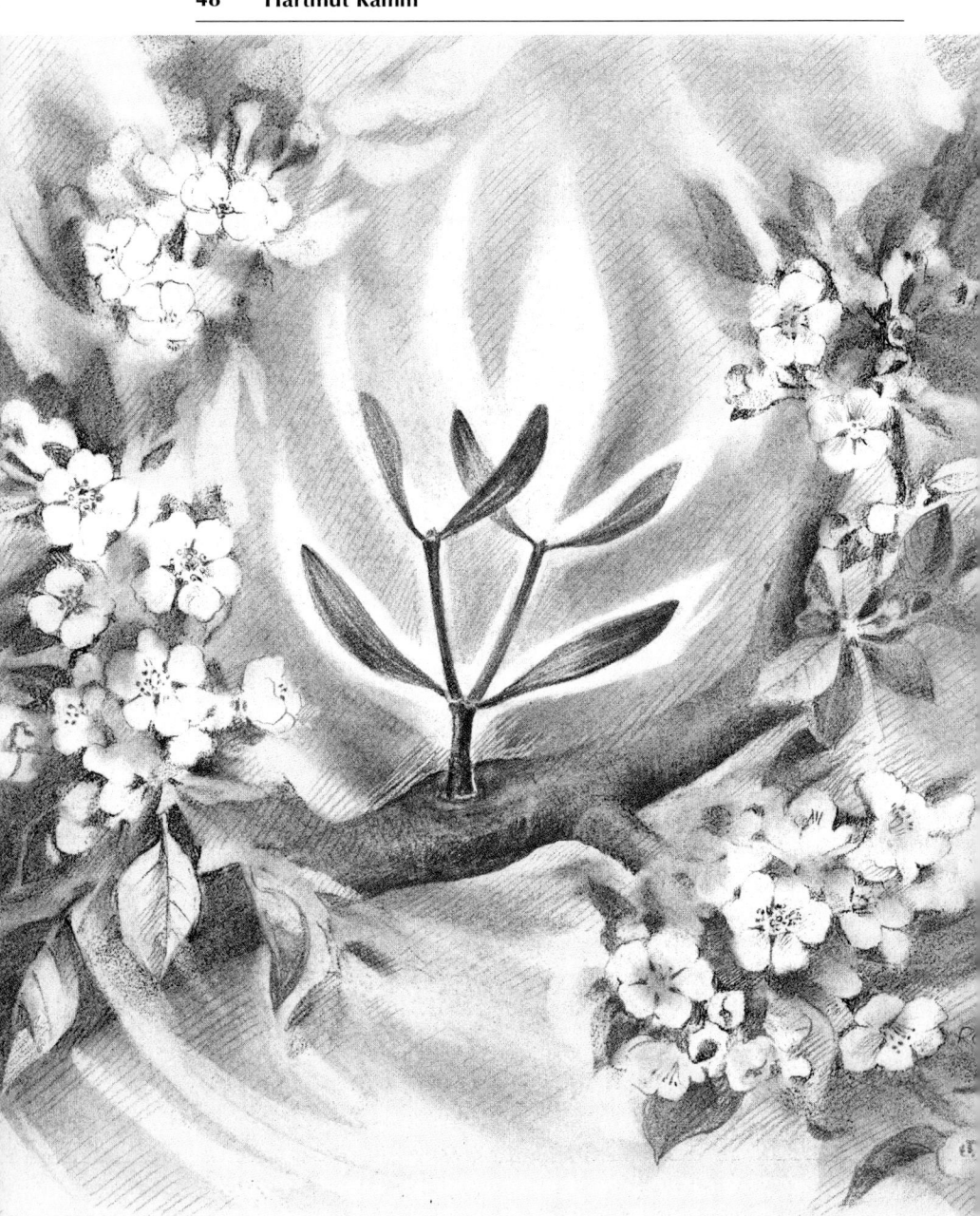

Pflanzensproß und Mistelsproß

Wenn im Frühling der Mistelkeim in das wallende Holz des Wirtes eingesenkt wird, beginnt auch die Entfaltung seiner Stengel und Blätter. Die junge Mistel zieht das Köpfchen ihres Keimstengels aus dem nährenden Kerngewebe, das die Mutterpflanze ihrem Embryo mit auf den Weg gegeben hat, und richtet ihn auf. Die beiden winzigen Keimblättchen bleiben meist im Nährgewebe zurück, und wenig später entwickeln sich an der Spitze des Stengels zwei neue Blättchen. Sie strecken sich und sind schon bald als typische Mistelblätter zu erkennen.

Jede andere Pflanze würde nun so recht mit dem Blattentfaltungs-Wachstum beginnen, würde ein Blatt um das andere formen und ein jedes mit einem neuen Stengel in die Höhe heben. Die Blätter würden sich schrittweise in Form und Größe verwandeln, und an der zumeist spiralig-schraubigen Art, wie sie am Stengel angeordnet wären, ließe sich das Gesetz des Goldenen Schnittes erahnen. Nicht so die Mistel. Kaum hat sie, im Beginn ihres zweiten Jahres, die beiden ersten Blätter entfaltet, stellt sie schon wieder alles weitere Sproßwachstum ein. Kein neues Blatt und kein neuer Stengel werden sichtbar. Fast ein ganzes Jahr verbringt die junge Mistel ohne zu wachsen, in scheinbarer Ruhe.

Erst im folgenden Frühjahr setzt neuerliches Wachstum ein. Zwischen den vorjährigen Blättern schiebt sich ein neuer Stengel hervor, der wiederum zwei Blättchen emporhebt. Deren zartes Grün hebt sich deutlich ab vom Dunkelgrün der beiden Vorjahresblätter, die am Mistelbusch überwintert haben. Doch wie schon im Vorjahr folgt auf das eine kein weiteres Blattpaar und auch kein neuer Stengel.

Erst im folgenden, dem vierten Jahr im Leben der Mistel wird wieder ein Wachstumsschritt erfolgen. Und der ist oft anders als die vorangegangenen. Denn es werden zwischen den beiden letztjährigen Blättern gleich drei neue Triebe entstehen: ein Haupttrieb in der Mitte sowie rechts und links davon, in den Blattachseln, je ein Seiten-

trieb. Auch diese werden schlanke Stengel in die Höhe recken und auf jedem ein Blattpaar entfalten. Wie schon in den vorangegangenen Jahren wird daraufhin wiederum alles weitere Entfaltungswachstum für die Dauer eines weiteren Jahres eingestellt werden.

Die Mistel entfaltet ihren Sproß anders als die übrige Pflanzenwelt. Anderen Blütenpflanzen kann man geradezu ansehen, welche Freude es ihnen bereitet, in kurzer Zeit eine große Zahl verschiedenst geformter Blätter zu bilden, zu dehnen und möglichst weit und hoch in die durchlichtete Luft hinaufzutragen. Die Sehnsucht der höheren Pflanzen nach der Sonne findet im Sproßwachstum einen wunderbar mitzuempfindenden Ausdruck, und in den vielzähligen und vielfältig geformten Blättern ist unmittelbar die Hingabe der grünen Pflanzenwelt an das Licht der Sonne zu erleben. Die Sonne hebt die Pflanzen zu sich empor und zieht sie fort von der Erde und deren Schwere, hinaus in die Weite des Himmelsraumes.

Dem kann sich die Mistel nicht hingeben. Sie versagt sich das Sehnen und Streben nach kosmischer Weite. Ihr Entfaltungswachstum ist von einer so außerordentlich starken Hemmung gekennzeichnet, wie sie nur selten in anderen Pflanzen zu finden ist.

Vom Wesen der Mistel

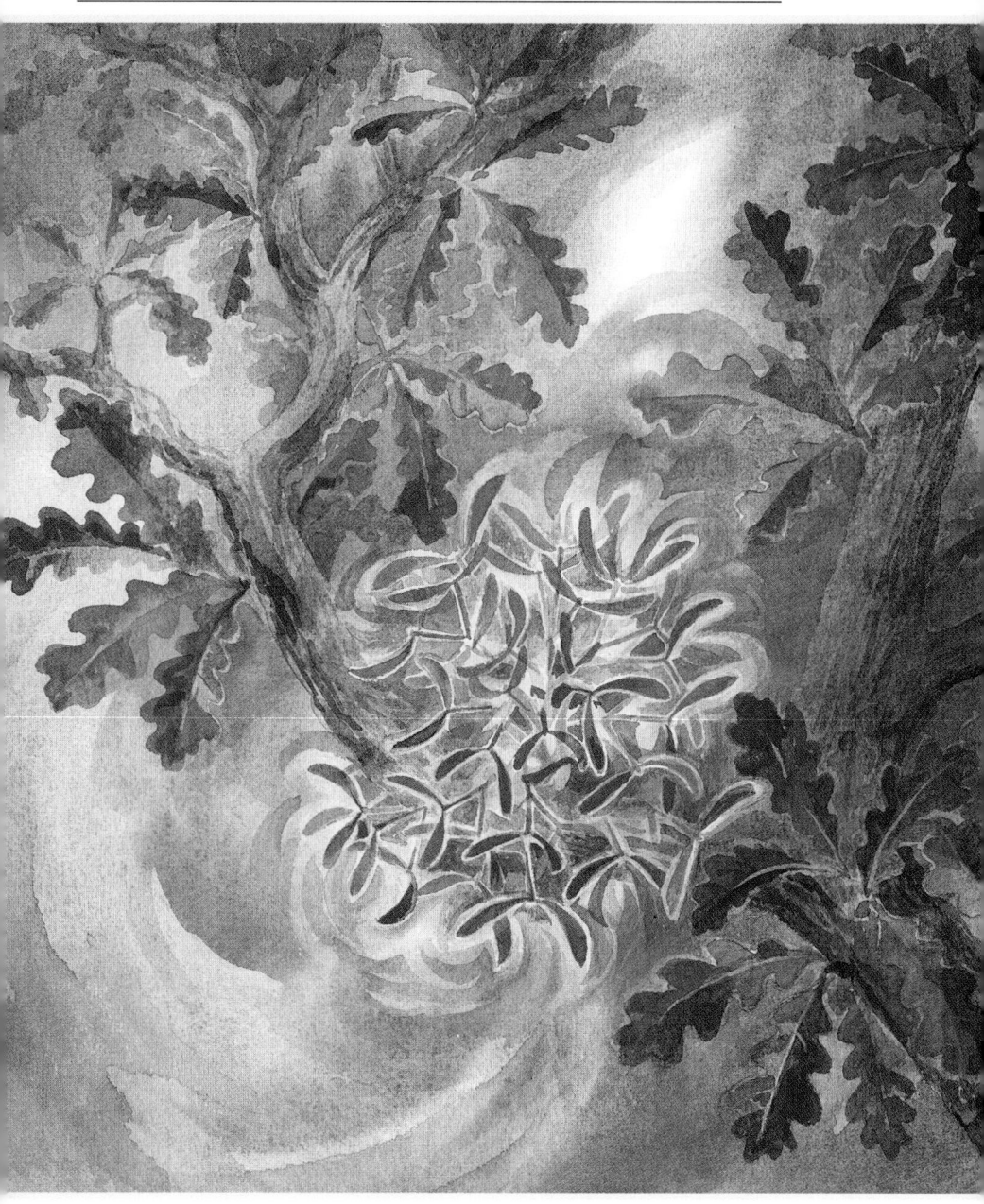

Vom Wesen der Mistel

Das Pflanzenwesen offenbart in seinem Wachstum den Gegensatz von Himmel und Erde, in den alles Leben eingespannt ist. Seine Wurzeln dringen tief in das Innere der Erde vor und verankern die Pflanze. Stets ist ihr Streben auf den Erdmittelpunkt gerichtet. Die Wurzel ist zugleich das Tor, durch das Wasser und Mineralien in die Pflanze einströmen und durch das der Boden von der Pflanze gebildete Substanzen erhält. Schritt für Schritt, durch Äonen hindurch, wird auf diesem Wege das dichte und finstere Erdreich allmählich verwandelt.

Auf der Wurzel richtet sich der Sproß auf. Stengel türmt sich auf Stengel, und an deren verdickten Knoten setzen ein, zwei oder mehrere Blätter an, die ihre zunehmend geweiteten und immer feiner ausgeformten grünen Flächen dem Licht entgegentragen. Die flach auf das Wiesengras gedrückte Blattrosette des Löwenzahns oder die im Blütenkorb kulminierende Blattspirale der Sonnenblume lassen die Dynamik und Leichtigkeit erleben, die im Pflanzensproß walten und ihn von der Erde fort in die Weite der Sonnenwelt zu ziehen suchen.

Erst wenn die Pflanze in ihrer Entwicklung an diese beiden Grenzen des Erdenseins gelangt, wenn ihr Streben nach dem Mittelpunkt der Erde sich ganz verausgabt und wenn ihr Sehnen und ihre Hingabe an die Sonne sie ganz von der Erde loszureißen drohen, erst dann ist die Pflanze innerlich so zubereitet und so geöffnet, daß die Blütenkraft in ihr zu wirken beginnen kann.

Die Mistel hält sich von diesen beiden Polen allen Erdenlebens möglichst fern. Sie verweigert sich den Erdentiefen genauso wie der Sonnenweite. Nicht vermag sie mit einer Wurzel in die Mineralsphäre vorzudringen und sich im Ringen mit deren Kräften Wasser und Erdenstoffe zu erobern. Deshalb ist ihre Heimat hoch oben auf dem Baum, der sie teilhaben läßt an den Schätzen, die er im finsteren Todesreich durch seine Wurzeln und deren Opfergang erobert hat.

Der Senker durchbohrt zwar aus eigener Kraft die abgestorbene Rinde des Zweiges, läßt sich hingegen – unter Hintanstellung des eigenen Lebensrhythmus – vom Kambium des Wirtes überwallen und passiv in dessen Holz einbetten. Er drückt bildhaft aus, wie die Mistel halt macht vor den aus dem Zentrum der Erde wirkenden Kräften. Die Mistel würde vergehen, müßte sie selber in der Erdentiefe ihr Leben bestreiten. Ihr fehlt ein Wurzelorgan, das genügend gereift ist, um in der mineralischen Sphäre zu bestehen. Sie hat nicht gelernt, mit deren Kräften umzugehen. Sie erscheint zu jung für diese Erde.

Wohl deshalb auch scheut sie das Licht der Sonne und verbirgt sich im schattigen Laub des Baumes. Es ist, als fehle ihr geradezu die Schwere als ein Gegengewicht zur Leichte und Weite, in die das Pflanzenwesen von der Sonne gelockt wird, wenn deren Licht im Frühling und Sommer Stengel um Stengel und Blatt um Blatt aus dem Keim zaubert und in immer weiteren Kreisen und Spiralen von der Erde fortzieht. Es ist, als fürchte die Mistel, schwindelig zu werden in diesem ausgelassenen Spiel des Lichtes mit den Blättern. Und so verharrt sie auf einer Stufe der Entwicklung, die im normalen Entwicklungsgang der höheren Pflanzen den Keimlingen entspricht.

Es erscheint die Mistel auch hier, im so außerordentlich stark gehemmten Sproßwachstum, als ein noch junges Kind unter den Pflanzen. Wohl hat sie alle Organe mit auf den Weg bekommen, die eine Pflanze braucht, um zu wachsen, zu blühen, zu fruchten und Samen zu bilden. Sie besitzt Anlagen, um wurzelhaft in die Tiefe vorzudringen, und auch die Fähigkeit, Blätter und Stengel zu bilden. Doch sie gebraucht ihre Möglichkeiten nur zögernd. Kaum hat sie einen ersten Schritt in ihr Leben gewagt, verliert sie allen Daseinsmut und zieht sich wie in ihr Inneres zurück. Fast zur gleichen Zeit im Jahreslauf hört sie auf, mit dem Senker in den Wirtszweig vorzudringen wie auch ihren Sproß weiter zu entfalten. Gleichzeitig hält sie sich von den Sphären der Erdentiefe und der Sonnenweite zurück. Die Mistel verschließt sich diesen beiden großen Gestaltungspolen des Erdenlebens und lebt in ihrer eigenen Welt. Sie schafft sich ihren eigenen

Mittelpunkt und ihren eigenen Umkreis. Ausdruck dafür ist in der vernehmlichsten Weise der kugelrunde Mistelbusch, der – fern der Erde, hoch oben im Geäst und beschattet vom Laub des Baumes – sein geheimnisvoll fremdes Dasein fristet.

Peter Heusser

Was ist Krebs?
Die anthroposophische Krebstherapie mit der Mistel

Was ist Krebs? Mit kaum einer andern Frage beschäftigt sich die moderne Medizin so intensiv wie mit dieser. Die Forschung hat sich dabei zunächst vor allem mit der materiellen Entstehung und Behandlung von Krebs beschäftigt, und sie hat zum Teil bis in Einzelheiten geklärt, was etwa in der Erbsubstanz und in den biochemischen Prozessen der Zellen geschieht, wenn diese sich aus ihrem organischen Zusammenhang emanzipieren und zu einem bösartigen Tumor entwickeln (vgl. den Beitrag von Johannes Gutsch). Andererseits ist in den letzten Jahren durch die vermehrte Beachtung psychosomatischer Wechselwirkungen viel Wertvolles über die seelischen Begleitumstände von Krebs zutage gefördert worden,[1] deshalb wird heute auch viel mehr Wert auf die Lebensqualität von Krebspatienten gelegt als noch vor einigen Jahren. So entsteht allmählich eine theoretische und therapeutische Sicht der Krebskrankheit, die nicht nur körperliche, sondern zudem auch seelische Faktoren umfaßt.

Die anthroposophische Auffassung von Krebs ist demgegenüber noch differenzierter und führt daher auch therapeutisch zu noch weiteren Möglichkeiten. Denn der Mensch besteht nicht nur aus der Zweiheit von Körper und Seele, sondern aus einer *Vierheit*, nämlich aus *Körper, Leben, Seele* und *Geist*.

Beginnen wir zunächst mit der körperlichen Ebene. Weder der gesunde noch der kranke Körper kann aus seinen physisch-chemischen Bestandteilen allein erklärt werden. Das wird gerade am Beispiel der Krebskrankheit deutlich, wenn man sich diejenige

Eigenschaft einer malignen Geschwulst vor Augen führt, die ihre Bösartigkeit überhaupt erst ausmacht: ihr Eigenleben, das sich dem Leben des Organismus feindlich entgegenstellt. Was ist eigentlich «Leben»? Und was geschieht, wenn sich in der Tumorbildung ein Teil des Körperlebens als Fremdleben emanzipiert? Unter Leben verstehen wir die Fähigkeit pflanzlicher, tierischer und menschlicher Organismen zu einer andauernden inneren Tätigkeit, die sich in den Prozessen von Ernährung, Atmung, Stoffumwandlung, Ausscheidung, Wachstum, Abwehrvorgängen, Regeneration und Reproduktion äußert. Diese Prozesse fehlen bei den leblosen Körpern des Mineralreichs, und sie verschwinden beim Tod eines organischen Körpers. Die Stoffe des Leichnams lösen sich dann in das Mineralreich hinein auf, ganz entsprechend ihren physikalischen und chemischen Gesetzmäßigkeiten.

Nun gelten aber die physischen Kräfte und Gesetze nicht nur draußen in der leblosen Natur, sondern selbstverständlich auch drinnen im physischen Körper zu dessen Lebzeiten. Im Körper muß also während des ganzen Lebens eine Tätigkeit vorhanden sein, die das bloße Wirken physischer Stoffe und Kräfte verhindert und ihnen jene wunderbare höhere Ordnung aufzwingt, die den Organismus eines Lebewesens ausmacht. Wären im Körper nur physikalische und chemische Kräfte wirksam, so müßte er in seine materiellen Bestandteile als Leichnam zerfallen. Aber weil im Körper noch eine höhere Klasse von Kräften wirkt, bringt er fortwährend die vielfältigen Lebensprozesse hervor. Diese Kräfte sind «höher», weil sie dem gesamten physischen Stoff vergleichsweise so übergeordnet sind wie der Dirigent seinem Orchester. Sie prägen diesem Stoff, zu dem auch die Erbsubstanz gehört, jene räumliche und zeitliche Ordnung auf, die das Typische der organischen Bildung ausmacht. Goethe hat diese Kräfte die organischen «Bildekräfte» genannt. Man kann sie auch «Lebenskräfte» nennen. In der anthroposophischen Medizin wird für sie oft der von Rudolf Steiner verwendete Fachausdruck «ätherische Kräfte» oder «Ätherkräfte» benutzt.[2,3]

So wie man den Gesamtzusammenhang aller wahrnehmbaren physischen Stoffe und Kräfte im Menschen als «physischen Leib» bezeichnet, kann man die Gesamtorganisation seiner Lebenskräfte «Lebenskräfteorganisation», «Lebensleib» oder «Ätherleib» nennen. (Man beachte jedoch, daß der Ausdruck «Leib» hier nicht eine Stoff-, sondern eine Kraftorganisation bezeichnet, das, was einer Sache Form gibt.)

Der Mensch hat also nicht nur den von der Naturwissenschaft sehr gut untersuchten physischen Leib, sondern zudem, diesen durchdringend und ihm die Eigenschaften des Lebens verleihend, einen Lebensleib. Der Lebensleib ist der Bildner oder «Architekt» des physischen Leibes. Man könnte auch mit Paracelsus sagen: Der Lebensleib ist der «inwendig Arzt in uns», dem alle Abwehr- und Heilungsvorgänge im Organismus und die Gesundheit zu verdanken sind. Die Kenntnis des Ätherleibes und seiner Funktionsweise ist für die Medizin von großer Bedeutung. Die Krebskrankheit, bei der sich das Zellenleben gegen das Gesamtleben des Organismus geltend macht, kann ohne Mitberücksichtigung des Ätherleibes nicht voll verstanden werden. Der Ätherleib kann zwar mit den Sinnen nicht wahrgenommen werden, aber das spricht nicht gegen die Realität seiner Kräfte. Denn auch die Kräfte der Materie sind den Sinnesorganen nicht zugänglich. Man kann Röntgenstrahlen, radioaktive oder magnetische Kräfte weder hören noch tasten, riechen, schmecken oder sehen. Trotzdem weiß man ganz genau, daß diese Kräfte real sind; denn sie haben reale Auswirkungen im sinnlich-sichtbaren Bereich, zum Beispiel als Gewebszerstörung im physischen Leib des Menschen bei Bestrahlung, sei es als therapeutisch erwünschter Effekt im Krebsgewebe, sei es als unerwünschte Therapienebenwirkung im Knochenmark. Daß Kräfte generell sinnlich nicht wahrnehmbar sind, ist also kein Argument gegen ihre Existenz, sonst müßte man die Realität der physikalischen Kräfte ebenso abstreiten, wie man heute noch oft diejenige der Lebenskräfte abstreitet.

Es besteht aber ein fundamentaler Unterschied zwischen physischen und ätherischen Kräften. Die ersteren gehen immer von Materie aus, von einem sinnlich faßbaren stofflichen Zentrum, so etwa von einem Stück Eisen, von Uran und so weiter. Die Lebenskräfte hingegen gehen nicht von Materie aus, sondern sie wirken auf die materiellen Zentren ein, die materiellen Wechselwirkungen regulierend, gestaltend und plastizierend, sie sind dem Stoff übergeordnet. Sie sind immateriell. Aber weil sie das materielle Geschehen ordnend regulieren, kann die Tatsache ihrer Existenz und die Natur ihrer Wirksamkeit aufgrund ihrer Auswirkungen im sichtbaren Bereich mit derselben Denknotwendigkeit erschlossen werden wie die Wirkung von physischen Kräften. Das hat Goethe bei seinen Untersuchungen über die organischen Bildungen bei Pflanze, Tier und Mensch realisiert und damit erstmals die naturwissenschaftliche Methode zur Erforschung der Gesetze dieser lebendigen Bildekräfte gefunden.[4]

Goethes naturwissenschaftliche Methode zur Erforschung des Lebendigen ist dann von Rudolf Steiner um die Wende vom 19. zum 20. Jahrhundert durch die von ihm begründete anthroposophisch-geisteswissenschaftliche Methode ergänzt worden. Sie beruht auf einer direkten anschauenden Erkenntnis der Kräftewelt als solcher,[3, 5, 6, 7] und sie hat für die Medizin mit der gleichen wissenschaftlichen Gewißheit zu Erkenntnissen über das Funktionieren der Lebenskräfte in Gesundheit und Krankheit geführt wie die Naturwissenschaft zu einer Erkenntnis der Substanzen des physischen Körpers. Dadurch wurde von Rudolf Steiner eine Fortsetzung der Forschung vom sinnlich-materiellen Gebiet auf das übersinnliche inauguriert und eine moderne Erweiterung der Medizin von den materiellen auf die immateriellen Aspekte des gesunden und kranken Menschen möglich gemacht. Ein solcher Aspekt ist die Tatsache des vom Gesamtorganismus emanzipierten Lebens der Krebsgeschwulst.

Beim Krebs ist nämlich die Tätigkeit des Ätherleibes auf eine ganz bestimmte Weise gestört: Der Ätherleib, der ja den physischen Leib überall durchdringen und dessen Funktionen regeln muß, wird an der Stelle der Krebsentstehung übermäßig tätig. Diese Tätigkeit emanzipiert sich dann aus der Lebenstätigkeit des Gesamtorganismus.[8] Je stärker diese Emanzipation ist, desto bösartiger der Tumor. Je mehr dessen Eigenleben hervortritt, desto mehr nehmen die Krebszellen wieder jenen Charakter an, den die normalen Körperzellen in ihrer «Kindheit» oder gar im Embryonalzustand haben. Die Embryonal- und Kindheitszeit ist geprägt durch eine besonders starke Tätigkeit des Lebensleibes, der den Gesamtaufbau des physischen Leibes zu leisten hat. Bewußtsein, das heißt Aufwachen des Seelisch-Geistigen, beginnt erst mit der Geburt und entfaltet sich erst allmählich: Der Säugling schläft noch viel und läßt, der Pflanze vergleichbar, seinen Körper durch die Lebenskräfte wachsen. In ihrem Bösartigwerden sinkt die Krebszelle wieder auf etwas Ähnliches wie jene bloße Lebenstätigkeit zurück. Ein Ausdruck davon sind die physischen Eigenschaften solcher Zellen: Sie produzieren wieder Eiweiße, die sonst nur von ganz jungen embryonalen Zellen gebildet werden und deren Erhöhung deswegen als «Tumormarker» gebraucht werden kann, so zum Beispiel Carzinom-«embryonales»-Antigen CEA oder Alpha-«Foeto»-Protein AFP. Beim Krebs ist also nicht nur der physische Leib, sondern in diesem auch der Ätherleib pathologisch tätig, und die im physischen Leib feststellbaren Phänomene sind ein Ausdruck dieses Prozesses. Die naturwissenschaftlichen Befunde werden so auf eine tiefere Weise verständlich. Das ist sowohl für die Frage nach den Ursachen und die Prophylaxe (vgl. den Beitrag von Michaela Glöckler) wie auch für die Therapie von Bedeutung. Denn nicht nur das Physische, sondern auch das Ätherische muß bei diesen Fragen berücksichtigt werden und, wie wir noch sehen werden, auch das Seelische und Geistige.

Über physische Krebsursachen wie Tabak, radioaktive Strahlen und so weiter ist heute vieles bekannt. Solche Ursachen haben zunächst eine schädigende Wirkung auf den physischen Leib. Aber ohne Ätherleib könnte auch im Falle von physischen Ursachen kein Krebs entstehen. Denn es ist immer die *Reaktion* des Lebendigen auf eine physische Störung, die zu den weiteren Schritten führt. Zunächst versucht der Ätherleib, die Störung zu beheben. Bei Genschäden durch Bestrahlung reagiert der Organismus sofort mit Reparaturvorgängen. Nur wenn diese nicht gelingen oder die Schädigung, wie beim Rauchen oder bei wiederholtem Magengeschwür, immer neu gesetzt wird, antwortet der Körper statt mit einem Heilungsvorgang mit einer Tumorentwicklung. Jahrzehnte nach einer Verletzung kann sich zum Beispiel am

Narbengewebe, das der Versuch einer Heilung ist, Krebs entwikkeln. Rudolf Steiner stellt von einem solchen Gesichtspunkt aus aufgrund geisteswissenschaftlicher Forschung die Krebsentstehung so dar: Der Ätherleib, der im Zustand der Gesundheit den physischen Leib in allen Teilen voll durchdringt und seine Funktionen beherrscht, leistet das am Ort der Krebsentstehung nicht mehr. Der physische Leib bietet dort dem Ätherleib sozusagen einen Widerstand. Der Ätherleib versucht, den Widerstand zu überwinden, aber es gelingt ihm nicht. Seine Kräfte stauen sich am Ort des Widerstandes. Diese Stauung, eine Konzentrierung von Lebenskräften, die sich dann dem Einfluß des übrigen Ätherleibes entzieht, bedeutet die eigentliche Entstehung der Krebsgeschwulst.[8]

Es ist heute gut bekannt, daß es für die Krebsentstehung nicht nur *eine* Ursache, sondern verschiedene Faktoren braucht. Doch sind, wie man sieht, diese Faktoren nicht nur auf der physischen Ebene zu suchen, sondern zum Beispiel auch im Ätherleib. Ein solcher im Lebendigen liegender Grund für die Krebsentstehung ist zum Beispiel die ungenügende Stärke des Ätherleibs im Zusammenhang mit den Entzündungsprozessen des Organismus. Rudolf Steiner hat aufgrund geisteswissenschaftlicher Forschung als erster auf die Polarität zwischen Entzündung und Tumor hingewiesen.[8] Diese These ist seither von der naturwissenschaftlichen Forschung bestätigt worden: Die bis heute durchgeführten epidemiologischen Studien zeigen, daß Krebskranke in der Regel weniger fieberhafte Entzündungskrankheiten durchgemacht haben als vergleichbare Personen ohne Krebs.[9] (Es ist deswegen präventivmedizinisch problematisch, wenn heute vom Kindesalter an Fieberzustände kritiklos mit fiebersenkenden Mitteln unterdrückt und auch in unnötigen Fällen antibiotisch behandelt werden. Vgl. den Beitrag von Michaela Glöckler.) Die Vorgänge im Ätherleib, die im physischen Leib zu Entzündungs- und Abwehrreaktionen führen, müssen schon im ersten Lebensalter «geübt» werden. Wenn sie geschwächt sind, können Tumorzellen ungenügend abgewehrt werden, wie das aus anderen Gründen bei geschwächtem Immunsystem – zum Beispiel AIDS oder medikamentös bei Organtransplantationen – ersichtlich ist. Geisteswissenschaftlich gesehen ist bei Krebs – wie bereits erwähnt – der Gesamtätherleib des Körpers nicht mehr in der Lage, die von ihm emanzipierte Stelle zu durchdringen. Er tut nicht mehr, was er im gesunden Zustand tut, sei es aus eigener Schwäche oder weil ihm ein physischer Widerstand entgegengesetzt wird.

Diese Sachlage führt uns zur Therapie im allgemeinen und im speziellen zur *Mistel* als Krebstherapeutikum. Eine rationale Krebstherapie kann aufgrund des Dargelegten verschiedene natur- und geisteswissenschaftlich begründbare Maßnahmen umfassen. Die physische Krebsgeschwulst muß – auch nach anthroposophischer Auffassung – nach Möglichkeit immer chirurgisch durch Operation entfernt werden, solange das Messer des Chirurgen noch nicht durch andere Maßnahmen ersetzt werden kann. Durch die Operation ist der Patient unter Umständen sogar geheilt, wenn es wirklich gelungen ist, alles zu entfernen, und wenn der Krebs lediglich als Konsequenz einer lokalisierten Schädigung des physischen Leibes auftrat. Wenn der Grund zur Karzinombildung aber im Ganzen des physischen Leibes (z.B. bei einer genetischen Disposition) oder in einer Fehlregulation des Lebensleibes liegt, dann können sich auch nach der Operation neue Tumoren bilden, zum Beispiel bei bösartigen Papillomen der Blase oder des Dickdarms. Inoperable Tumoren und Metastasen werden heute je nach Ansprechbarkeit gegebenenfalls mit Hormonen, zytostatischer Chemotherapie oder Bestrahlung behandelt (vgl. dazu den Beitrag von Johannes Gutsch). Hormone verändern auf der physischen Ebene der Körperzellen die spezifischen Bedingungen, aufgrund derer die Ätherkräfte aufbauend und wachstumsfördernd wirken können. Chemotherapie greift – an verschiedenen Stellen auf der stofflichen Ebene – in das zentrale Regulationsgeschehen von Zellwachstum und Zellteilung ein. Bestrahlung wirkt direkt zerstörend auf solche physischen Prozesse und ist auch als physische Energie den Lebenskräften direkt entgegengesetzt. Letzteres zeigt sich zum Beispiel in der Tatsache, daß sich die Vitalitätsschwächung aller Bestrahlungsmengen summiert und daß deshalb in einem Körperteil oder im ganzen Körper nur eine bestimmte maximale Strahlenmenge angewendet werden darf. Chemotherapie und Bestrahlung führen zu entsprechenden Störungen des Ätherleibs beziehungsweise seiner Wechselwirkung mit dem physischen Leib. Das zeigt sich sowohl an der therapeutisch erwünschten Wirkung gegen die Vitalität des Tumors wie auch in den unerwünschten Nebenwirkungen auf alle besonders vitalen, das heißt vom Ätherleib besonders durchdrungenen Gewebe wie Schleimhäute, Haare, Knochenmark, Keimdrüsen und so weiter.

Die anthroposophische Misteltherapie hat einen anderen Ansatz, und sie ist nicht, wie die soeben genannten Behandlungsarten, durch naturwissenschaftliche Experimente, sondern aufgrund geisteswissenschaftlicher Forschung Rudolf Steiners in die Therapie eingeführt worden. Man muß sich vorstellen, daß die äußere physische Erscheinung einer Pflanze und die Substanzen, die sie produziert, auf eine ähnliche Weise das Resultat beziehungsweise der Ausdruck der in ihnen wirkenden ätherischen Bildekräfte sind, wie das entsprechend im menschlichen oder tierischen Organismus der Fall ist. Wenn daher solche pflanzlichen Substanzen im menschlichen Organismus therapeutisch verwendet werden, so lösen sie in diesem eine Reaktion aus, die in einem gesetzmäßigen Zusammenhang mit dem Lebensgeschehen der Pflanze steht. Wenn dieser Zusammenhang wissenschaftlich durchschaut wird, dann ist eine moderne rationale Therapie möglich, die sich nicht nur für den Wirkstoff und dessen physische Auswirkungen im Körper des Patienten interessiert, sondern die auch den gesetzmäßigen Zusammenhang zwischen den Lebensvorgängen in der Pflanze und dem Lebensleib des Patienten berücksichtigt. Rudolf Steiner hat um 1920 die Mistel aufgrund geisteswissenschaftlicher Erforschung dieser Zusammenhänge den Ärzten als spezifisches Krebstherapeutikum vorgeschlagen. In Fachkursen für Ärzte stellte er einerseits dar, daß die Substanzen der Mistel, die durch die besonderen Lebensvorgänge dieser Pflanze zustande kommen, den Lebensleib des Patienten dazu anregen, die gegen den Tumor gerichteten entzündlichen Abwehrvorgänge aufzurufen.[8] Andererseits erwähnte er auch direkt die in der Mistel vorkommenden, gegen das Tumorwachstum gerichteten Gifte. Auf Steiners Anregungen wurde die anthroposophische Misteltherapie des Krebses entwickelt, zunächst empirisch in der Praxis, in den letzten Jahren auch zunehmend untermauert durch experimentelle Arbeiten und klinische Studien[10] (vgl. dazu auch die Beiträge von Armin Scheffler und Dietrich Schlodder). Durch diese naturwissenschaftlichen Arbeiten sind die geisteswissenschaftlichen Angaben Rudolf Steiners im wesentlichen bestätigt worden: In der Mistel sind tatsächlich Giftstoffe (Viscotoxine und Lektine) vorhanden, welche Tumorzellen direkt abzutöten vermögen.[11, 12] Diese Stoffe scheinen nach allem, was man heute weiß, an der Wirkung der in der anthroposophischen Krebstherapie verwendeten Präparate aus Mistelgesamtextrakten beteiligt zu sein (vgl. den Beitrag von Armin Scheffler). Die andere Hauptwirkung der Mistel ist aber entzündlicher, das heißt immunologischer Natur. Gerade in den letzten Jahren haben moderne immunologische Untersuchungen gezeigt, daß ganz bestimmte Arten von weißen Blutkörperchen, die als Freß- oder tumortötende Zellen bekannt sind, durch die anthroposophischen Mistelpräparate stimuliert werden. Einzelne Inhaltsstoffe der Mistel, vor allem die Lektine, sind in dieser Hinsicht besonders genau geprüft worden. Aber auch andere Stoffe, Polysaccharide, scheinen an der immunologischen Wirkung beteiligt zu sein. Man kann sich heute also auch naturwissenschaftlich ein recht gutes Bild von der Wirkung der Mistel machen. Bis heute sind auch rund 50 klinische Studien mit anthroposophischen Mistelpräparaten durchgeführt worden (vgl. den Beitrag von Dietrich Schlodder).

Die anthroposophischen Mistelpräparate sind nach speziellen Verfahren verarbeitete Gesamtextrakte dieser Pflanze mit einer Wirkstoff-Komposition (vgl. den Beitrag von Armin Scheffler). Da diese Präparate als natürliche Substanzen in einem gesetzmäßigen Zusammenhang mit dem menschlichen Organismus stehen und da ihre Anwendung so eingerichtet wird, daß sie die körpereigenen Lebensprozesse in der erwähnten Art stimulieren und nicht unterdrücken, sind sie im allgemeinen sehr gut verträglich. Die einzige problematische, aber sehr selten vorkommende Nebenwirkung ist die Entwicklung einer Allergie gegen Misteleiweiße. Hingegen sind die nach stärkeren Dosen auftretenden Lokalreaktionen an den Injektionsstellen (Rötung und Schwellung) keine Allergie, sondern eine normale Reaktion, die meist nach einigen Stunden wieder abklingt. Auch das Auftreten von Temperaturreaktionen ist keine Nebenwirkung, sondern im Gegenteil therapeutisch erwünscht. Die Anwendung erfolgt fast immer als Injektion subkutan (unter die Haut), wenn möglich in die Gegend eines allfälligen Tumors. Die Injektionen erfolgen nach einem rhythmischen Plan, zum Beispiel zwei- bis dreimal pro Woche, manchmal in Serien von 7 oder 14 Injektionen hintereinander mit Pausen von einigen Tagen bis zu einigen Wochen, je nach Tumorart und Tumorstadium. Falls eine Intensivierung der Misteltherapie nötig ist, kommt eine in größeren Abständen durchzuführende Infusionstherapie in Frage. Damit werden stärkere Reaktionen gegen den Tumor erzwungen.[13] (Hierzu ist Näheres in den Richtlinien der Hersteller für Ärzte zu finden.)

Die anthroposophisch begründete, aber auch naturwissenschaftlich untersuchte Misteltherapie hat also das Ziel, die Kräfte des Lebensleibes des Patienten gegen das Sonderleben des Tumors zu aktivieren. Damit ist aber keineswegs die ganze anthroposophische Krebstherapie beschrieben. Je nach Tumorart und Patient werden auch andere aus dem Naturzusammenhang stammende Substanzen verwendet, so zum Beispiel die Christrose (Helleborus) oder Flechtenpräparate (z.B. Cetraria). Und je nach betroffenen Organen oder gestörten Funktionen werden weitere Heilmittel aus der Pflanzen-, Tier- oder Mineralwelt verwendet, zum Teil innerlich oder als Injektion, zum Teil äußerlich in Form von Einreibungen, Kompressen, Bädern und so weiter (vgl. den Beitrag von Bernhard Deckers). Auch klassische schulmedizinische Maßnahmen werden in der anthroposophischen Therapie angewendet (vgl. den Beitrag von Johannes Gutsch). Denn nicht um eine Alternative, sondern um eine Erweiterung der schulmedizinischen Gesichtspunkte geht es in der anthroposophischen Medizin. Diese Erweiterung bezieht sich nicht nur auf die Tatsachen des Lebens eines Organismus, sondern auch auf das *Seelische* und das *Geistige* des Menschen.

Mensch und Tier sind zwar auch lebendige Wesen wie die

Pflanze, aber sie haben darüber hinaus noch ein Bewußtsein mit Empfindung, Gefühl, Trieb und so weiter. Der Grund dafür liegt ebenso in einer spezifischen Klasse von seelischen Kräften, wie der Grund für das Leben in den ätherischen Kräften liegt. Die seelischen Kräfte sind der Lebenskraft in gewisser Weise sogar entgegengesetzt. Denn in der Evolution nimmt die Vitalität in dem Maße ab, wie das Bewußtsein zunimmt: Einfache Würmer mit einem minimalen Nervensystem und einfachstem Bewußtsein haben eine nahezu unbegrenzte Regenerationskraft. Nach experimenteller Entzweischneidung gewisser Strudelwürmer zum Beispiel können die entstandenen Körperhälften die je andere fehlende Hälfte vollständig neu bilden. Die schon viel höher entwickelten und bewußteren Amphibien (Lurche) können noch ein abgeschnittenes Bein voll regenerieren. Die noch höheren Säugetiere können das nicht mehr, aber ihre Wunden heilen immerhin noch schneller als diejenigen des Menschen, welcher physisch das höchstentwickelte Nervensystem und seelisch das höchstentwickelte Bewußtsein hat. Aber auch beim Menschen besteht noch ein gewaltiger Unterschied der Regenerationsfähigkeit zwischen den verschiedenen Geweben, die entweder mehr dem Bewußtsein oder mehr der Vitalität dienen: Die Leber dient, wie der Name sagt, vorwiegend dem Leben. Sie hat zum Beispiel die Hauptaufbauleistung und die Hauptentgiftung für den ganzen Organismus zu bewerkstelligen. Das Bewußtsein für diese Prozesse ist minimal; es kann höchstens dem Schlafbewußtsein verglichen werden. Entsprechend ist die Regeneration des Lebergewebes aber ganz erheblich. Dieses kann nach Entfernung der halben Leber, zum Beispiel wegen Krebsmetastasen, weitgehend regenerieren. Das Gehirn hingegen, das uns das Wachbewußtsein ermöglicht, kann seine Zellen nach Zerstörung überhaupt nicht mehr regenerieren. Mit anderen Worten: Bewußtsein entwickelt sich auf Kosten von Vitalität, die Seele entzieht dem Körper ätherische Kräfte, um sie für das eigene seelische Leben zu verbrauchen. Insofern ist das Seelische dem Leben entgegengesetzt. Es ist eine Realität eigener Art. Mensch und Tier haben nicht nur einen physischen Leib und einen Lebensleib, sondern zudem einen seelischen Leib, in der

Anthroposophie auch oft mit dem Fachausdruck astralischer Leib bezeichnet.[3] Und diese Seele steht nicht nur mit dem Nervensystem in Beziehung, sondern durchdringt den ganzen belebten Körper. Das Nervensystem ist nur dazu da, die seelischen Erlebnisse bewußt zu machen. Aber unbewußt lebt die Seele in allen Vorgängen des Organismus.

Wiederum ist eine differenzierte Kenntnis des Wechselverhältnisses der Seele mit den Lebensvorgängen im Körper für die Medizin von großer Bedeutung. Man versteht dann nicht nur, daß, sondern auch, warum starke seelische Erschütterungen oder chronische bewußtseinsmäßige Belastungen bis ins Organische hinein schwächend, ja abbauend wirken können, nämlich weil die zu stark tätigen seelischen Kräfte im entsprechenden Organsystem den Lebenskräften entgegenwirken, wodurch bis ins Physische hinein Abbauerscheinungen entstehen. Die zu starke oder zu einseitige oder zu unausgeglichene seelische Tätigkeit entzieht dem Körper Lebenskräfte. Das ist der Grund, warum heftiger chronischer Ärger zu Gallensteinen führen kann, warum bei Streß verschiedenartige funktionelle Störungen mit Abbauerscheinungen auftreten können, warum aus zu früher und zu starker intellektueller Belastung bei Kindern Abgeschlagenheit, Blässe, Kopf- und Bauchschmerzen resultieren können, warum bei Depressiven eine Beeinträchtigung des Immunsystems gefunden werden kann und warum bei Krebskranken der Verlust von nahestehenden Personen oder andere schwere seelische Erlebnisse eine Verschlimmerung oder einen neuen Ausbruch der Krankheit induzieren können, warum aber andererseits eine positive, zuversichtliche Lebensstimmung sich günstig auf die Heilungsprozesse und auf den Verlauf der Krankheit bis hin zur Lebenserwartung auswirken kann[1, 14] (vgl. den Beitrag von Jürgen Schürholz).

Solche seelisch-körperlichen Wechselwirkungen gibt es bei allen beseelten Wesen, das heißt auch beim Tier. So ist bekannt, daß Ratten an Tuberkulose weniger schnell sterben, wenn sie beim Füttern auch noch gehätschelt werden, als wenn das nicht der Fall ist. Auch von menschlichen Säuglingen weiß man, daß sie solchen Krankheiten eher widerstehen können, wenn sie nicht nur ernährt und äußerlich gepflegt werden, sondern dabei auch noch seelische Zuwendung erhalten. Aber gerade bei diesen seelisch-leiblichen Wechselwirkungen wird deutlich, daß zwischen Mensch und Tier ein entscheidender Unterschied besteht. Beim Tier wirkt das seelische Ereignis als solches auf das Krankheitsgeschehen. Beim Menschen ist das auch der Fall, aber nicht ausschließlich. So hat man bei Krebspatienten herausgefunden, daß der entscheidende Faktor für den günstigen oder ungünstigen Einfluß seelischer Ereignisse auf die Überlebenszeit nicht so sehr vom Ereignis selbst, sondern von der *Verarbeitung* dieses Ereignisses abhängt.[1, 14]

Was bedeutet das? Es zeigt, daß der Mensch seinem Seelischen nicht so ausgeliefert ist wie das Tier, sondern daß er in der Seele noch eine Instanz hat, die in der Lage ist, sich über die seelischen Schmerzen zu erheben und sie zu verarbeiten. Daß man durch den Verlust eines nahen Menschen oder durch einen schweren Schicksalsschlag wie zum Beispiel den Ausbruch einer Krankheit tief traurig werden kann, ist eine natürliche menschliche seelische Reaktion. Und diese hat ihre Wirkungen auf die Lebensvorgänge des Körpers, wenn nicht noch etwas anderes geschieht. Beim Menschen geschieht im Unterschied zum Tier aber noch etwas anderes. Denn der Mensch ist nicht im gleichen Sinn wie dieses seiner Trauer und Lust, seinen Freuden und Begierden, seiner Wut und Angst und so weiter ausgeliefert. Der Mensch kann sein Seelisches willentlich regulieren, beeinflussen, zurückdrängen oder zulassen. Kurz, er hat eine Instanz in sich, die der Seele so übergeordnet ist wie vergleichsweise der Reiter seinem Pferd. Diese höhere Instanz ist das eigentliche Ich des Menschen, sein innerster Wesenskern, seine geistige Wesenheit, durch die der Mensch erst zum Menschen wird. Seine Fähigkeit zu Vernunft und selbstbewußtem Handeln aus Einsicht verdankt der Mensch der Tatsache, daß er nicht nur ein seelisches, sondern auch ein geistiges Wesen ist. Durch seine Seele ist der Mensch ein fühlendes, bewußtes Wesen. Durch seinen Geist ist er darüber hinaus ein denkendes, selbstbewußtes und sich selbst bestimmendes Wesen. Es ist die Kraft seines Ich, durch die der Mensch sein Leiden nicht nur passiv erleiden, sondern auch aktiv verarbeiten kann. Nur das Geistige im Menschen ist fähig, auch einen höheren Sinn in den Glücksfällen und Schicksalsschlägen seiner Biographie zu entdecken und dadurch der Krankheit trotz aller körperlichen und seelischen Leiden etwas Positives abzugewinnen, das in einem höheren Zusammenhang darinnensteht, der über dieses Leben sogar hinausweist.[3, 6, 15]

Aus diesem Grund interessiert sich der anthroposophische Arzt schon bei Aufnahme der Krankengeschichte auch für die Biographie seines Patienten (vgl. dazu den Beitrag von Hans Werner über die Biographie). Die Ursache von Krebs kann äußerlich in materiell begründbaren Schäden des physischen Körpers oder in fehlgeleiteten Prozessen der Lebenskräfteorganisation liegen, sie kann aber auch innerlich in seelischen oder geistigen Zusammenhängen und damit im Schicksal des individuellen Menschen bedingt sein. Deshalb bleibt die anthroposophische Krebstherapie auch nicht beschränkt auf die Gabe von Medikamenten aus der anthroposophischen oder schulmedizinischen Pharmazie, sondern sie umfaßt auch künstlerische Therapien, die vom Seelisch-Geistigen aus in die Lebensvorgänge hineinwirken (vgl. die Beiträge von H.-R. Heiligtag und Hans Werner über Ernährung), und durch das therapeutische Gespräch wird versucht, dem Patienten bei der Verarbeitung seiner individuellen Schicksalsentwicklung helfend beizustehen (vgl. den Beitrag von Klaus Dumke).

Literatur

1. Meerwein F.: *Einführung in die Psychoonkologie.* Huber, Bern 1985.
2. Steiner R., Wegman I. (1925): *Grundlegendes für eine Erweiterung der Heilkunst nach geisteswissenschaftlichen Erkenntnissen.* Gesamtausgabe (GA) Bibl.-Nr. 27, Dornach [7]1991.
3. Steiner R. (1904): *Theosophie – Einführung in übersinnliche Welterkenntnisse und Menschenbestimmung.* GA 9, Dornach [31]1987.
4. Goethe J. W.: *Naturwissenschaftliche Schriften.* In: Kürschners Deutsche Na-

tionalliteratur. Hg. von R. Steiner, Berlin und Stuttgart 1883–1897, 3. Auflage, Dornach 1975.
5 Steiner R. (1886): *Grundlinien einer Erkenntnistheorie der Goetheschen Weltanschauung.* GA 2, Dornach ⁷1979.
6 Steiner R. (1910): *Die Geheimwissenschaft im Umriß.* GA 13, Dornach ⁰1989.
7 Steiner R. (1904/05): *Wie erlangt man Erkenntnisse der höheren Welten?* GA 10, Dornach ²⁴1993.
8 Steiner R. (1920): *Geisteswissenschaft und Medizin. Vorträge über Medizin.* GA 312, Dornach ⁶1985.
9 Abel U.: *Die antineoplastische Wirkung pyrogener Bakterientoxine.* Skriptdruck. Tumorzentrum, Heidelberg/Mannheim 1986.
10 Leroi R. (Hg.): *Misteltherapie – Eine Antwort auf die Herausforderung Krebs.* Verlag Freies Geistesleben, Stuttgart 1987.
11 Ribéreau-Gayon G. et al.: Die Proteine der Mistel (Viscum album L.). In: Jung W. F., Senn H. J. (Hg.): *Krebs und Alternativmedizin II.* Springer, Berlin 1990, S. 44–55.
12 Scheffler A. et al.: Zur direkten Zytotoxizität von Mistelpräparaten. *Erfahrungsheilkunde* 6, 1993, S. 338–346.
13 Wagner R. (Hg.): *Immunologie und Krebskrankheit.* Urachhaus, Stuttgart 1993.
14 Verres R.: *Die Kunst zu leben. Krebsrisiko und Psyche.* Piper, München 1991.
15 Steiner R. (1910): *Die Offenbarungen des Karma.* GA 120, Dornach ⁸1992.

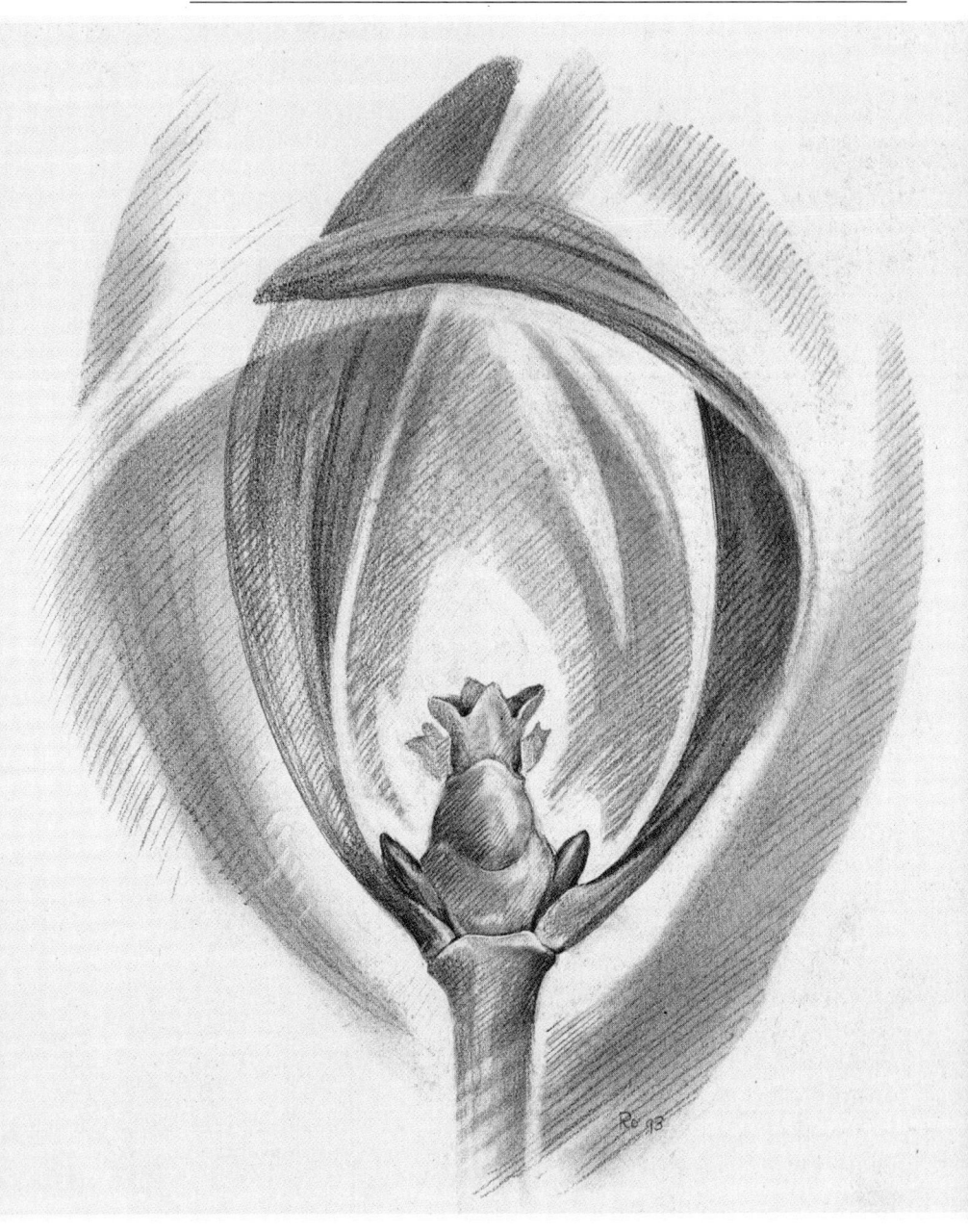

Das Mistelblatt

Mistelblätter treten paarweise in Erscheinung. Eng aneinander geschmiegt wie gefaltete Kinderhände werden sie im Frühjahr vom Stengel in die Höhe gehoben. Auch wenn sie sich bald voneinander lösen, so umhüllen sie doch weiterhin einen unsichtbaren Raum, der sie zugleich wie verbindet. Der anfangs enge Trichter öffnet sich bald zu einem tiefgründigen Kelch. In dieser Haltung überwintern die Blätter.

Im nächsten Frühjahr weitet sich der Kelch, und im Mai bilden beide Blattflächen eine Ebene, welche die Achse des sie tragenden Stengels kreuzt. Wenn schließlich der zweite Herbst herannaht, hat sich der Winkel zwischen dem Blattpaar so weit geöffnet, daß es scheint, als wollten sich die Blattspitzen unterhalb des sie tragenden Knotens wiederum berühren.

Doch es kommt nicht dazu. Urplötzlich, ohne zu welken und noch kräftig dunkelgrün, fallen die Blätter ab. Unter allen Mistelbüschen liegen im August und September Mistelblätter, und der Wanderer wird dann selbst im dichten Wald leicht darauf aufmerksam, daß über ihm, hoch oben im Wipfel eines Baumes, eine Mistel wächst, die er sonst kaum bemerkt hätte.

Mistelblätter bleiben nicht nur dauernd grün, sie verlieren auch ihre Wachstumsfähigkeit nicht. Anders als andere Pflanzen dehnen und strecken sie sich im zweiten, manchmal sogar in einem dritten oder vierten Frühjahr nochmals in Länge und Breite. Grüne Farbe und fortdauernde Wachstumsfähigkeit drücken die außerordentliche Lebenskraft der Mistel aus.

Eine weitere Besonderheit des Mistelblattes ist, daß es sehr einfach ist. Laubblätter höherer Pflanzen sind im allgemeinen polar gebildet: Auf der dem Licht zugewandten Blattoberseite finden sich eng nebeneinanderstehende Palisaden von Zellen, in denen unzählige, dicht gepackte Blattgrün-Pigmente das in großer Fülle einströmende Sonnenlicht in Empfang nehmen. Auf der Unterseite des Blattes hinge-

gen formt sich unter dem Einfluß der Erdenschwere ein lockeres, schwammiges Gewebe mit zahlreichen Hohlräumen und deutlich weniger Blattgrün. Die Haut der Blattunterseite ist mit zahllosen kleinen Öffnungen übersät, durch die Sauerstoff und Wasserdampf aus der Pflanze strömen und durch die zugleich Kohlensäure in die Pflanze fließt, die ihr hilft, eine konturierte Gestalt zu formen.

Anders das Mistelblatt. Bei ihm tragen Ober- und Unterseite gleichermaßen die zahlreichen Spaltöffnungen, und auch innerlich ist keine Differenzierung des Gewebes zu bemerken. Eine solche wäre auch ohne Sinn, da im kugelrunden Mistelbusch doch stets gleichviel Oberseiten wie Unterseiten der Blätter dem Licht wie auch der Erde zugewandt sind. Und so zeigen auch die nicht polar gebildeten Blätter der Mistel, daß Sonne und Erde kaum Anteil an der Bildung der Mistelgestalt haben.

Einfach ist auch die Gliederung der Blattspreite. Im Gegensatz zu den Blättern anderer zweikeimblättriger Blütenpflanzen, die von einem oft dicht verzweigten Netz aus Leitgefäßen durchzogen sind, fehlt dem Mistelblatt die typische Netznervigkeit. Statt dessen sind deutlich fünf einfache Leitbahnen auszumachen, die das Blatt fast parallel zueinander vom Grund bis zur Spitze durchziehen, ohne sich viel zu verzweigen und zu verfeinern. Dermaßen einfache Gestaltungen der Blattnervatur zeigen andere zweikeimblättrige Pflanzen nur im Keimlingsstadium. Ihre Blätter, die sich beim Keimen als erste oberirdische Organe zeigen, sind ebenso einfach gebaut wie diejenigen Blätter, die Jahr um Jahr am Mistelbusch entstehen. Und wie die stets paarigen Mistelblätter sind auch die beiden Keimblätter aller zweikeimblättrigen Pflanzen gegenständig angeordnet.

Keimblätter werden gegen Ende eines pflanzlichen Entwicklungszyklus im Schutze der Samenhülle herangebildet, einer Sphäre, die den Kräften der Erdenschwere wie auch jenen der Sonnenleichte enthoben ist. Keimblätter bilden demnach die Brücke zwischen dem Ende und dem Anfang der Pflanzenentwicklung, sie sind Organe, die das Kindheitsstadium der höheren Pflanze charakterisieren.

Auch indem sie Keimblatt-ähnliche Blätter bildet, unterstreicht die Mistel, daß sie ihr Dasein fern von der mineralischen Erde und fern vom hellen Licht der Sonne führt. Sie kann, weil sie diese polaren Bezirke nicht betritt, dauerhaft einen embryonalen Frühzustand der Pflanzenentwicklung in sich tragen. Zu Recht darf die Mistel deshalb als ein Kind unter den höheren Pflanzen gelten.

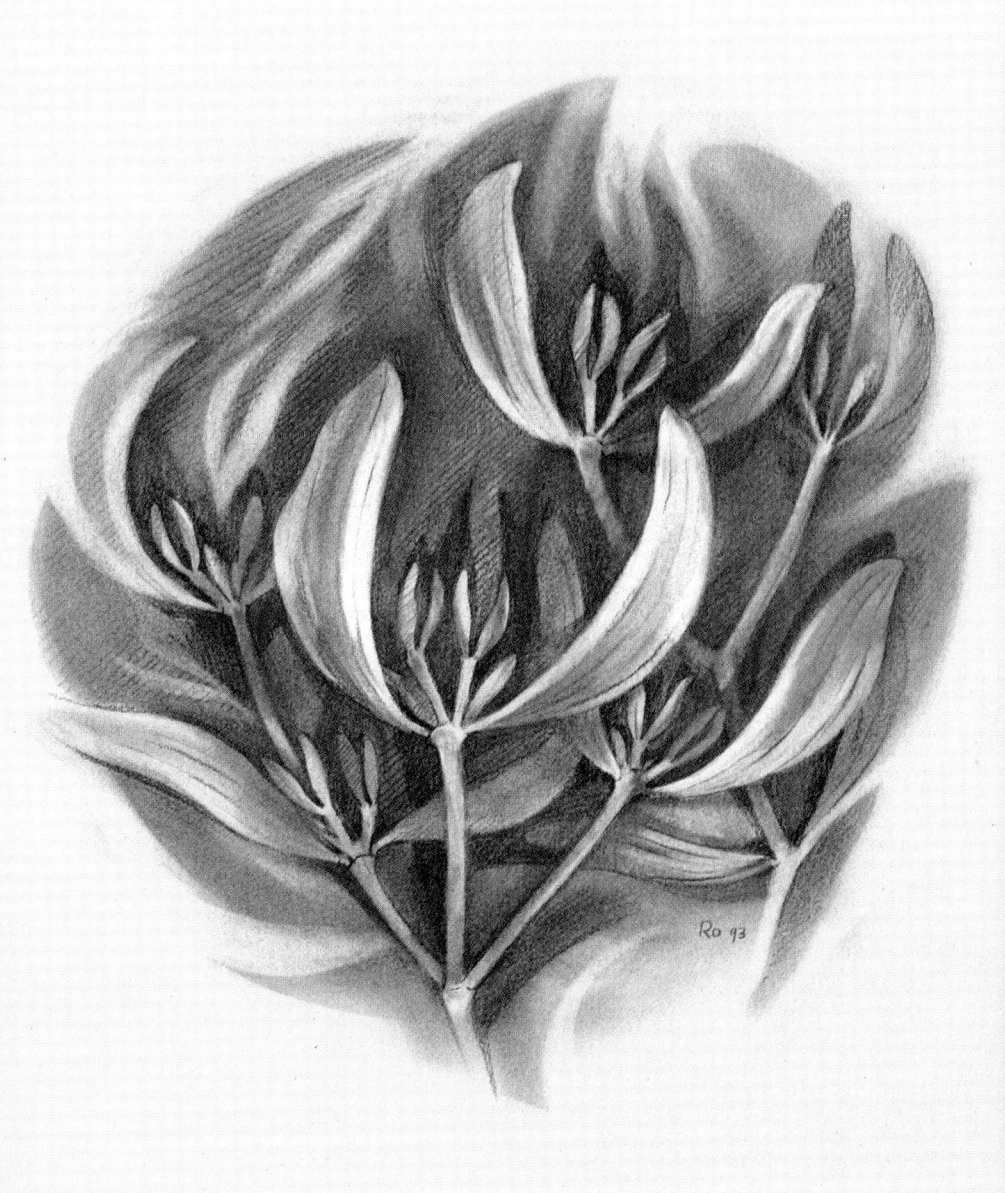

Der Mistelbusch

Etwa in ihrem vierten Lebensjahr beginnt sich die Mistelpflanze zu verzweigen: Statt eines Zweiges treiben zwischen den beiden vorjährigen Blättern deren drei hervor. Im kommenden Jahr allerdings wird der mittlere Zweig fehlen. Die zentrale Knospe wird von nun an stets zu einem Blütenstand umgebildet und bringt einen stark gestauchten Kurztrieb hervor, der Blüten und später Früchte tragen wird. Seitlich von diesem Kurztrieb, aus den Achseln der Vorjahresblätter, entfalten sich jedoch zwei neue Triebe. In den folgenden Jahren – und vor allem, wenn der Wirtsbaum seine Mistel reich ernährt – entstehen oft sogar statt der zwei gleich sechs neue Zweige: Jeder Achseltrieb wird von zwei zusätzlichen, meist kleiner bleibenden Mistelzweigen begleitet. Immer reicher wird so die Verzweigung der Mistelpflanze und die Fülle der jedes Jahr neu entstehenden Triebe.

Das Verzweigen allein führt jedoch noch nicht zur typischen Gestalt des Mistelbusches. Es bedarf dazu einer weiteren Gestaltungsgeste.

Am Anfang der Entwicklung strebt das Wachstum junger Mistelzweige – wie bei anderen Pflanzen üblich – vom Erdboden fort und dem Licht entgegen. Unvermittelt jedoch beginnen Ende Mai die austreibenden Mistelzweige aus dieser eindeutigen Orientierung auszubrechen. Innerhalb weniger Stunden nur können sie von einer Raumesrichtung in die entgegengesetzte pendeln, wo sie einige Stunden oder auch ein, zwei Tage verharren, um dann wiederum in kurzer Zeit eine andere Orientierung im Raume einzunehmen. Fast alle jungen Mistelzweige leben über mehrere Wochen in fortwährenden Pendelbewegungen, die nahezu gleichzeitig bei den Zweigen eines Mistelbusches einsetzen und aufhören, allerdings einen jeden in eine andere Richtung wachsen lassen.

Der Mistelbusch erweckt in diesen Wochen den Eindruck eines recht chaotischen Durcheinanders. Doch dieses Chaos ist eine gesetzmäßige Durchgangsstufe im Entwicklungsgang der Mistelpflanze. Wenn nämlich Anfang Juli die unregelmäßigen Wachstumsbewegungen allmählich ausklingen, steht der Mistelbusch in gänzlich veränderter Art da, in einer höheren Ordnung, die von Harmonie und einem sicheren Ruhen der Mistel in sich selber zeugt. Wie von einem Zauberstab berührt nehmen alle neuen, mittlerweile ausgewachsenen Zweige diejenige Raumesorientierung ein, bei der die Achsen ihrer Stengel auf einen Punkt hin zielen. Nicht mehr weisen sie – wie das andere Pflanzen auch auf der Höhe ihrer Entwicklung stets beibehalten – senkrecht von der Erde fort und hin zum Zenit am Himmel über ihnen: Der Mistelbusch hat sich vielmehr seinen eigenen Mittelpunkt geschaffen. Wie die Strahlen von der Sonne, so scheinen alle Stengel kaskadenartig von diesem Mittelpunkt fortzustreben. Und an ihren Enden öffnen sich die Blattpaare nicht mehr nur dem Himmel über ihnen, sondern auch dem Erdboden unter ihnen und dem Horizont rings um sie herum. Es scheint, als wollten sie aus allen Richtungen des Umkreises Lichtkräfte einatmen.

Indem sich die Winkel zwischen den älteren Zweigen noch ein wenig weiten und aus unteren Knoten manchmal noch weitere Triebe hervorwachsen, entwickelt sich der Mistelbusch immer mehr zu einer idealen Kugelsphäre. Fortwährend wird sein Mittelpunkt, der anfangs mit dem Ansatz des Senkers am Wirtsholz zusammenfiel, vom Zweig des Baumes fortgehoben. Der Mistelbusch emanzipiert sich in seiner Gestalt gleichermaßen vom Baum, seiner «Erde», wie auch vom Himmel und dessen Sonnenweite. Er schafft sich seinen eigenen Mittelpunkt und seinen eigenen Umkreis.

Waren die jungen Mistelzweige zu Beginn ihrer Entwicklung noch durchaus verwandt mit jungen Pflanzentrieben, so unterscheidet sich die Mistel später deutlich von anderen Pflanzen. Jene bleiben, solange sie wachsen, stets auf das Erdenzentrum und die Himmelsperipherie orientiert. Die Mistel dagegen lebt in der Kugelgestalt ihres Busches in ihrer eigenen, in sich geschlossenen Welt. Sie erscheint darin wie ein Abbild jenes anderen Kosmos, der für alle Wesen – für die Mistel wie auch für Mineral und Pflanze, für Tier und Mensch – Ursprung und Heimat ist.

Armin Scheffler

Wie wird aus der Mistel das Heilmittel?

Bei der Herstellung von Mistelpräparaten aus anthroposophischer Menschen- und Naturerkenntnis[1] werden
- zwei verschiedene Erntezeitpunkte gewählt,
- die pflanzlichen Organunterschiede und die Unterschiede der männlichen und weiblichen Mistelbüsche beachtet,
- Mistelpräparate von verschiedenen Wirtsbäumen hergestellt,
- es wird, einzigartig in der Pharmazie, ein Strömungsverfahren zur Verbindung der Mistelsäfte aus verschiedenen Erntezeitpunkten angewendet.

Daß bei einer Arzneipflanze deren Entwicklung im Jahreslauf und auch die Unterschiede der Organe beachtet werden müssen, ist leicht verständlich. Schon weniger Einsicht gibt es für die Unterscheidung der Mistelpräparate nach verschiedenen Wirtsbäumen. Erst seit durch differenziertere Analysen Unterschiede im Substanzspektrum der Mistelpräparate von verschiedenen Wirtsbäumen nachgewiesen worden sind,[2] beginnt die Schulwissenschaft auch die Wirtsbaumdifferenzierungen ernstzunehmen. Für ein bloß auf einzelne Inhaltsstoffe der Mistel als Tumorwirkstoffe blikkendes Verständnis sind jedoch die Wahl von zwei Erntezeitpunkten und die Anwendung des Strömungsverfahrens zur Bearbeitung der Mistelpräparate bis auf den heutigen Tag unverständlich.

Um die genannten Maßnahmen zu erläutern, soll von der Frage ausgegangen werden, auf welche Qualitäten bei der Verarbeitung einer Heilpflanze zu achten ist. Dazu werden gewöhnlich die verschiedenen Inhaltsstoffe der Pflanze isoliert und in empirischen Versuchsprogrammen einzeln untersucht.[3] Überschaubar ist dies jedoch nur mit Einzelstoffen in isolierten Testsystemen. Da Wechselwirkungen mehrerer Inhaltsstoffe auf diesem Wege nicht erfaßt werden und auch nicht alle Antwortmöglichkeiten des kranken Organismus abgefragt werden können, kann dieses Verfahren den therapeutischen Wert einer Heilpflanze nur unzureichend finden. Die anthroposophisch orientierte Medizin und Pharmazie versucht daher einen anderen Weg zu gehen.[4]

Arzneimittel aus anthroposophischer Menschen- und Naturerkenntnis

Im Beitrag von Peter Heusser ist die Krebskrankheit menschenkundlich beschrieben worden. Um zu zeigen, daß der Naturprozeß, der in der Mistel wirkt, einen realen Bezug zum krebskranken Menschen hat, sollen die wichtigsten Merkmale der Krebserkrankung und der Mistelbildung dieser Betrachtung vergleichend vorangestellt werden. Dieser Zusammenhang ist die Leitidee, das Korrektiv für die Herstellung. Wenn er richtig erfaßt ist, entscheidet das Verständnis des kranken Menschen, der mit dem Mittel behandelt werden soll, nicht nur über die Therapie-, sondern auch über die Herstellungsmaßnahmen.

Zum Verständnis der Krebskrankheit

Charakteristisch für den Menschen sind seine lange Entwicklungszeit in Kindheit und Jugend und die lebenslang erhaltene Fähigkeit, aus Interesse neue Tätigkeiten zu erlernen.[5] Leiblich drückt sich dies beim Menschen darin aus, daß er im Gegensatz zu Tieren für seinen Lebensraum keine spezialisierten Organe wie Flossen, Flügel, Klauen ausbildet, wodurch er in seinem Verhalten und Handeln festgelegt würde. Die menschlichen Organe, zum Beispiel die Hände, bleiben im Verhältnis zu den Organen der Tiere keimhaft. Diese Keimhaftigkeit ist die Folge eines Gleichgewichtes gegensätzlicher, im Menschen wirksamer Bildekräfte, das sich im Laufe der individuellen Entwicklung auf verschiedenen Ebenen stets neu einstellen muß.⁶ Zwei davon sind für diesen Gedanken wichtig: Im Kopfbereich überwiegen Organbildungen, die bereits während der Embryonalentwicklung weitgehend abgeschlossen werden. Als Nerven-Sinnes-Organisation sind sie die Grundlage des wachbewußten Seelenlebens.⁷ Im Stoffwechsel-Gliedmaßen-Bereich dagegen sind lebenslang Umbildeprozesse möglich und nötig. Die aktuelle Beherrschung der verschiedenen Prozesse durch die zwischen auf- und abbauenden Prozessen Gleichgewicht herstellende geistige Individualität ist notwendig. Wichtig ist, daß beide Organisationen Ausdruck der Menschenbildung oder, mit einem anderen Wort, des Ich sind. Komplizierend kommt hinzu, daß beide Systeme gegensätzlicher Natur sind und aufeinander wirken. Die anthroposophische Menschenkunde unterscheidet daher zwischen dem wachbewußten, oberen Menschen (Tages-Ich), der abbauend, und dem schlafenden, unteren Menschen (Nacht-Ich), der aufbauend in der Gesamtorganisation wirkt.⁸ Begreift man, daß zur Gesundheit des Menschen der rhythmische Ausgleich dieser beiden Systeme gehört, so liegt auch folgender Gedanke nicht allzu fern: Wird während der Bildung des oberen Menschen in der frühen Kindheit die Nerven-Sinnes-Organisation nicht der sich inkarnierenden Individualität entsprechend ausgebildet, so muß dies Folgen im späteren Leben haben und sich auf die Gleichgewicht einstellende Tätigkeit des Nacht-Ich im Stoffwechsel-Gliedmaßen-System auswirken.

Unter diesem Gesichtspunkt ist die Ursache der Krebskrankheit eine Disposition, die dadurch zustande kommt, daß bereits während des Inkarnationsvorganges der geistigen Individualität das notwendige Gleichgewicht zwischen den stofflich formbildenden Prozessen und den formauflösenden (substanzzerstäubenden) Prozessen nicht hergestellt wird.⁶ Die Gleichgewichtseinstellung wird zu früh abgebrochen, so daß die substanzzusammenziehenden Prozesse überwiegen. Es wird ein Leib gebildet, der nicht vollständig von der geistigen Individualität beherrscht ist. Diese Disposition bleibt zunächst latent.

Als Folge davon findet im späteren Leben der untere Mensch nicht die Möglichkeit zum vollständigen Ausgleich mit dem oberen Menschen. Der ungedeckte Rest wirkt organbildend, aber nicht im Nerven-Sinnes-Bereich und auch nicht in der Embryonalzeit, sondern im höheren Alter im Stoffwechselbereich. Dies kann als eine Sinnesorganbildung zur falschen Zeit an falscher Stelle aufgefaßt werden.[9] Sie tritt im Tumor als eine abnorme Organbildung in Erscheinung. Der Tumor ist also das manifest werdende Symptom einer bereits vorgeburtlich angelegten Krankheit.[6]

Eine reiche Literatur belegt, daß zu den «auslösenden Faktoren» für diese spätere Entgleisung der Organbildung giftende Einflüsse aus der Umgebung oder auch seelische Verlusterlebnisse gehören.[10, 11] Nach dem beschriebenen menschenkundlichen Bild treffen diese Einflüsse auf eine Organisation, die darauf nicht wirklich ausgleichend reagieren kann. Das Wechselwirkungsverhältnis ist unterbrochen. Daher bleiben die Antwortprozesse im unteren Menschen unvollkommen. Dies bewirkt das ungehemmte Wachstum der Zellen. Die die Organsysteme im keimhaften Zustand erhaltende Menschenbildung wirkt nicht ausreichend.

Für die Therapie der Krebskrankheit kommt folgende anthroposophische Einsicht hinzu: Alle im Menschen vorkommenden Prozesse sind Naturprozesse.[12] Die Annahme besonderer menschlicher Prozesse ist nicht erforderlich. Das Menschliche liegt vor allem in der Beherrschung des Ausgleichs gegensätzlicher Naturprozesse. Dadurch ist es zum einen möglich, die Verwandtschaft der Bildevorgänge des oberen und des unteren Menschen mit Naturprozessen aufzusuchen, zum anderen ist stets mit einer Wechselwirkung zwischen beiden Systemen zu rechnen. Dies macht prinzipiell eine Ratio von Arzneimittelwirkungen möglich.

Zur Verwandtschaft zwischen den innermenschlichen Prozessen und den Naturprozessen gehört, daß den seelisch-geistigen Vorgängen im oberen Menschen, die stets abtötend und bewußtseinsbildend wirken, die Giftsubstanzen der Natur entsprechen.[13] Auch ein Gift bemerkt man ja an seiner abtötenden, antibiotischen Wirkung. Ungewöhnlich ist lediglich, die Bildung dieser Substanz auch als Ausdruck eines seelisch-geistigen Prozesses, der aus dem Umkreis auf die Pflanze wirkt, zu denken. So hat man mit Giftsubstanzen eine Möglichkeit, auf die Lebensorganisation zu wirken, während lebendige Substanz gerade die im Körper wirkende seelische Organisation herausfordert.[14] Beides wird für die Tumortherapie erforderlich sein. Bevor aber das Ziel der Tumortherapie formuliert wird, sollen die wichtigsten Merkmale der Mistel aufgezählt werden.

Zum Verständnis der Mistel

Folgende Eigenschaften der Mistel sind für den skizzierten therapeutischen Ansatz hervorzuheben.[19, 20] Die erste besteht darin, daß die Mistel die Entwicklung der aufbauenden Organe (Sproß und Blätter) zeitlich nicht trennt von der Entwicklung der blüten- und fruchtbildenden Organe, die besonders stark Ausdruck der Formkräfte sind und stets unmittelbar nach der Bildung absterben; entgegen dem, was sonst im Pflanzenreich typisch ist, beginnt sie mit der Entwicklung der Blütenorgane schon, wenn diejenige der Blätter und Triebe einsetzt. Die Folge davon ist, daß ihre Organe undifferenziert und keimhaft bleiben. Auch substantiell findet dies seinen Ausdruck. Die Mistel bleibt grün, verholzt nicht so stark wie andere Pflanzen mit Jahresringbildung und unterläßt im Herbst die Bildung typischer Speichersubstanzen wie Fett und Stärke.

Im Pflanzenreich entspricht somit die Bildung der Mistel am meisten der menschlichen Bildung.[20] Auch in der Mistel bewirkt das Gleichgewicht gegensätzlicher Bildekräfte eine organische Keimhaftigkeit. Allerdings offenbart die Mistel kein seelisch-geistiges Bewußtsein und keinen freien Willen, wie es dem Menschen möglich ist.

Die zweite wichtige Eigenschaft der Mistel ist die folgende: Wenn andere Pflanzen sich im Sommer den Lichtkräften des Umkreises und den ernährenden Prozessen der Erde hingeben und dies räumlich in ihrer Gestalt zum Ausdruck bringen, gerade dann entzieht sich die Mistel dieser Raumordnung des Oben-Unten und bildet ihren Kugelbusch (siehe auch weiter unten). Sie emanzipiert sich und wird in einer gewissen Weise «samenartig» im vegetativen Bereich. Im Winter, wenn andere Pflanzen in Knospen oder Samen ruhen, entwickelt die Mistel gerade ihre Blüten und ist in der Frucht aktiv. Sie gedeiht, den Lichtrhythmus der Umgebung aufnehmend, in der kleinen Innenwelt ihrer Scheinbeere. So finden die Prozesse, die andere Pflanzen der Naturordnung entsprechend durchführen, zur «falschen» Zeit und im «falschen» Organbereich statt.

Beides ist mit weiteren Eigenarten der Mistel verbunden: Sie unterläßt Organbildungen. Als Halbschmarotzer entwickelt sie keine ordentlichen Wurzeln, sondern ein Haustorium mit Senker und Rindensaugsträngen.[21] Auch unterläßt sie eine echte Samenbildung, denn sie bildet keine Samenschale und keine Plazenta aus.[20] Beide Organe, Wurzeln und Samen, wären für die typische Pflanze Speicherorgane der Winterzeit. Die Emanzipation und das Fehlen dieser Organe ist mit dem Auftreten der extrem giftigen Lektine im Winter verbunden. – Eine zweite Gruppe von Giften bildet die Mistel in den peripheren Organen im Sommer aus.[22] Dies sind die Viscotoxine. Nach Schrader-Fischer und Apel sind die jungen Blätter der Mistel besonders viscotoxinreich.[23] Neben diesen Giften werden aber auch für das wirksame Leben typische Substanzen betont (Näheres dazu siehe weiter unten).

Fassen wir die Entsprechungen zwischen der Tumorbildung im Menschen und der Mistelbildung zusammen: Voraussetzung für die Entstehung des Tumors ist die Keimhaftigkeit des menschlichen Organismus. In einer ähnlichen Weise ist die Mistel zur Keimhaftigkeit ihrer Organe veranlagt. Die Tumorbildung des Menschen ist das Ergebnis einer zeitlichen und räumlichen Verlagerung von embryonalen Bildevorgängen. Auch in der Mistel finden wir eine räumliche und zeitliche Verlagerung pflanzentypischer Organbildeprozesse. Die Tumorbildung ersetzt im Menschen die Bildung und Funktion gesunder Organe. In der Mistel entstehen Gifte anstelle typischer Pflanzenorgane.

Im Hinblick auf diese Entsprechungen zwischen Krebskrankheit und Mistel läßt sich als Ziel der Therapie formulieren: An der Stelle, an der das Symptom der Krankheit (der Tumor) auftritt, sollte durch die Giftwirkung der Mistel auf die wuchernden Zellprozesse gewirkt, zugleich aber der Organismus zur Überwindung des Giftes aufgerufen werden, um selber die Eindämmung der Wachstumsprozesse zu übernehmen. Außerdem sollte durch Anregung eines starken entzündlichen Prozesses mit Hilfe der besonders lebendigen Mistelsubstanz die abbauend tätige Organisation aktiviert werden. Dieses soll bewirken, daß die seelisch-geistige Organisation des oberen *und* unteren Menschen tätig wird. Denn es kommt darauf an, die Wechselwirkung anzuregen, die zur Erhaltung der Gesundheit erforderlich ist, in der Krebskrankheit aber unterbrochen war. Dies wird sicherlich über eine gewisse Zeit «geübt» werden müssen. Dazu gehört oftmals auch eine tiefgreifende biographische Veränderung. Erst dann ist mit einer wirklichen Heilung der Krebskrankheit zu rechnen. (Weiterführende Literatur ist unter Anm. 15 bis 18 zu finden.)

Der beschriebene Zusammenhang hat darüber hinaus Konsequenzen für die pharmazeutische Verarbeitung von Mistelpräparaten. Das zeitliche und räumliche Verhältnis der Substanzbildungen in den verschiedenen Organen ist zu beachten. Dabei spielt die Beziehung der Giftsubstanzen zu denjenigen Mistelsubstanzen, die besonders stark Ausdruck eines keimhaften Zustandes sind, eine besondere Rolle. Charakteristisch für den keimhaften Zustand sind kolloidale Substanzzustände, zu denen insbesondere die biologischen Membransysteme und die gel-solartigen Schleimzuckersubstanzen zählen. Das Ziel der Herstellung von Mistelpräparaten besteht daher darin, den kolloidchemischen Zustand der Mistelpräparate zu stabilisieren und dadurch die gegensätzlichen Wirksubstanzen raum- und zeitgleich zur Verfügung zu stellen. Dadurch soll prozessual ergänzt werden, was die Mistel von Natur aus noch nicht leisten kann, was in ihr noch in zwei Jahreszeiten getrennt auftritt. Werden diese Gegensätze gleichzeitig im Menschen zur Wirkung gebracht, so kann dadurch die Wechselwirkung zwischen oberem und unterem Menschen stärker «erübt» werden.

Entwicklung der Mistel und Erntezeitpunkte

Botanisch werden drei Mistelrassen unterschieden: die Kiefern-, die Tannen- und die Laubholzmisteln. Zwischen diesen Gruppen findet man die größten stofflichen Unterschiede. Feinere Unterschiede lassen sich jedoch auch innerhalb der Laubholzmisteln zeigen.[24] Von daher ist verständlich, daß Misteln nach ihren Wirtsbäumen getrennt geerntet und verarbeitet werden.

Um zu verstehen, wann die Ernte erfolgen soll, sei kurz die Entwicklung der Mistel beschrieben. Dies gibt auch Gesichtspunkte für die Rezeptur, das heißt die Auswahl der verwendeten Mistelorgane (Blätter, Triebe, Früchte und Blüten) und das Verhältnis von männlicher und weiblicher Mistel. Dies alles ist von jedem Hersteller genau festgelegt worden.[25]

Im Leben einer Mistelpflanze sind zwei Epochen zu unterscheiden: die drei bis fünf Jahre dauernde Jugendphase, in der sie noch nicht blüht, und die Reifephase, wenn Blüten und Früchte entwickelt werden.[19] Für die Arzneimittelherstellung werden nur Misteln aus der zweiten Lebensepoche gesammelt. Da zeigen sich die bereits oben angedeuteten botanischen Besonderheiten. Wohl einzigartig im Pflanzenreich ist die erwähnte Eigenart der Mistel, schon aus den ersten Bildezellen gleichzeitig sowohl den kurzen blütentragenden Trieb als auch den langen, beblätterten vegetativen Trieb zu differenzieren. Diese Entwicklung eines Mistelzweiges beginnt im Winter (vgl. Abbildung). Es dauert ungefähr ein Jahr, bis die jungen Triebe mit den zusammenliegenden Blättchen gerade eben aus den Achseln zwischen dem Blütentrieb und den Blättern des Vorjahres herausragen. Für die pharmazeutische Verarbeitung kommt diese Phase der Entwicklung kaum in Frage, da mengenmäßig fast noch kein erntbares Material vorliegt.

Ab April des zweiten Jahres kann das Auswachsen der jungen Triebe beobachtet werden. Erwartungsgemäß richten sich die jungen Triebe auf, so wie es auch jede andere Pflanze tun würde und wie es während der gesamten Jugendphase geschieht. Sie antworten mit diesem Aufwärtswachstum auf die Schwerkräfte der Erde. Ab Ende Mai folgt eine Phase auffallender Wachstumsbewegun-

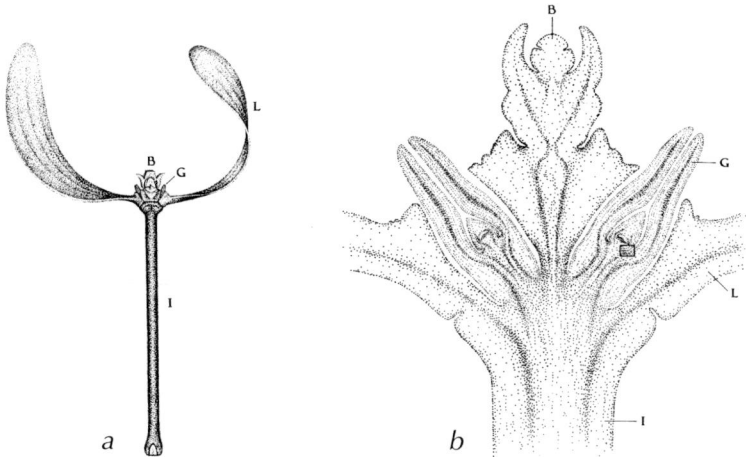

Blüten (generative Organe) und Triebe mit Blättern (vegetative Organe) der Mistel werden gleichzeitig angelegt.

a) Ein Misteltrieb mit Zwischenknotenstück (Internodium, I), Laubblättern (L), Blüten (B) und Gabelsprossen (G).

b) Dargestellt ist ein Schnitt durch den Bereich der Gabelsprosse, der zeigt, daß bereits alle Organe vom Zwischenknotenstück bis zur Blüte angelegt sind. Im Bereich des kleinen Rechteckes der Achseltasche bei den Gabelsprossen zeigt die Gewebeuntersuchung, daß hier bereits die Differenzierung des neuen Gabelsprosses beginnt.

gen der jungen Triebe, die etwa vier Wochen andauert. Beide Vorgänge, sowohl das Aufwärtswachsen wie auch die Wachstumsbewegungen, lassen sich bei vielen Pflanzen beobachten. Allein die Tatsache, daß nach den Wachstumsbewegungen die Mistel die Orientierung nach den Schwerkräften der Erde aufgibt, ist einzigartig.[20] Dies zeichnet die Mistel als eine Pflanze aus, die in der Lage ist, sich aktiv von den Kräften zu emanzipieren, die sonst an der räumlichen Gestaltbildung einer Pflanze zwischen Erde und Kosmos beteiligt sind. Das Ergebnis ist der auch dem Laien auffallende Kugelbusch, dessen Ansatzpunkt am Ast des Wirtsbaumes, im Idealfall in der Mitte des Busches liegt.

Von diesem Zeitpunkt ab verändert sich der Mistelbusch wenig. Vollständig ergrünt bewahrt er seine Kugelgestalt über den Herbst und Winter hindurch bis zum nächsten Frühjahr. Dies zeigt, daß sich der grüne Mistelbusch im Hochsommer durch einen samenartigen Ruhezustand von den gestaltenden Umgebungskräften emanzipiert hat.

Wenn die Mistel in der Hochsommerzeit untersucht wird, fällt stofflich auf, daß in den jungen Blättern und Trieben reichlich Viscotoxine gebildet werden. Es handelt sich um sehr stabile schwefelreiche Eiweiße, die den Schlangengiften verwandt sind. Um diese Stoffe besser zu verstehen, ist es hilfreich, sich darauf zu besinnen, daß der Blütentrieb der Mistel von Anfang an bereits an der Spitze des jungen Triebes angelegt ist. Trotzdem blüht die Mistel noch nicht. Die Giftwirkung scheint also mit dem verzögerten Blühprozeß zusammenzuhängen. Wenn nämlich im Herbst die Blüten ausgebildet werden und im Winter aufblühen, wird die Viscotoxinbildung in den Blättern vollständig eingestellt.[23] Ein großer Teil der abgelagerten Viscotoxine wird aufgelöst, so daß nur eine sehr geringe Menge im Winter übrig bleibt. Mit dem Frühjahr nimmt die Viscotoxinbildung in den Blättern noch einmal zu. Ende Mai verschwinden die Viscotoxine dann aus den älteren Blättern vollständig, während die jungen Triebe und Blätter sehr viel davon enthalten.

Andere Stoffe, die in dieser Jahreszeit beeindrucken, sind die Schleimzucker und unter den fettverwandten Substanzen die Membranlipide. Die letzteren sind Stoffe, die ähnlich wie Eigelb (Ei-Lecithine) sowohl mit Fetten als auch mit Wasser in Verbindung treten können. Werden sie bei einem Mistelextrakt mit in das Wasser übernommen, so bilden sie eine sehr feine milchige Trübe. Fettfreundliche Inhaltsstoffe können sich in dieser Trübe lösen. Speziell bei Mistelsäften bemerkt man, daß der fettlösliche grüne Blattfarbstoff dann ebenfalls extrahiert wird, so daß die Säfte eine grüne Farbe annehmen. Daß die Sommermistel die Schleimzucker und die Membranlipide reichlich bildet, ist für sie charakteristisch. Andere Pflanzen würden zu diesem Zeitpunkt in einen geformten, ausgestalteten Substanzzustand übergehen. Die Mistel aber bewahrt den weichen, lebendigen Gewebecharakter.[26] Die Unterschiede zwischen männlicher und weiblicher Mistel sind recht klein.

Anders ist es im Winter. Über den Herbst hin entwickeln sich langsam die Blüten der Mistel an einem kurzen, gestauchten Trieb zwischen den beiden Laubblättern. Etwa im November sind die Blüten fertig ausgebildet, aber noch geschlossen. In diesem Zustand verharren sie solange, bis im Januar oder Februar die Temperatur erlaubt, daß sich die Mistelblüten öffnen. Dieser Tatbestand ist wieder verwunderlich, denn andere Pflanzen haben zwar vielfach auch schon Blüten in den Knospen vorgebildet, die letzten Reifeteilungen finden aber erst im Frühjahr beim Austreiben der Blüten statt. Eine bestäubungsfähige, wenn auch geschlossene Blüte während der kältesten Zeit des Winters charakterisiert somit die Mistel gegenüber anderen Pflanzen.

Auch dies hat seinen stofflichen Ausdruck. Die Mistel wird in dieser Zeit reich an klebrigen, wasserunlöslichen Leimen. Davon sind besonders die Kurztriebe, an denen die Blüten sitzen, betroffen. Aber auch die übrigen Triebe sind dicht unter der Rinde leimreich. Früher hat man den Leim gewonnen, um damit Vögel zu fangen. Er wurde daher auch Vogelleim genannt.

Die Ausreifung der Beeren findet erst im Herbst des darauffolgenden Jahres statt. Etwa Ende November sind die Mistelbeeren reif, das heißt weiß und durchscheinend geworden. Werden sie nicht von Vögeln gefressen, so sitzen die reifen Früchte den Winter über am Mistelbusch. Beobachtet man sie genau, so stellt sich wiederum etwas sehr Erstaunliches heraus. Zwar ist das Fruchten im Herbst für Pflanzen typisch, aber dazu gehört auch, daß sich im Inneren der Früchte, abgeschlossen durch Samenschalen, farblose, unscheinbare und ziemlich trockene Samen bilden. Darin ruht der künftige Pflanzenkeim und kann, auch wenn das Fruchtfleisch längst verfault ist, noch mehrere Jahre liegenbleiben, ehe die Keimruhe bricht. Dies ist der Mistel völlig unmöglich. Sie bildet gar keinen richtigen Samen aus, denn es fehlt eine Samenschale. Die wäßrig gequollenen Embryonen liegen grün in einem grünen Nährgewebe, umgeben von dem hell durchlichteten Schleim der Beere. Sie sind für ihre weitere Entwicklung auf Licht angewiesen.

Fassen wir diese beiden Eigenarten der Mistel zusammen: Statt im Sommer zu blühen und im Winter zu ruhen, durchbricht die Mistel diese Zeitordnung. Auch im Winter setzt sie ihre Eigenart durch. Sie emanzipiert sich von den zeitlich ordnenden Kräften. Noch eine weitere Beobachtung unterstützt dieses Motiv. Es wurde schon erwähnt, daß die Mistel keine Wurzeln ausbildet. Gerade in der Winterzeit sind für die typische Pflanze die Wurzeln wichtige Speicherorgane. Die darin eingelagerten Reserven, zum Beispiel Stärke, werden beim Frühjahrsaustrieb wieder umgesetzt; sie sind im Herbst gesammelt worden. Auch diesbezüglich verhält sich die Mistel gegensätzlich. Erst wenn im März und April die Außentemperaturen und das Licht auf die im Winter nun prozessual aktiv gewordene Mistel einwirken, kommt es zu einer bemerkenswerten Anhäufung von Stärke in den grünen Mistelorganen. Diese verschwindet wieder, wenn im Mai der Sproßaustrieb stattfindet. In der Zeit, in der sie aber Stärke und Fett bilden sollte, wie die anderen Pflanzen, ist sie reich an Schleimen und Leimen. Diese können als Stoffe aufgefaßt werden, die auf dem Weg zur Stärke beziehungsweise zum Fett steckengeblieben sind. Sie sind also misteltypisch.

Auffallend ist darüber hinaus, daß gerade in der Zeit, in der Samen- und Wurzelbildung – also Ruhe- und Speicherorgane – fehlen, eine Gruppe von Giftsubstanzen entsteht. Es sind dies ebenfalls Eiweiße wie die Viscotoxine, aber mit etwas Zucker verbunden und relativ empfindlich: die Mistellektine. Der maximale Gehalt an Lektinen liegt etwa im Dezember. Besonders reich an Lektinen sind die blütentragenden Kurztriebe, die Beeren und ältere Triebe.

Die geschilderten Gesichtspunkte legen nahe, daß eine zweite Ernte im Dezember/Januar sinnvoll ist und daß hier besonders die Früchte der Mistel, aber durchaus im Zusammenhang mit den Blütentrieben und den Achsenanteilen, verwendet werden sollten. Erwartungsgemäß finden sich die größten Unterschiede zwischen männlichen und weiblichen Mistelbüschen in dieser Jahreszeit.

Die Misteleigenschaften beider Zeitpunkte sind in folgender Tabelle zusammengefaßt:

Sommer	Winter
vegetative Organe	generative Organe
nicht blühend	keine Samenruhe
samenartig in der Gestalt	blühend, lichtabhängige Keimpflanze
räumliche Emanzipation	zeitliche Emanzipation
Viscotoxine	Lektine
Pektine	Schleimzucker
Membranlipide	Leimharze

Unterschiede zwischen Sommer- und Wintermistel – Bildungen zur falschen Zeit am falschen Ort

Die Aufbewahrung der Mistel

Dadurch, daß zwei Ernten erfolgen, die in einem Herstellungsprozeß miteinander verbunden werden sollen, ergibt sich das Problem der Aufbewahrung. Dies wird von den verschiedenen Mistelpräparateherstellern unterschiedlich gehandhabt. Die einen unterwerfen die frisch extrahierten Säfte einer konservierenden Fermentation (Milchsäuregärung), sie werden in dieser Form aufbewahrt, bis der zweite Saft zur Verfügung steht; andere extrahieren frische Misteln und bewahren die Säfte steril nach Keimfiltration auf. Eine dritte Möglichkeit ist, das frische Erntematerial in flüssigem Stickstoff tiefgefroren aufzubewahren, bis der Herstellungsprozeß für beide Erntezeitpunkte erfolgt. Das vierte Verfahren besteht darin, das vorzerkleinerte Mistelmaterial rasch in der Kälte zu trocknen. Schließlich wird auch einfach luftgetrocknetes Pflanzenmaterial eingesetzt. Will man auf die oben beschriebenen, charakteristischen Substanzqualitäten der Mistel Rücksicht nehmen, so ist die Auswahl der Lagerungsmethode nicht gleichgültig.

Die Darreichungsform

Mistelarzneimittel, die zur Krebstherapie eingesetzt werden sollen, müssen als Injektionslösung zubereitet werden. Denn es kommt darauf an, daß vom mittleren Menschen aus das Gleichgewicht zwischen den Formkräften des oberen und den Aufbauprozessen des unteren Menschen wieder hergestellt wird. Dieser menschenkundliche Aspekt wird durch die Tatsache bestätigt, daß die Mistelgifte nur als Injektion ihre volle Wirksamkeit entfalten. Da es Eiweiße sind, verlieren sie im Magen-Darm-Bereich durch die Verdauung von ihrer Wirkung. Als äußere Anwendung verabreicht, würden die Eiweiße nicht resorbiert werden. Somit ist die Herstellung einer Injektionslösung das beste.

Zubereitung der Injektionslösung

Wiederum sollen die spezifischen Qualitäten der Mistel entscheidend für den Herstellungsprozeß sein. Wie oben beschrieben, sind die charakteristischen Substanzen der Wintermistel außer den Lektinen die leimverwandten Stoffe der Blütenkurztriebe sowie die Schleime der Mistelbeeren. Aus der Sommermistel sind es die gelierfähigen Schleimzucker (Pektine) und neben den Viscotoxinen die Membranlipide.

Mehrere stoffliche Gegensätze sind es, die miteinander verbunden werden sollen. Als ein Beispiel dafür soll das Extraktionsproblem der Wintermistel dargestellt werden. Versucht man Mistelbeeren für sich allein in ein wäßriges Injektionspräparat zu überführen, so bemerkt man, daß zwar die Schleime sehr gut im Wasser aufquellen und sich leicht milchig verteilen lassen, daß sich aber, will man sie filtrieren, auf der Filteroberfläche eine gallertige Schicht bildet, die nach kurzer Zeit keinen Tropfen mehr durchläßt. Wir erleben daran die Wasserfreundlichkeit dieser Substanzen, müssen aber feststellen, daß sie nicht recht aus dem festen Zustand in den gelösten zu überführen sind. Völlig anders verhalten sich die Leimstoffe aus dem Blütenbereich. Will man die Kurztriebe mit den Blüten aus der Winterzeit allein zu einem wäßrigen

Präparat verarbeiten, so erlebt man, daß die Leimsubstanzen bei der Verreibung im wäßrigen Milieu an die Oberfläche streben und schon die geringste Schaumbildung zur Zusammenballung dieser Leime führt. Der Leim klebt dann bald an den Oberflächen der Werkzeuge und kann hier nur mit Benzin abgewaschen werden. In eine wäßrige Lösung ist er nicht zu überführen. Im Gegensatz zu den Schleimen wenden sich die Leime also der Luft beziehungsweise Wasseroberfläche zu.

Zur Forschung gehört, daß für solche Probleme Lösungen gesucht werden. Allein auf die klebrigen Leime schauend, könnte man verleitet werden, durch Zusatz von Hilfsstoffen die Leime in Lösung zu bringen. Der oben angedeutete anthroposophische Ansatz sucht aber nach einer Lösung, die den Zusammenhang der Mistelbildung mit dem krebskranken Menschen zum Maßstab nimmt. Deshalb wurde die Eigenart der Mistel, daß in ihr Gegensätze unmittelbar aufeinandertreffen und einen keimhaften Zustand bewirken, wie ein Sinnbild für die Lösung genommen. Es wurde versucht, leimhaltige, blühende Misteln gleichzeitig mit schleimhaltigen Beeren zu einem wäßrigen Präparat zu verarbeiten. Dabei ergab sich als verblüffendes Ergebnis, daß einerseits durch den Zusatz der Beeren die Leimabscheidung vermieden werden konnte und auf der anderen Seite die Filtrierfähigkeit der Säfte ebenfalls verbessert wurde. Hier zeigt uns die Mistel durch die Qualitäten ihrer Substanzen selbst, wie es in ihr veranlagt ist, daß ihre Gegensätze miteinander auch durch den pharmazeutischen Prozeß verbunden werden können. Als Ergebnis entsteht eine grüne, bei seitlicher Beleuchtung leicht milchig erscheinende wäßrige Lösung, die alle Substanzqualitäten der Wintermistel enthält.

Andere wichtige Substanzgegensätze finden sich in der Mistel in den genannten beiden Giftgruppen, den Viscotoxinen und Lektinen aus dem Eiweißbereich. Auch diese äußern sich durch ihre Eigenschaften und ihre Wirkungen an lebendigen Systemen gegensätzlich. Sie neigen im wäßrigen Extrakt zur Komplexbildung, das heißt zur Verbindung miteinander, was wiederum der Misteleigenart entspricht. Ähnliche Zusammenhänge sind zwischen den Membranlipiden, die sich in Form feiner Hohlkugeln extrahieren lassen, und den gelierenden Pektinen der Sommermistel zu erwarten.

Über die bisher geschilderten Wechselwirkungen hinausgehend, finden aber auch zwischen den genannten Substanzgruppen pharmazeutisch beziehungsweise therapeutisch wichtige Wechselwirkungen statt. Dies sei an einem weiteren Beispiel erläutert: Die biologische Wirkung der Mistellektine kann man dadurch untersuchen, daß man sie roten Blutkörperchen der Blutgruppe B zusetzt. Man sieht dann, daß die Blutkörperchen verklumpen, wenn die Konzentration der Lektine ausreicht. Stellt man zum Beispiel eine Verdünnungsreihe durch fortschreitendes Halbieren der Lektinkonzentration her und setzt dann die Blutkörperchen hinzu, so beobachtet man bei einer Ausgangskonzentration von 60 µg reinem isolierten Lektin pro Milliliter Lösung bei der Verdünnung 1:64 gerade noch eine Verklumpung. In Anwesenheit der oben beschriebenen Membranlipide ergibt der gleiche Test noch eine Agglutination bei der Verdünnung 1:512. Das entspricht einer achtmal stärkeren Verklumpungsaktivität der Lektine. Dieser Tatbestand erscheint einem heutigen Physiologen leicht verständlich, denn Eiweiße können völlig anders wirksam werden, wenn sie in eine fettige Grenzschicht eingebettet sind, als wenn sie in wäßriger Lösung vorliegen.

Da nun zunächst die verschiedenen Mistelsubstanzen aus der Sommerernte und der Winterernte in verschiedenen Säften vorliegen, ergibt sich, wenn man die Mistelbildung im pharmazeutischen Prozeß konsequent weiterverfolgen will, die Notwendigkeit, die beiden Mistelsäfte real miteinander zu verbinden. Dies wird durch die Strömungsbearbeitung der Mistelsäfte angestrebt.

Die Verbindung der Mistelsäfte durch das Strömungsverfahren

Durch das Strömungsverfahren soll ein Integrationspräparat aus Sommer- und Wintermistel hergestellt werden, bei dem nicht nur verschiedene Arzneistoffe nebeneinander vorliegen, sondern eine echte Verbindung aufgebaut wird. Dadurch sollen Wirkungen auf den menschlichen Organismus möglich werden, die über die Summe der einzelnen Stoffwirkungen hinausgehen. Die Hinweise zu diesem Verfahren gehen auf Rudolf Steiner zurück. Er hat angeregt, daß ein Mistelsaft mit dem anderen Mistelsaft verbunden werden soll. Dies könne dadurch geschehen, daß der Sommersaft der Mistel in Tropfen überführt und vom Wintersaft in einer speziellen Apparatur durchkreist wird, so daß sich beide Säfte miteinander bis in die kleinsten Kreise verbinden und einen neuen Aggregatzustand bilden.[27] Eine sehr hohe Geschwindigkeit in einem rotierenden System mit zentrifugalen und radialen Kräften soll angewendet werden. Mehrere Maschinen sind im Laufe der letzten 70 Jahre konstruiert worden, um dieses Verfahren zu verwirklichen. Übersichten dazu finden sich bei Leroi, Unger und Koehler.[28-30]

Anhand einiger charakteristischer Phänomene soll im folgenden versucht werden, den Sinn der Bemühungen, ein solches Verfahren zu entwickeln, darzustellen. Dabei ist ähnlich wie bei Ernte und Saftzubereitung der Gesamtzusammenhang zwischen dem krebskranken Menschen und der Mistelbildung, das heißt die Krebs-Mistel-Idee, die Grundlage.

Läßt man frischen Mistelsaft über eine Glasplatte in ein Auffanggefäß rieseln, so wird man feststellen, daß der vorher flockenfreie Saft auch dann, wenn es zu keinerlei Schaumbildung kommt, im Auffanggefäß große grünliche Flocken zeigt. Diese entstehen dadurch, daß oberflächenaktive Stoffe (insbesondere die oben erwähnten grünen Membranvesikeln) in dem Moment, wo frische Oberfläche beim Ausbreiten des Rieselfilmes gebildet wird, an die Wasseroberfläche wandern. Man nennt das Entstehen dieser Substanzordnung ein Ausspreiten (analog der Blattspreite einer Pflanze). Man darf sich vorstellen, daß oberflächenaktive Stoffe zwei verschiedene Eigenschaften vereinen, und zwar Fettfreundlichkeit und Benetzbarkeit. Mit der fettfreundlichen Seite ordnen sich die Stoffe der Luft, mit der benetzbaren dem Wasser zu. Aufgrund dieser Eigenschaft werden oberflächenaktive Substanzen auch als Waschmittel oder Emulgatoren eingesetzt. Wenn sich zwei Lagen oberflächenaktiver Stoffe mit ihrer fettfreundlichen Seite aneinanderlagern, entsteht eine Grenze, die einen wäßrigen Raum durch eine sehr dünne fettige Schicht in zwei Bereiche einteilt. Diese Formation nennt man eine Membran. Damit wird im lebendigen Organismus der Flüssigkeitsraum der Zellen in Räume unterschiedlicher Funktionen gegliedert. Es liegt also nahe, die Verbindung zweier Mistelsäfte über eine Membransynthese zu versuchen.

Um Mistelsäfte für die Synthese von neuen Membranen vorzubereiten, ist es notwendig, an frischen Oberflächen halbe Membranen, also einfache Lagen oberflächenaktiver Stoffe zu erzeugen. Dies kann interessanterweise auf gegensätzliche Art geschehen, so daß der Gegensatz von Sommer- und Wintermistel berücksichtigt werden kann. Die eine Möglichkeit besteht darin, daß ein Flüssigkeitsvolumen in viele feine Tröpfchen zersprüht wird, so daß dabei eine gewaltige Oberflächenvergrößerung stattfindet. Läßt man diesen Tröpfchen eine ausreichende Verweilzeit, so sind an ihrer Oberfläche die spreitfähigen Substanzen geordnet. Die entgegengesetzte Möglichkeit, frische Oberflächen zu bilden, besteht darin, eine Flüssigkeit auf einer schnell rotierenden Scheibe auszubreiten.[30] Dazu wird die Flüssigkeit in der Mitte der rotierenden Scheibe zugeführt. Wenn die Flüssigkeit die Scheibe vollständig benetzt, entsteht beim Strömen nach außen eine immer größere Fläche. Wie beim Tropfen werden an dieser Oberfläche zur Membranbildung geeignete Substanzen geordnet. Daß dies geschieht, sieht man daran, daß Wellen, die reines Wasser beim Strömen über die rotierende Scheibe stets bildet, in dem Moment geglättet werden, in dem ein oberflächenaktiver Stoff (z.B. Mistelsaft) zugesetzt wird. Gleichzeitig werden gallertartige Stoffe im Inneren der strömenden Flüssigkeitsschicht durch starke Zugkräfte beeinflußt. Diese kommen dadurch zustande, daß die Flüssigkeit an der Scheibe stets gebremst, darüber jedoch durch die Fliehkräfte stark beschleunigt wird. So entsteht innerhalb der Flüssigkeitsschicht ein großer Geschwindigkeitsunterschied. Die Flüssigkeit wird geschert. Die Scherungskräfte ordnen vor allem hoch-polymere, fädig gebaute Stoffe wie die Schleimzucker. Diesen ersten Schritt der Strömungsbehandlung wollen wir als Aktivierung der Mistelsäfte bezeichnen, die an den Oberflächen und im Flüssigkeitsinneren auf polare Weise erfolgt. Nachdem die Mistelsäfte durch die Tropfenbildung und die Rieselfilmströmung sensibilisiert und geordnet worden sind, kann die Verbindung beider Säfte erfolgen. Zu diesem Zweck läßt man die Flüssigkeit des Rieselfilms in einen aufgebogenen Ring am Rand der Scheibe fließen. Gleichzeitig treffen die Tropfen streifend auf diesen Flüssigkeitsring auf. Die Oberfläche der Tropfen soll dabei auf der Rieselfilmflüssigkeit abrollen, so daß die beiden zur Luft gewendeten Seiten der oberflächenaktiven Substanzen einander berühren und sich zu einer Membran verbinden können. Der experimentelle Nachweis, daß auf diese Weise eine Membransynthese möglich ist, steht zur Zeit noch aus. Als Forschungsziel ist es aber hochinteressant, weil dadurch Membranen aus zwei unterschiedlich komponierten Hälften, sogenannte asymmetrische Membranen, hergestellt werden könnten. Da alle biologischen Membranen asymmetrisch sind und das Leben sehr empfindlich auf die Komposition der Membranhälften reagiert, kann mit biologischen Unterschieden gerechnet werden, je nach dem, ob die Außenseite der sich spontan zu einem Hohlkügelchen schließenden synthetisierten Membranen vom Wintersaft oder vom Sommersaft stammt. Der oben zitierte Hinweis Rudolf Steiners, daß es darauf ankommt, daß der Sommersaft tropft und der Wintersaft durchkreist wird, könnte auf diese Weise verstanden werden. Hierzu ist aber noch viel Forschungsarbeit zu leisten.

Nach dem zweiten Schritt, der Verbindung der Mistelsäfte durch eine Membransynthese, soll nun ein dritter beschrieben werden. Folgendes Phänomen soll dazu einführen. Ein geradliniger Bewegungsimpuls wird innerhalb eines rotierenden Systems stets zur Seite hin abgelenkt. Diese Tatsache bewirkt, daß in Flüssigkeiten oder in der Luft Turbulenzen verhindert werden, falls die Bewegung des drehenden Systems groß genug ist. Ein zweiter Aspekt daran ist, daß ein innerhalb des Systems bestehendes Druckgefälle niemals auf direktem Wege ausgeglichen wird. Statt dessen bewirkt der Bewegungsimpuls, der vom «Berg» zum «Tal» gerichtet ist, eine Substanzbewegung in Spiralen den Berg herunter und über gegenläufige Spiralen in das Tal hinein. Im großen findet dies stets bei den Windbewegungen in der Atmosphäre der Erde statt, die auch niemals unmittelbar von einem Hochdruckgebiet in ein Tiefdruckgebiet erfolgen, sondern auf der Nordhalbkugel im Uhrzeigersinn aus dem Hoch abfließen und entgegen dem Uhrzeigersinn in das Tief einfließen. Dies ist eine Folge der Erdrotation.

Durch die Anwendung eines rotierenden Systems bei der Bearbeitung von Mistelsäften ist die Möglichkeit gegeben, räumlich und zeitlich ordnend in eine komplexere Stoffbildung einzugreifen. Außer der Membransynthese dürfte dies noch die im Flüssigkeitsvolumen durch die Scherungsvorgänge beeinflußten Schleimzucker betreffen. Es könnte dadurch eine höhere Substanzordnung in dem Mistelpräparat erreicht werden, die mehr als bloß ein Nebeneinanderliegen der verschiedenen Mistelinhaltsstoffe bedeutet.

Diese bis in die Substanzqualität nachzuweisen und technisch immer besser durchzuführen ist ein wesentlicher Aspekt der experimentellen anthroposophischen Mistelforschung.

Abschließend zur Strömungsbearbeitung soll noch ein vierter Effekt erwähnt werden. Durch allmähliches Abbremsen des Rotors, schon während beide Säfte zugeführt werden, entsteht eine zusätzliche Strömung der Flüssigkeit innerhalb des aufgebogenen Randes. Diese Maßnahme verhindert die Trennung von schweren und leichten Bestandteilen, wie sie in einer gleichmäßig rotierenden Zentrifuge erfolgen würde. Die Strömungsapparatur ist also nicht aus dem Gedanken einer Zentrifuge heraus konzipiert, sondern weil man die Eigenarten von Flüssigkeitsströmungen in einem rotierenden System synthetisch anwenden will.

Schlußbetrachtung

Es wurde versucht zu zeigen, wie sich die Maßnahmen zur Herstellung von Mistelpräparaten konsequent aus dem Verständnis des Zusammenhanges der Mistelbildung mit der Krebskrankheit ergeben. Dieser Zusammenhang, kurz auch die Krebs-Mistel-Idee genannt, bildet so etwas wie einen inneren Wegweiser. Sie enthält das gesamte Problem in einer überschaubar einfachen sinnbildlichen Form. Selbstverständlich ergeben sich daraus nicht unmittelbar praktische Maßnahmen. Um diese zu finden, braucht man Sachverstand auf dem jeweiligen Gebiet und exakte Phantasie. Man muß sich ein geeignetes technisches Verfahren einfallen lassen, hat aber dann in der Krebs-Mistel-Idee eine Beurteilungsgrundlage, ob das Verfahren zur Lösung des Problems geeignet ist. Auch sonst wird ein technisches Verfahren dadurch beurteilt, wie gut es zur Durchführung eines bestimmten Prozesses geeignet ist. Der Unterschied zwischen dem geschilderten Ansatz der anthroposophischen Pharmazie und Ansätzen der üblichen Wissenschaft besteht darin, daß letztere die Zusammenhänge zwischen Mensch und Arzneimittel auf vorstellbare materielle Zusammenhänge reduzieren will. Die einzelnen materiellen Wechselwirkungen werden heute grandios überschaut und technisch beherrscht. Allein in der Fülle der Einzelheiten ist das Verständnis des komplexen Organismus verloren gegangen. Inwieweit der Mensch als Mikrokosmos und die Welt als Makrokosmos zueinander in allen Einzelheiten reale Bezüge haben, ist nicht einmal mehr eine echte wissenschaftliche Frage. Die Folge dieser Wissenschaft ist reines empirisches Ausprobieren. Dadurch wird jedoch die subjektive, persönliche Motivation des Forschers wegweisend, was global gesehen nur ins Chaos führen kann.

Umgekehrt liegen die Verhältnisse bei der anthroposophisch gesinnten Wissenschaft. Es soll der gesamte komplexe Zusammenhang der menschlichen Krankheit mit dem entsprechenden Naturprozeß Wegweiser sein. Der Vorteil des anthroposophischen Ansatzes liegt darin, daß damit der Zusammenhang des Menschen mit der Welt nicht verloren geht. Die Schwierigkeit besteht darin, daß dieser Zusammenhang sich relativ einfach ideenmäßig formulieren läßt, es dann aber zur praktisch-technischen Durchführung noch ein weiter Weg ist. Die Forschungsfragen ergeben sich also aus dem Ideenzusammenhang und richten sich auf die praktische Durchführung.

Anmerkungen und Literatur

1. Mit dieser Formulierung werden vom Bundesgesundheitsamt die Anwendungsgebiete von Arzneimitteln der anthroposophischen Therapierichtung gekennzeichnet. Hier sind damit folgende fünf Mistelpräparate gemeint: ABNOBAviscum®, Helixor®, Iscador®, Iscucin® und Vysorel® (Isorel).
2. Hülsen, H., Doser, C. Mechelke, F.: Differences in the in vitro effectiveness of preparations produced from mistletoes of various host trees. *Arzneimittel-Forschung Drug research,* 36, 1986, S. 433–436.
3. Gabius, H. J., Gabius, S.: Wohin führt die naturwissenschaftliche Forschung über Misteltherapie? *Deutsches Ärzteblatt,* 91, (36), 1994, S. A2320–2328.
4. Steiner, R., Wegman, I.: *Grundlegendes für eine Erweiterung der Heilkunst nach geisteswissenschaftlichen Erkenntnissen.* GA 27, Rudolf Steiner Verlag, Dornach [7]1991.
5. Kipp, F. A.: *Die Evolution des Menschen im Hinblick auf seine lange Jugendzeit.* Verlag Freies Geistesleben, Stuttgart 1980.
6. Steiner, R.: Vortrag vom 27. 3. 1920; in: *Geisteswissenschaft und Medizin,* GA 312, Dornach [6]1985.
7. Steiner, R.: *Von Seelenrätseln.* GA 21, Dornach [5]1983.
8. Steiner, R.: Vortrag vom 11. 2. 1923, Der unsichtbare Mensch in uns – Das der Therapie zugrunde liegende Pathologische; in: *Erdenwissen und Himmelserkenntnis.* GA 221. Dornach [2]1981.
9. Steiner, R.: Vortrag vom 27. 10. 1922; in: *Physiologisch-Therapeutisches auf Grundlage der Geisteswissenschaft.* GA 314, Dornach [3]1989.
10. Wrba, H. (Hg.): *Kombinierte Tumortherapie.* Hippokrates Verlag, Stuttgart 1990.
11. LeShan, L.: *Psychotherapie gegen den Krebs.* Stuttgart 1976.
12. Steiner, R.: Vortrag vom 21. 3. 1920; in: *Geisteswissenschaft und Medizin.* GA 312, Dornach [6]1985.
13. Steiner, R.: Vortrag vom 18. 4. 1921; in: *Geisteswissenschaftliche Gesichtspunkte zur Therapie.* GA 313, Dornach [4]1984.
14. Steiner, R.: Vortrag vom 29. 8. 1924; in: *Anthroposophische Menschenerkenntnis und Medizin.* GA 319, Dornach [3]1994.
15. Wolff, O. (Hg.): *Die Mistel in der Krebsbehandlung.* Vittorio Klostermann, Frankfurt/M. [3]1985.
16. Brettschneider, H.: *Stufen der Malignität. Tycho de Brahe Jahrbuch für Goetheanismus,* 1989, S. 181–224. Tycho de Brahe-Verlag, Niefern-Öschelbronn 1989.
17. Leroi, R. (Hrsg.): *Misteltherapie – Eine Antwort auf die Herausforderung Krebs.* Verlag Freies Geistesleben, Stuttgart 1987.
18. Fintelmann, V.: *Krebssprechstunde.* Verlag Urachhaus, Stuttgart 1994.

19 Göbel, Th.: Zur Morphologie und zur Zeitgestalt der Mistel (Viscum album L.). *Tycho de Brahe Jahrbuch für Goetheanismus*, S. 167–192. Niefern-Öschelbronn 1986.
20 Göbel, Th.: *Erdenseele und Landschaftsgeist – Gestaltwirkungen geistiger Wesen im Pflanzenreich und in der Mistel*. Persephone 6, Verlag am Goetheanum, Dornach 1994.
21 Tubeuf, K. v.: *Monographie der Mistel*. München und Berlin 1923.
22 Urech, K.: Mistelinhaltsstoffe und Krebskrankheit. *Der Merkurstab*, 45, (6), 1992, S. 445–453.
23 Schrader-Fischer, G., Apel, K.: The anticyclic timing of leaf senescence in the parasitic plant Viscum album is closely correlated with the selective degradation of sulfur-rich viscotoxins. *Plant Physiology*, 101, 1993, S. 745–749.
24 Scheffler, A.: Der Einfluß des Wirtsbaumes auf biologische Wirkungen von Mistelpräparaten; in: Verein für Krebsforschung Arlesheim (Hg.): *Schriften der Med. Sektion am Goetheanum, Berichte über die Krebstagung 1993*, 1994, S. 9–21.
25 Der Autor beschreibt hier und im folgenden die Herstellungsschritte der Mistel so, wie sie sich ihm durch die langjährige Mitarbeit im Carl Gustav Carus-Institut ergeben haben.
26 Scheffler, A.: Neue Aspekte zur Herstellung von Mistelpräparaten. *therapeutikon*, 4, (1–2), 1990, S. 16–22.
27 Steiner, R.: Vortrag vom 3. 9. 1923; in: *Anthroposophische Menschenerkenntnis und Medizin*. GA 319, Dornach ³1994.
28 Leroi, R.: Die Mischung der Mistelsäfte – Angaben Rudolf Steiners. *Beiträge zu einer Erweiterung der Heilkunst*, 40, (5), 1987, S. 238–247.
29 Unger, G.: Kurze Geschichte der Heilmittelzentrifuge des Institutes Hiscia unter Einbeziehung der Hinweise Rudolf Steiners zur Herstellung der Mistelpräparate; in: Leroi, R. (Hg.): *Misteltherapie – Eine Antwort auf die Herausforderung Krebs*, S. 45–57. Verlag Freies Geistesleben, Stuttgart 1987.
30 Koehler, R.: Mistelbildung und Strömungsverfahren. *Elemente der Naturwissenschaft*, 57, (2), 1992, S. 16–32.

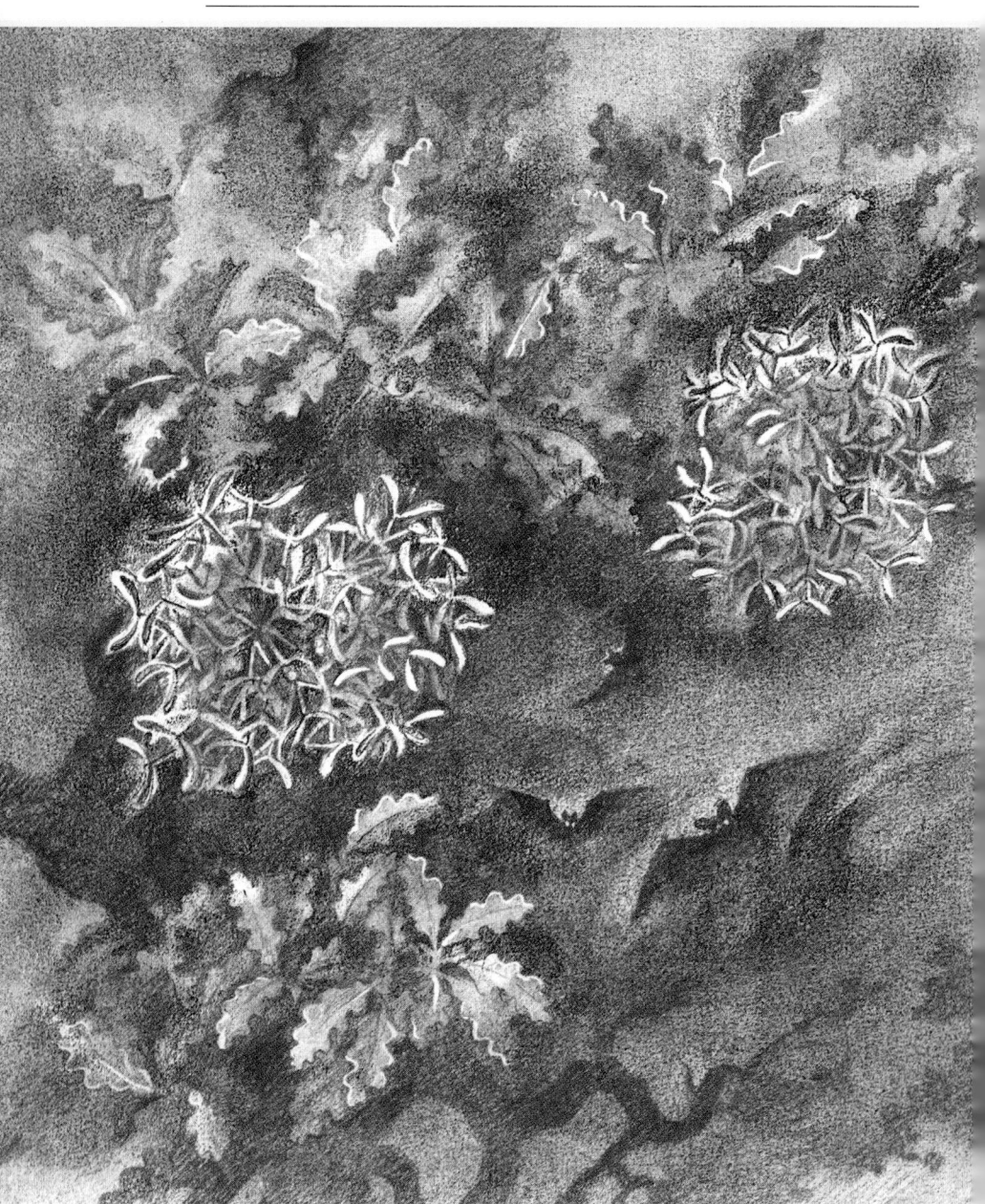

Die Substanzwelt der Mistel

Pflanzen bilden ihre Gestalt aus Stoffen, die in der irdischen Umgebung für sie bereitgehalten werden. Kohlensäure strömt durch Spaltöffnungen in das Innere des Blattes und begegnet dort dem von den Wurzeln aufwärts strömenden Wasser und den darin gelösten Mineralien. All diese Stoffe verbindet die Pflanze zu eigenen, vielgestaltigen neuen Substanzen und webt daraus das ihr passende farbige Kleid. Wie ein unsichtbarer Faden durchzieht und formt das Sonnenlicht jede Faser dieses Pflanzenkleides.

Die grüne Mistel ergreift Sonnenlicht und Kohlensäure aus eigener Kraft. Wasser und Mineralien hingegen kann sie ohne fremde Hilfe nicht erhalten. Sie muß deshalb im Holz eines Wirtes leben, dessen aufsteigende Säfte sie speisen. Dieser Saftstrom ist auf seine Art Ausdruck der Eigenwesenheit des Baumes. Der Baum nimmt nur bestimmte Mineralien in seinen Wurzeln auf, die er in ihm angemessenen Verhältnissen hinauf in den Sproß leitet. Zudem strömen – vor allem im Frühling – in den Leitbahnen bestimmte organische Substanzen wie Aminosäuren und Zucker aufwärts, die der Baum im Winter in die Wurzeln verlagert hatte. Die Mistel wird innerlich wie erfüllt vom Wesen des Baumes, und tatsächlich finden sich in Misteln der unterschiedlichen Wirtsbäume charakteristische Mineralstoff-Verhältnisse, die jenen des jeweiligen Wirtes ähnlich sind. Auf Eichen wachsende Misteln beispielsweise sind reich an Eisen sowie Mangan, die auch den Mineralienhaushalt der Eiche in Wurzel und Sproß kennzeichnen.

Auf besondere Weise geht die Mistel mit dem Kalzium um, das fortlaufend in großen Mengen aus der Erde im Baum hinaufströmt und in die Mistel hineindrängt. Zu starke Anhäufung von Kalzium im Laub der Bäume kann die vorzeitige Alterung von Blättern nach sich ziehen, eine Gefahr, die für die dauergrüne Mistel besonders groß ist. Sie bildet deshalb fortwährend spezielle organische Substanzen, Oxalat-Kristalle, mit denen sie das Kalzium aus dem physiologischen

Milieu wie herausfischt und sich innerlich gewissermaßen entgiftet. Erst dadurch scheint sie in der Lage, ausdauernd in grünen und wachstumsfähigen Blättern zu leben. Zudem hat die Mistel die Fähigkeit, andere Mineralien in ausgesprochen hohem Maße anzureichern: Kalium sowie Phosphor und Magnesium, die innig mit dem Wasser- und Lichthaushalt der Pflanze verbunden sind, kommen in der Mistel in wesentlich höheren Konzentrationen vor als im Wirtsbaum. Möglicherweise helfen sie ihr, den eher beeinträchtigenden Wirkungen des Kalziums besser standhalten zu können.

Die Mistel ist den vom Baum her einströmenden Stoffen offensichtlich nicht hilflos ausgeliefert. Sie kann sich durchaus davon emanzipieren und ihre eigene Substanzwelt einrichten. Das kommt besonders zum Ausdruck in Substanzen, die außerordentlich charakteristisch sind für die Mistel. Viscotoxine und Mistellektine sind zwei misteltypische Giftsubstanzen mit recht speziellen Eigenschaften. Mistellektine blockieren die Eiweißsynthese und neigen dazu, Zellstrukturen zu konservieren. Ihre zytostatische Wirkung tritt verzögert ein und ist im Zentrum der betroffenen Zellen lokalisiert. Anders die Viscotoxine: Sie wirken sofort, und zwar in der Peripherie, indem sie die hüllende Membran der Zellen auflösen und deren Inhalt ausfließen lassen.

Beide Substanzen treten in der Mistelpflanze an typischen Orten auf. Viscotoxine überwiegen in den peripheren Blattorganen. Mistellektine hingegen finden sich vor allem in den Stengeln; sie sind um so höher konzentriert, je älter die untersuchten Mistelorgane sind und je näher sie damit beim Senker liegen. Der Mistelsenker selber ist reich an Lektin und frei von Toxin. Vorkommen und physiologische Wirksamkeit dieser beiden Gifte stehen in enger Beziehung: Die auflösend wirkenden Viscotoxine treten in der Peripherie auf, während die konservierend wirkenden Mistellektine das «wurzelnde» Zentrum der Mistel beherrschen. Beide Giftsubstanzen aber finden sich genau dort, wo sich die Mistel den beiden Gestaltungspolen der Erdenwelt verweigert. Da, wo sie im Gegensatz zur übrigen Pflanzenwelt keine Wurzel ausbildet, treten im Senkerorgan die Mistellektine auf. Und dort, wo die Mistel ihr Entfaltungswachstum zurückhält und nicht in eine befreiende Blattspirale übergeht, finden sich in den Mistelblättern die Viscotoxine. Bis in das Substanzgeschehen hinein offenbart sich die Verweigerungshaltung, in der die Mistel gegenüber dem Erdenzentrum und der Sonnenperipherie lebt.

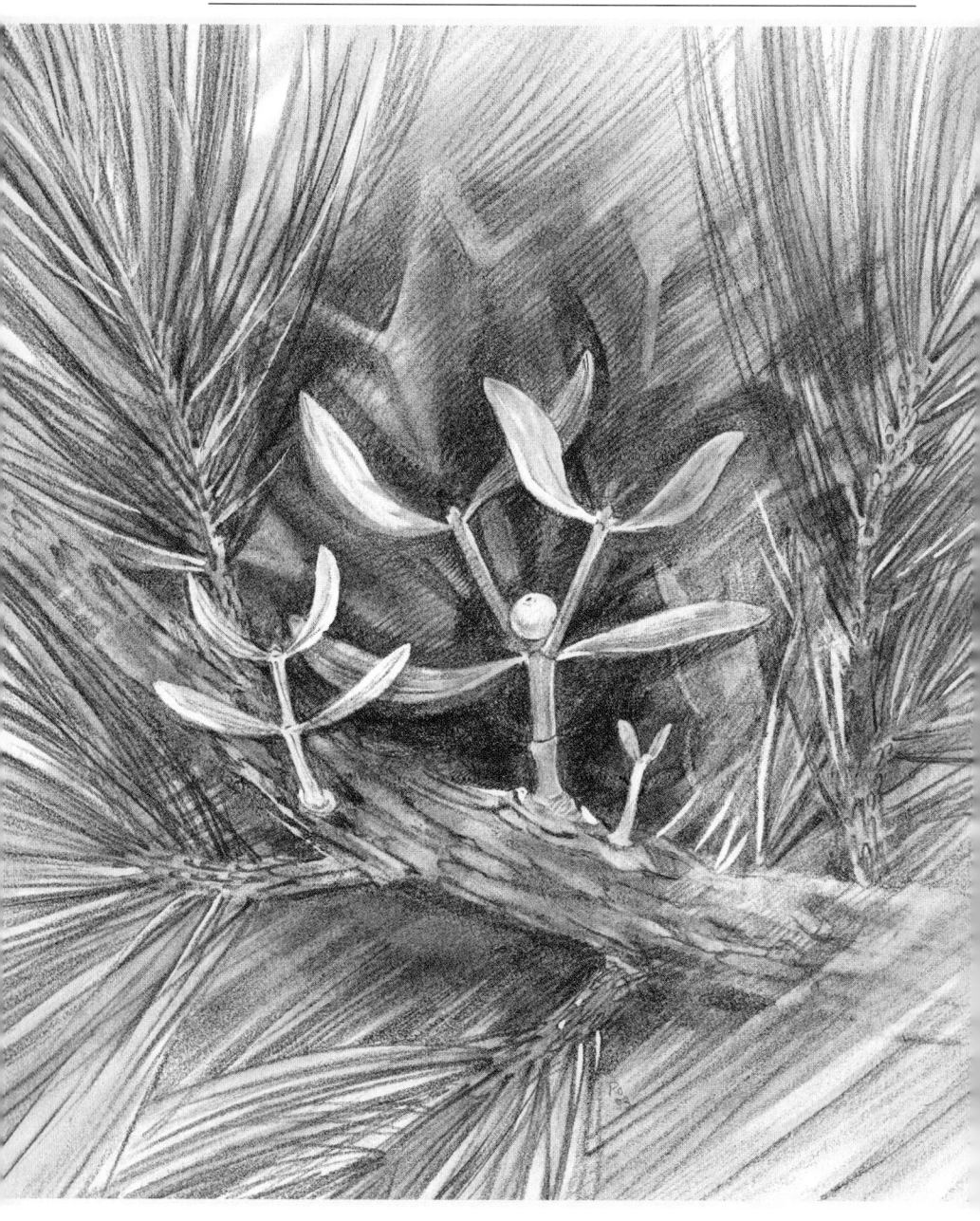

Die Mistel unter den Misteln

Misteln werden in der pflanzlichen Systematik unter den höheren, den Blüten- und Samenpflanzen eingeordnet. Es erscheint unmittelbar einleuchtend, daß sie nicht zu den niederen Pflanzen wie Bakterien oder Pilzen, Algen oder Flechten, Moosen oder Farnen gehören.

Die Botanik bezeichnet zahlreiche Pflanzen als «Misteln», denen mehrere Eigenschaften gemeinsam sind. So sind Misteln auf eine Wirtspflanze angewiesen, weil ihnen entsprechende Organe fehlen, um in der Erde zu wurzeln. Der Wirt steigt mit seinen kräftigen Wurzeln für die Misteln in die Erde hinab und ringt dort dem Mineralreich die benötigten Stoffe und Kräfte ab.

Im Fehlen echter Wurzelorgane kommt eine Besonderheit zum Ausdruck, die den Misteln unter den höheren Pflanzen eine Sonderstellung zuweist. Denn es ist ein wesentliches Merkmal blühender und Samen bildender Pflanzen, daß sie bereits während der Reifung ihres Embryos mit einer echten Wurzelanlage ausgerüstet werden. Stets stehen die Entwicklung der Wurzel sowie deren fortwährendes Vordringen in die Tiefe der Erde am Anfang des neuen Pflanzenlebens. Darin aber unterscheiden sich Blütenpflanzen ganz besonders von den niederen Pflanzen, die entweder gar keine Wurzelanlagen besitzen oder höchstens mit wurzelähnlichen Organen im Erdboden verankert sind. Nur solche Pflanzen, die mit ihren Wurzeln gewissermaßen bis an die Grenze der mineralischen Welt des Erdbodens vordringen, sind auch zur Bildung von Blüten, Früchten und Samen in der Lage. Misteln hingegen sind – im streng botanischen Sinne – Pflanzen, die auch ohne die Entwicklung echter Wurzelanlagen blühen.

Es gibt rund 1200 verschiedene Mistelarten, die über viele Länder der Erde ausgebreitet sind. Jeder Kontinent hat eigene, für ihn charakteristische Misteln. Neben dem Fehlen echter Wurzeln gibt es ein weiteres Merkmal, das nahezu allen diesen Misteln gemeinsam ist. Mit nur ganz wenigen Ausnahmen zeigen sie eine ausgesprochen charakteristische Anordnung der Blätter, die als gegenständig bezeichnet wird. An *jedem Knoten setzen dabei stets zwei einander gegenüberstehende Blätter an. Dieses durchgängige Bildeprinzip wird allerdings von den einzelnen Mistelarten recht unterschiedlich gehandhabt. Die meisten Misteln bilden während einer Vegetationsperiode zwei, drei oder noch mehr Knoten, und die aufeinanderfolgenden Blattpaare stehen gekreuzt-gegenständig zueinander. Anders die hier betrachtete Weißbeerige Mistel. Sie entfaltet aus jeder Knospe während eines Jahres nur jeweils einen Knoten mit nur einem Blattpaar.*

Während Misteln als solche durch die gekreuzt-gegenständige Anordnung ihrer Blattorgane schon eine gewisse Uniformität aufweisen, vereinfacht die Weißbeerige Mistel dieses Bildeprinzip noch mehr. Man spricht auch davon, daß sie die Gegenständigkeit geradezu stilisiert. Es mag von daher durchaus zulässig sein, die Weißbeerige Mistel, die gleichzeitig die für Europa und besonders für Mitteleuropa typische Mistel ist, als «die Mistel» schlechthin zu bezeichnen.

Die Mistel und ihre Wirtsbäume 107

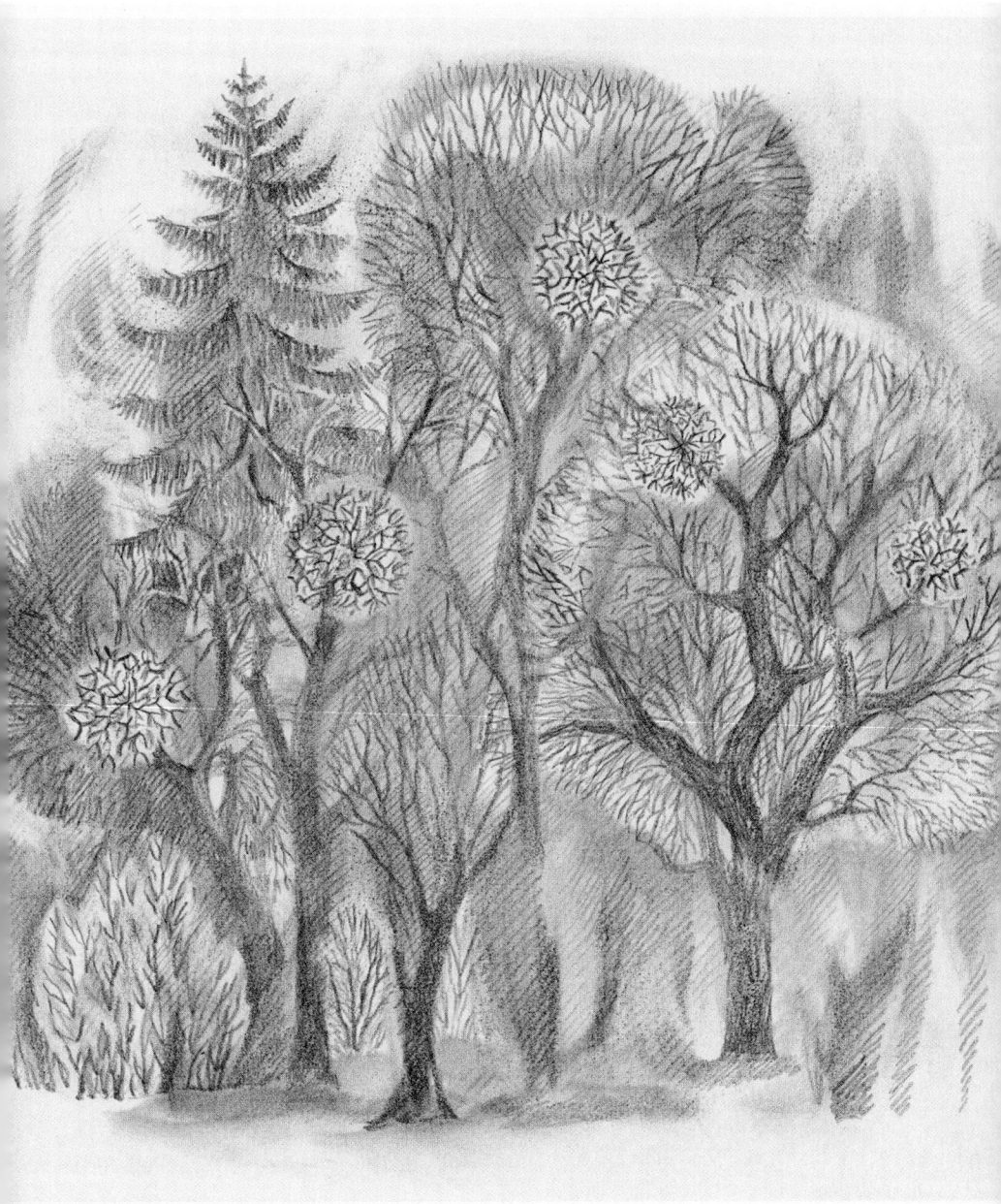

Die Mistel und ihre Wirtsbäume

Die Mistel bedarf der Hilfe eines Wirtsbaumes, um ihr Leben zu entfalten. Doch nicht jeder Baum ist in der Lage, die Mistel zu beherbergen. Es gibt Bäume, wie die Rotbuche, auf denen wächst sie nie. Andere Bäume treten äußerst selten als Mistelwirte auf. Eichen beispielsweise scheinen nur unter ganz bestimmten Umständen in der Lage zu sein, die Weißbeerige Mistel zu tragen. Misteltragende Eichen kommen in der Natur praktisch nur noch in Frankreich vor. Und auch dort sind sie – gemessen an der Größe des Landes und dessen Eichenbeständen – außerordentlich rar.

Ähnlich selten kommt die Mistel auf dem Birnbaum und dem Kirschbaum, auf der Esche, der Ulme und der Hagenbuche sowie manch anderen Bäumen vor. In gewissen Gegenden trifft man hingegen manchmal auf Gruppen von Birken, worauf sich Misteln niedergelassen haben.

Häufiger ist die Mistel auf Bäumen wie Ahorn und Linde, Robinie und Weide, Weißdorn und Mandel zu finden. Und nahezu immer heißen Pappel und Apfelbaum die Mistel als Gast auf ihren Zweigen und Ästen willkommen.

Zu den seltenen, glücklichen Fällen gehört es dagegen, wenn die Mistel auf einem Rosenstrauch oder einem Fliederbusch zum Wachsen gebracht werden kann.

Wenn ein Mistelkeim, der auf irgendeinem Laubbaum gereift ist, auf einen anderen, zumal mistelholden Laubbaum gelangt, wird er sich ohne weiteres zu einer neuen Mistelpflanze entwickeln können. Fällt er dagegen auf einen Nadelbaum, so gelingt ihm dies nicht. Laubholzmisteln bilden eine eigene Unterart, deren Nachkommen nicht auf Nadelbäumen zu gedeihen vermögen.

Auf Nadelholz kommen zwei weitere Unterarten der Weißbeerigen Mistel vor. Die eine wächst auf der Kiefer und ist in seltenen Fällen auch auf der Fichte zu finden. Nie jedoch gedeihen die Nachkommen der Kiefernmistel auf einem Laubbaum. Die andere Unterart kommt auf der

Tanne vor, und die Keime der Tannenmistel gedeihen weder auf Laubbäumen noch auf anderen Nadelbäumen.

Auf einer Pflanze allerdings wurden in der Natur bereits zwei Unterarten der Weißbeerigen Mistel gefunden. Der Ginster, der in bestimmten Gegenden Frankreichs weit verbreitet ist, kann dort Wirt sein sowohl für die Laubholzmistel wie auch für die Kiefernmistel. Und die Pflege des Menschen vermag auch die Tannenmistel auf Ginstersträuchern zum Wachsen zu bringen. Es scheint, als ob die Natur auf dem Ginster versuchen wollte, die in drei Unterarten aufgespaltene Weißbeerige Mistelart wieder zu vereinen.

Hans-Richard Heiligtag

Die künstlerischen Therapien in der Krebsbehandlung

Die Bedeutung der Kunst

Neben der Misteltherapie steht als eine zweite Säule in der Behandlung des krebskranken Menschen die künstlerische Therapie. Die zahlreichen Erfahrungen, die gerade auch von den betroffenen Menschen selbst berichtet werden, wären schon ausreichend, um den Sinn der künstlerischen Therapie in der Krebsbehandlung zu belegen. Um die verschiedenen Ebenen und Wirkungsweisen des Künstlerischen verständlich zu machen, müssen einige Gedanken vorangestellt werden, bevor die speziellen Kunsttherapien zu schildern sind.

Wir verstehen die Krebskrankheit nicht nur als ein lokales Tumorgeschehen, sondern wissen, daß wir es mit einer Erkrankung des ganzen Menschenwesens zu tun haben. Darüber hinaus erscheint uns Krebs als eine Zeitkrankheit, als Ausdruck also von Schwierigkeiten, mit denen die ganze Menschheit es heute zu tun hat. Vor diesem Hintergrund drängt sich die Frage auf: Wie lebt die Kunst in unserer heutigen Zivilisation? Gehen wir dieser Frage ein wenig nach, wird es uns besser gelingen, die Beziehung oder Polarität von Kunst und Krebskrankheit zu verstehen. Ein zweites ist es dann, die heilenden Wirkungen der Kunst für den krebskranken Menschen anzuschauen, und ein drittes, die einzelnen Künste in ihren spezifischen therapeutischen Möglichkeiten wahrzunehmen.

Wissenschaft, Kunst und Religion lebten von jeher im menschlichen Kultur- und Geistesleben in enger Verbundenheit miteinander. In früheren Zeiten war das eine ohne das andere kaum denkbar. Sowohl von jedem einzelnen Menschen in seiner Lebensgestaltung als auch von den führenden Persönlichkeiten wurde danach getrachtet, ein harmonisches Zusammen von Wissenschaft, Kunst und Religion zu verwirklichen. Die Menschheitsführer waren Priester, Arzt und Künstler zugleich. Kunstwerke suchten immer das Verhältnis des Menschen zur göttlich-geistigen Welt zu ermöglichen und zu erneuern, waren also religiösen Inhalts. Die Inhalte der Wissenschaft wurden in religiöser Ehrfurcht von Priestern gehütet, bei denen die Menschen Beistand gleichermaßen für Leib, Seele und Geist fanden. Über lange Zeiten war dies so, und noch bis nahe an unsere Tage heran ist etwas hiervon spürbar gewesen. Erlebt werden kann dies an einer Persönlichkeit wie Paracelsus, einem Menschen, der mit vielen Vorstellungen aus alter Zeit gebrochen hat und doch, wenn wir sein Leben und sein Werk betrachten, uns ebenso als Arztprediger wie als Künstler entgegentritt. Das große Interesse, das wir heute für eine solche Gestalt haben, rührt sicher zu einem großen Teil daher, daß wir in Paracelsus noch das volle Menschentum erleben, nach dem wir heute eine Sehnsucht verspüren. Diese Sehnsucht ist verständlich, wenn man bedenkt, wie die Entwicklungen der letzten Jahrhunderte zu einer immer größeren Kluft zwischen Wissenschaft, Kunst und Religion geführt haben, einer Kluft, die in jedem Menschen schmerzlich erlebt werden kann, weil sie zur Folge hat, daß Gesundheit und Krankheit des Menschen nicht mehr als harmonisches beziehungsweise gestörtes Zusammenspiel von Leib, Seele und Geist verstanden werden.

Dieser Weg in die Einseitigkeit hat uns aber auch manches Gute gebracht. Gerade auch in der Medizin sind aufgrund des rein mechanisch-naturwissenschaftlichen Denkens Erfolge zu verzeichnen, die für alle Menschen von Nutzen sind. Dennoch bleibt die Not, nicht als ganzer Mensch berücksichtigt zu sein. Von anderer Art sind die Schwierigkeiten mit der Religion, die wie konträr dem naturwissenschaftlichen Denken gegenübersteht. Die Beziehungslosigkeit zum alltäglichen Leben, die Verweltlichung der Kirchen, Zweifel an dogmatischen Auffassungen sind einige der kritischen Punkte, die sich der Entfaltung des religiösen Lebens entgegenstellen.

Nun zur Kunst. Auch sie hat eine eigenwillige, selbständige Entwicklung genommen und ist keineswegs mehr, wie in früherer Zeit, unumstritten. Und doch wird es für jeden Menschen, ob es ihm bewußt ist oder nicht, ein künstlerisches Erleben geben, das ihn ganz ergreift, das ihm etwas gibt jenseits von allem Streit über Kunstgeschmack und Stilrichtung. Für den einen mag dieses Erlebnis ein musikalisches sein, für den anderen der Dichtkunst entstammen oder den bildenden Künsten verdankt werden. Die Freiheit, in der uns die Künste entgegentreten, macht es möglich, daß der Mensch geistige und seelische Nahrung findet, ohne religiöses Dogma, ohne naturwissenschaftliche Einseitigkeit. Hierin liegt etwas Heilsames für die Zerrissenheit, in der wir heute Mensch und Kultur erleben und gegen die Wissenschaft und Religion oft wenig Hilfe bieten. Aus der Kunst kann die Harmonie erneuert werden, wenn sie hilft, die Wissenschaften künstlerischer zu gestalten, und wenn sie ihrem Auftrag gerecht wird, durch das Zusammenführen von Geist und Stoff eine Religio (Wiederverbindung) zu ermöglichen. Solche Gedanken führen uns dem Verständnis des künstlerischen Prozesses als Beitrag zur Heilung des Krebsgeschehens näher.

Künstlerischer Prozeß und Krebsgeschehen

Beim Nachdenken über die Kunst ist rasch der Punkt erreicht, an dem der Schritt von der Theorie in die Praxis getan werden möchte. Der Wunsch wird stärker, das Künstlerische durch das Wahrnehmen oder sogar durch das eigene Tun zu erleben. Wenn wir uns klar vor Augen führen, worin das eigentlich Heilende der Künste liegt und wie es gegenüber dem Krebskranken wirksam wird, kann das Erleben der verschiedenen künstlerischen Prozesse ein noch viel tieferes werden.

Der Tumor, die Geschwulst, ist das Endstadium einer langen Entwicklung, in der die Prinzipien im Menschen – das Lebendige, das Seelische und das Geistige – nicht mehr in genügendem Maße mit der physisch-körperlichen Grundlage zusammengewirkt haben. Diese Zerrissenheit ist überhaupt eine Geste unserer heutigen Zivilisation und führt uns, vor dem Hintergrund vielfältiger Schwierigkeiten, die heute den Menschen und seine Umwelt bedrohen, zum Begriff des sozialen Karzinoms. Hier wie dort liegt das Krebsige in dem Überhandnehmen des materiell-physischen Prinzips. Die Sehnsucht nach mehr Kultur, nach mehr Künstlerischem ist eine Sehnsucht nach Heilung dieser Zerrissenheit durch Harmonisierung der Gegensätze. Die allgemeine Krankheitstendenz kann nur verstärkt werden, wenn die Künste statt Förderung Beschränkung und Hindernisse erfahren. Die Hindernisse sind wie die Krebskrankheit selbst materiell-physischer Art; was im Großen als Einsparungen im kulturellen Leben erscheint, ist im Einzelfall dann ein Verzicht auf eine künstlerische Therapie aus finanziellen Gründen.

Was geschieht, wenn man ins Künstlerische eintaucht – sei es dadurch, daß man mit anderen Menschen zusammen an einer künstlerischen Darbietung teilnimmt, sei es dadurch, daß man selbst an einem Zipfel den künstlerischen Prozeß packt, indem man plastizierend, malend, musizierend oder die Sprache gestaltend sich bemüht? Es tritt eine Empfindung eines wahrhaften, umfassenden Menschentums ein. Es wird eine gesundende Kraft möglich zur Überwindung des sozialen Karzinoms in unserer Zivilisation, wenn diese Empfindung ernstgenommen wird. Für den individuellen Weg eines krebskranken Menschen bedeutet diese Einsicht, die künstlerischen Therapien nicht mehr nur als angenehme Beschäftigungstherapie mißzuverstehen und zu unterschätzen, sondern sich ihren elementaren Wert für die Überwindung der den Tumor hervorbringenden Kräfte bewußt zu machen. Ein umfassendes Verständnis der Krebserkrankung weist auf sehr unterschiedlichen Heilbedarf des Menschen auf seinen verschiedenen Ebenen hin. Jede Kunst hat ihren eigenen Zugang zum Gefüge des Menschen und bietet darüber hinaus in sich differenzierte Möglichkeiten zu therapeutischem Eingreifen.

Die künstlerisch-therapeutischen Möglichkeiten

Die heilenden Kräfte, die dem Menschen und der Menschheit aus der Kunst zufließen, zu erleben und sich bewußt zu machen, ist eine erste Grundlage für das Verständnis künstlerischer Therapie. Ein Zweites ist es, zu sehen, wie die Krebskrankheit, wenn sie umfassend verstanden wird, in allem eine Polarität bildet zu dem, was im künstlerischen Erleben und Tun für den Menschen erreicht werden kann.

Als ein Drittes ist es nun nötig, auf die Vielfalt der kunsttherapeutischen Möglichkeiten zu schauen. Es ist möglich und sinnvoll, die verschiedenen Tumorarten zu unterscheiden und in Gruppen einzuteilen, zum Beispiel Lungen-, Darm-, Hautkrebs und so weiter. Für die feineren Therapieentscheidungen ist dies unzureichend, tritt doch der Krebs im einzelnen Menschen dem Therapeuten individualisiert gegenüber. Um dem einzelnen hilfesuchenden Menschen gerecht zu werden, ist ein schematisches Verständnis nicht hilfreich. Es ist immer wieder erstaunlich wahrzunehmen, wie zwei Menschen, die rein medizinisch mit der gleichen Diagnose zur Behandlung kommen, sich dann doch so völlig verschieden zeigen, mit ganz unterschiedlichen Schwierigkeiten und damit ganz unterschiedlichen Bedürfnissen und Notwendigkeiten bezüglich einer Therapie.

Mit welchen differenzierten Möglichkeiten kann in der künstlerischen Therapie auf diese verschiedenen Bedürfnisse geantwortet werden? Wie sieht das «System» der anthroposophischen Kunsttherapie aus, und wie wird es im Einzelfall eingesetzt?

Es kommen fünf Künste, die zur Therapie weiterentwickelt wurden, zum Einsatz. Es sind dies: das Plastizieren, die Malerei, die Musik, die Sprachkunst und die Eurythmie. Die vier ersten sind allgemein bekannt. Die Eurythmie ist eine neue Kunst unseres Jahrhunderts; sie wurde durch Rudolf Steiner als eine Bewegungskunst begründet. Sie stellt sowohl als Eurythmie als auch in ihrer zur Therapie metamorphosierten Form als Heileurythmie etwas Besonderes dar, worüber noch genauer zu sprechen sein wird.

Ein genauerer Blick auf diese fünf Künste zeigt nun, daß mit jeder dieser Künste der Mensch auf andere Weise angesprochen wird, daß jede Kunst den Zugang zum Menschenwesen auf einer anderen Ebene hat.

Was steht beim *Plastizieren* im Vordergrund? Hier handelt es sich um ein Wechselspiel zwischen fester Form und Bewegung. Der plastische Künstler versucht, in seinem Kunstwerk die Form zu verlebendigen. Der Betrachter kann dies im Anschauen der Skulptur nachempfinden. Es wird die Beziehung zwischen Physisch-Festem und dem Lebendigen harmonisiert. Dies trifft noch in gesteigertem Maße zu, wenn in eigenem Tun ein Stoff, wie zum Beispiel der feste Ton, beim Plastizieren in bewegte Form gebracht wird.

Mit der *Malerei* treten wir in das flüssige, fließende Element des Lebendigen ein. Die seelische Qualität des Farbigen taucht in der Malerei in dieses Lebendige unter. Ein harmonisches Hereinwirken des Seelischen in das Lebensmäßige wird in der Malkunst angestrebt, und zwar sowohl, wenn wir uns intensiv mit einem Bild beschäftigen, als auch in noch stärkerem Maße, wenn wir uns selbst malend betätigen.

Was wir uns für Plastizieren und Malen zunächst bewußt machten, tritt uns im *Musikalischen* ganz unmittelbar entgegen. Die Musik ergreift, ob wir es wollen oder nicht, sofort unsere Seele. Musik als Sprache der Seele ist allen Kulturen vertraut. Das Seelenweckende, Seelenverbindende des Musikalischen wird immer wieder benutzt und auch mißbraucht. Mit der Musik haben wir ein künstlerisches Element, das uns noch viel stärker zu uns selbst führt. Diese Kunst lebt aus dem Schwingen zwischen der Welt der Gefühle und dem Selbstbewußtsein. Also wiederum ein neuer Zugang zum Menschen.

In der Wortkunst, der *Dichtung*, fühlen wir uns über das Element der Sprache nicht mehr nur in unserem bewußten Seelenleben, sondern direkt in unserem Selbstbewußtsein angesprochen. Das dichterische Kunstwerk hebt uns gleichsam über uns selbst hinaus. Es ermöglicht ein Wechselspiel von Höherem mit unserem geistigen Wesenskern. Beim Eintauchen in die Sprache wird etwas Ähnliches erlebbar, sei es im Rezitieren oder Deklamieren. Immer stellen wir die Wirkung direkt auf unser Ich fest, das unser Wesenskern ist und dem wir unser Selbstbewußtsein verdanken.

Nochmals eine Steigerung erfahren die Künste in der *Eurythmie*. Einerseits faßt diese neue Bewegungskunst die anderen Künste zusammen; durch geordnete Bewegung wird der Mensch am eigenen Körper zum Plastiker, die Farbigkeit der Seele wird durch sie geweckt und das musikalische und sprachliche Erleben vertieft. Andererseits vermittelt sie uns die Empfindung von etwas Zukünftigem, das in dieser Kunst keimhaft dem Menschen aus höheren Sphären entgegenkommt.

So ergibt sich uns in der Beziehung von Künsten und Mensch ein System, das den unterschiedlichen Zugang der verschiedenen Künste beschreibt: Wie der Mensch sich aufbaut aus physischem Körper, Lebensleib, Seele und Geist, so erreichen ihn die Künste als Plastizieren, Malerei, Musik, Sprache und Eurythmie auf seinen unterschiedlichen Ebenen. Wenn das Gefüge des Menschen so gestört ist, wie es bei der Krebserkrankung beschrieben wurde, dann stellt sich die Frage konkret: Wie können die Künste, wenn sie zur Therapie verwandelt werden, jede in ihrem Bereich dem einzelnen Menschen auf dem Weg zur Heilung helfen? Das Folgende wird nun speziell dieser Frage gewidmet sein, um den Sinn der einzelnen Kunsttherapien für den krebskranken Menschen zu nennen und durch einzelne Beispiele zu belegen.

Das therapeutische Plastizieren

Bei Auswahl und Einsatz der verschiedenen Therapien können sich schnell Mißverständnisse und Irrtümer einschleichen. Ein möglicher Irrtum wäre es zu glauben, daß, da ja alle Künste gleichermaßen heilsam für den krebskranken Menschen sind, es bei der Zuordnung keine Schwierigkeit mehr gäbe und die Frage, welche Therapie nun am sinnvollsten für den einzelnen sei, gar nicht mehr anstünde. Als zweiter Trugschluß drängt sich auf, aus dem Verständnis dessen, wie die Künste mit dem Menschenwesen zusammenhängen zu folgern, daß für bestimmte Krebsarten (Brustkrebs, Lungenkrebs, Darmkrebs, Hirntumoren und so weiter) schematisch bestimmte Kunsttherapien einzusetzen seien. Die Entscheidung für eine bestimmte Therapie kann vom Arzt nur getroffen werden, nachdem er zuvor den Krebspatienten genau kennengelernt hat, das heißt nicht nur die medizinische Diagnose festgestellt hat, sondern darüber hinaus sich dem Gesamtbild des betreffenden Menschen genähert hat. Erst dann wird es möglich zu entscheiden, wo die Schwächen und Stärken liegen und mit welcher Kunst am sichersten eine Unterstützung für eine gesundende Entwicklung zu geben ist.

Die körperliche Dimension der Tumorkrankheit wird von Rudolf Steiner beschrieben als «Revolution der physischen Kräfte». Eine Verselbständigung des Zellprinzips führt dazu, daß sich punktuell das gesamte Gefüge verändert, ja sogar zerstört wird. Diese zelluläre Revolution ist nur möglich, weil gleichzeitig die höheren Prinzipien im Menschen nicht mehr ordnend eingreifen. Die Gesetze der Lebensorganisation hätten dafür Sorge zu tragen, daß eine Tendenz zur Tumorentstehung sofort wieder ausgeglichen wird. In dieses Wechselspiel von physischer und lebendiger Form begeben wir uns beim Plastizieren. Der Patient führt unter Anleitung des Therapeuten genau das aus, was gefehlt hat, als es zur Krebsentstehung kam. Er bringt dem physisch leblosen Material, zum Beispiel Ton, Leben bei. Er gibt ihm Form. Dabei steht wie bei jeder künstlerischen Therapie der Prozeß ganz im Vordergrund. Das Ergebnis der verschiedenen Therapieschritte, das, was dann als geformtes Material anzuschauen ist, gibt nur unvollkommen wieder, was während des Plastizierens geschehen ist. Was hat der Patient erlebt, welche Kräfte wurden in ihm spürbar und wirksam? Diese Wirkungen und Erlebnisse sind entscheidend dafür, ob sich Therapieerfolge einstellen können. Schon bei dem ersten Therapieschritt, dem Formen einer Kugel aus einem zunächst ungeordneten Stück Ton, einer also scheinbar einfachen Übung, kann sich der Patient bis aufs äußerste beteiligt und gefordert fühlen. Die formenden Kräfte müssen in ihm selbst geweckt werden, müssen aus ihm kommen, sonst läßt sich diese Übung nicht durchführen. Dort, wo solche plastizierenden Therapieschritte möglich sind, sind dann immer wieder bis ins Physische hinein erstaunliche Therapieerfolge zu beobachten.

Allerdings ist dieses direkte Zugehen auf die körperliche Seite der Krebserkrankung nicht für jeden Patienten in gleicher Weise anzuwenden oder überhaupt zumutbar. Von vornherein verbietet sich diese Therapie bei Menschen, die körperlich zu sehr geschwächt sind. So einfach die therapeutischen Übungen, von außen betrachtet, scheinen, so groß ist doch die Anstrengung erlebbar, wenn man sich einmal die Mühe macht, selbst solche Übungen durchzuführen. So ist auch die Zeit, die es braucht, um einen Therapieschritt vernünftig abzuschließen, oft unzumutbar lang, wenn der Patient nicht genügend Kraft besitzt. Sind die nötigen Voraussetzungen aber gegeben, dann ist die Therapie besonders dort erfolgreich, wo sich Schwierigkeiten in der flussigen Lebensorganisation zeigen, die ausgeglichen werden müssen. Besonders erlebbar ist dies bei Patienten, die aufgrund ihrer Erkrankung mit Ergußbildungen und Wasseransammlungen zu kämpfen haben. Ein konkretes Patientenbeispiel kann dies verdeutlichen.

Es handelt sich um eine 1941 geborene Patientin mit beidseitigem Mammakarzinom und Befall des Lungenfelles. Einige Stichworte zur Biographie: In den Kinder- und Jugendjahren ist sie im Übermaß mit den Schrecknissen dieser Welt in Berührung gekommen. Den Vater verlor sie im Zweiten Weltkrieg, mußte mit Mutter und Verwandten flüchten, erlebte schon früh viele Erniedrigungen und Entbehrungen. Auch die Jugendzeit war an Sorgen reich. So nahm sie ihren mühsamen beruflichen Weg, bis sie nach dem Wechsel in einen sozialen Beruf immer erfolgreicher und intensiver arbeitete und dabei Verantwortung und Sorge für viele junge Menschen übernahm. Privat war das Leben von wechselnden, mit vielen Problemen behafteten Beziehungen geprägt, außerdem mußte eine Reihe von Jahren die Pflege der schwerkranken Mutter übernommen werden. So fühlte sie sich über viele Jahre hin ständig überfordert und befand sich am Rande der Erschöpfung. Seit mindestens drei Jahrzehnten erlebte sie einen ständigen Druck auf ihrer Brust, der sie nicht richtig durchatmen ließ, und hatte auch sehr häufig Bronchitiden. 1991 tritt zunächst links ein Mammakarzinom auf, 1992 auch rechts. Es erweist sich als so aggressiv, daß es nicht mehr vollständig operiert werden kann. 1993 dann der Befall des Lungenfelles mit Ergußbildung, was sich durch wiederum starken Husten zeigt. Die Intensivierung der Misteltherapie fruchtet in dieser Situation zunächst wenig, das Wasser auf der Lunge muß häufig abpunktiert werden und läuft immer wieder nach. In dieser schwierigen Situation wurde mit dem therapeutischen Plastizieren begonnen. Als erstes zeigte sich ein beeindruckendes Erlebnis. Die Patientin konnte 90 Minuten plastizieren, ohne ein einziges Mal zu husten, was bis dahin undenkbar war. Außerdem zeigte sich, daß die Wasserbildung im Laufe der folgenden Zeit deutlich nachließ, die Patientin insgesamt sich kräftigte und wieder einen längerfristig stabilen Zustand erreichte. Selbstverständlich ist es schwer zu definieren, wie groß der Anteil der plastischen Therapie bei dieser günstigen Entwicklung war, doch bei vorurteilsfreier Beobachtung läßt sich nicht übersehen, daß das Plastizieren erheblich zur günstigen Entwicklung beitrug. Neben den günstigen körperlichen Wirkungen waren auch die seelischen erfreulich. Die Patientin, die sich im Seelischen immer wieder ausfließend zeigte, fand in den Therapiestunden ihre Ruhe, die dann jeweils immer länger auch nach Beendigung der Therapie anhielt. Vergleichbare Beobachtungen lassen sich beim therapeutischen Plastizieren mit krebskranken Menschen regelmäßig machen.

Das therapeutische Malen

Die Farbenwelt ist eine Seelenwelt. Die Auswahl und der Einsatz von Farben hängt direkt mit Seelenstimmungen und seelischen Bedürfnissen zusammen. Dies gilt für Kleidung und farbige Gestaltung der Umgebung genauso wie für das Mitschwingen der Seele im Farbwechsel der Jahreszeiten. Diese seelische Ebene taucht beim Malen hinein in das wäßrige Lebenselement. Im künstlerischen Prozeß des Malens ist also die Harmonisierung der Beziehung von Seelischem und Lebendigem der eigentlich therapeutische Vorgang. Die Beziehung zwischen diesen beiden Ebenen im

Menschen ist in der Krebskrankheit in besonderem Maße gestört, und so ist es folgerichtig, daß die Maltherapie einen besonderen Schwerpunkt in der künstlerisch-therapeutischen Krebsbehandlung bildet. Es ist sogar wünschenswert, daß neben Misteltherapie und Heileurythmie das Malen als Langzeitbehandlung durchgeführt wird.

In welchen Krankheitssituationen und bei welchen Patienten ist diese Therapie nun in besonderem Maße hilfreich? Es ist zu erleben, daß das Malen vom Seelischen aus die Kräfte des Lebendigen weckt und öffnet. Das heißt, es führt gewissermaßen zu einer Durchfeuchtung des Organismus. Es sind so Zustände besonders dankbar zu behandeln, in denen es um eine Überwindung des Trockenen, Ausgezehrten geht, in denen den verhärtenden, intellektuellen Kräften etwas entgegengesetzt werden muß. So kommt es zu einer Anregung der Drüsentätigkeit, zu einer Verbesserung der Stoffverarbeitung, für den Patienten selbst spürbar als Besserung des Appetits.

Im Gegensatz zum Plastizieren ist diese Therapie sogar bei geschwächten, ja bettlägerigen Menschen durchführbar und wird, wenn sie nur richtig dosiert wird, dann sehr wohltätig erlebt. Auch Patienten, die mit Hemmungen und Stauungen zu kämpfen haben, reagieren auf die Maltherapie sehr gut. Es sind also vordergründig Wirkungen auf zwei Ebenen wahrzunehmen. Einerseits werden organisch-ätherische, andererseits aber auch neue Seelenkräfte gebildet. Die Patienten berichten recht rasch, daß sie zu einer neuen Wahrnehmung ihrer Umgebung, der Farbigkeit der Natur finden.

Sehr häufig lehnt der Patient zunächst spontan die Maltherapie ab, da er gegenüber dieser Betätigung Vorbehalte hat und nicht oder nur wenig auf eigene Erfahrungen zurückgreifen kann. In fast allen Fällen weicht diese erste Skepsis dann sehr rasch der Freude und der Begeisterung. Es bildet sich Seelenwärme bis hin zu dem nicht seltenen Wunsch, diese Therapie langfristig weiter durchzuführen. Im Voranschreiten der therapeutischen Schritte kann der Maltherapeut durch die Art, wie der Patient mit den Farben umgeht, wie er sie gestaltet, welche Farbe er zunächst wählt, die

Die künstlerischen Therapien in der Krebsbehandlung 121

Schwierigkeiten und Notwendigkeiten individuell wahrnehmen. Im Fortgang der Therapie wird durch die Auswahl der geeigneten Themen und Farben dann auf einen Ausgleich solcher Schwierigkeiten hingearbeitet. Das Seelische lebt in der Polarität von Sympathie und Antipathie. Es findet sich wieder in dem Gegenüber von warmen und kalten Farben mit den vielfältigen Übergängen und Abstufungen im Farbkreis. Es findet sich auch wieder im Gegenüber von Licht und Finsternis, dem im Malen und besonders in der Maltherapie bei Krebs zum Ausgleich verholfen werden soll. Es gibt in der Maltherapie vielfältige Möglichkeiten und Techniken, zum Beispiel Hell-Dunkel-Technik, Schichtmalerei, Naß-in-Naß-Malerei. Auch der gezielte Einsatz der einzelnen dem Organ beziehungsweise dem Planeten zugeordneten Farbe ist denkbar. Über die Technik hinaus ist aber entscheidend, daß der Therapeut auf dem Weg mit dem einzelnen Patienten die individuelle Therapie findet, die das Ziel erreicht, die Krebsgrundlage, die entstandene Kluft zwischen Seelischem und Lebendigem zu überwinden. Dies ist in vielen Fällen möglich, wie das folgende Beispiel exemplarisch zeigt.

Eine 58jährige Patientin kommt in schwerstkrankem Zustand zur stationären Aufnahme. Der Hausarzt weist sie zu in der Annahme, daß die Patientin nur noch wenige Wochen zu leben hat. Die Patientin selbst ist seelisch sehr gefaßt, hat sie doch jetzt schon einen achtjährigen Kampf mit gleich zwei Karzinomkrankheiten hinter sich. Zunächst war ein beidseitiges Mammakarzinom aufgetreten, dann, sechs Jahre später, also zwei Jahre vor Aufnahme, ein bei Diagnose schon in die Leber metastasiertes Magenkarzinom. Wegen dieser aussichtslosen Situation war schulmedizinisch überhaupt keine Therapie mehr vorgeschlagen worden. Der Hausarzt hatte mit der Misteltherapie begonnen, dann war aber das Befinden der Patientin so bedrohlich, daß eine stationäre Behandlung zwingend wurde. Als die Patientin kam, konnte sie nur noch wenig flüssige Nahrung zu sich nehmen und hatte immer wieder krampfartige Bauchschmerzen. Außerdem hatte sie über 20 kg Gewicht verloren. In dieser Situation wurde die Maltherapie zunächst im Bett begonnen. Kurze Übungen von anfangs nur 30 Minuten führte die Patientin dankbar durch und freute sich dann jeweils schon wieder auf den nächsten Maltermin. Das Malen fand anfangs dreimal statt, konnte aber bald über die 30 Minuten hinaus gedehnt werden, da die Patientin erstaunlich rasch zu Kräften kam und die Malübung gar nicht als anstrengend erlebte. Nachdem zunächst in der Naß-in-Naß-Technik einige Farbübungen durchgeführt wurden, zeigte sich, daß die Patientin, die vor Jahren schon Maltherapie gehabt hatte, rasch zur harmonischen Gestaltung kam, so daß dann, nachdem sie imstande war, mehr und mehr das Bett zu verlassen, größere malerische Aufgaben in Schichttechnik angelegt wurden. Die Patientin entdeckte hierbei eine neue Welt, an der sie sich immer mehr begeisterte. Ihre chronischen Schmerzbeschwerden nahm sie während des Malens kaum noch wahr, der Appetit besserte sich, die Patientin konnte wieder an Gewicht zunehmen. Schließlich verließ sie die Klinik, nachdem sie in gut sechs Wochen 22 Maltermine wahrgenommen hatte, so gekräftigt, daß sie sich selber und ihre Familie zu Hause wieder versorgen konnte. Während der zwei Jahre, die die Patientin noch lebte und in denen sie bis kurz vor ihrem Tod intensiv an allem teilnahm, hat sie konsequent das Malen fortgesetzt und hat noch, kurz bevor sie starb, diese Bereicherung in der letzten Phase ihres Lebens als entscheidend bezeichnet.

Die Musiktherapie

Wenn es eine Kunst gibt, zu der fast jeder Mensch spontan eine Beziehung hat, dann ist dies die Musik. Voraussetzungslos, unabhängig von Bildung, Weltanschauung und Lebenseinstellung, können sich die Menschen musikalischem Erleben öffnen und verbinden. Beobachtet man einmal bewußt die Wirkung völlig unterschiedlicher musikalischer Erlebnisse, wird rasch klar, was dabei in der Seele ausgelöst wird.

Die Musik ist wie keine andere Kunst nach klaren, mathematischen Zahlengesetzmäßigkeiten aufgebaut. In allem, was uns als Takt und Rhythmus, als Harmonie oder Melodie entgegenkommt, können wir dies wiederfinden. Dies weist darauf hin, daß das

Musikalische, das uns in der Seele so stark ergreift, aus Höherem auf uns zukommt, aus dem Geistigen. Rudolf Steiner sagt sogar, daß die Musik als einzige Kunst ihr Urbild im Geistigen habe. So können wir die Wirkung der Musik im Menschen verstehen, wenn wir bedenken, daß hier ein Anschluß an seine geistige Heimat stattfindet. Aus dieser geistigen Heimat bezieht der Mensch seine Kräfte für den eigenen geistigen Wesenskern, das Ich. Die Ich-Wirksamkeit in seiner Organisation ordnend und heilend zu verstärken, dies ist die eigentliche therapeutische Geste in der Musiktherapie.

Von den wohltätigen Wirkungen musikalischer Therapie berichtet schon das Alte Testament. Dort wird David als «Musiktherapeut» tätig, indem er immer, wenn der König Saul in seine krankhaften Zustände gerät, zur Harfe greift und durch die Klänge dieses Instrumentes für rasche Besserung sorgt. Auch bei diesem ältesten überlieferten musiktherapeutischen Erfolg ist ablesbar, was aller Musiktherapie zugrunde liegt. Durch Verstärkung der Ich-Wirksamkeit mit Hilfe der Musik wird das durcheinandergekommene Seelische wieder geordnet.

In der Musiktherapie stehen nun eine Fülle von differenzierten Möglichkeiten zur Verfügung. Je nach individuellem Krankheitsbild kommen diese Möglichkeiten zum Einsatz. Dabei ist es gerade bei den Krebspatienten häufig so, daß sie nur mit Mühe zu überreden sind, sich dieser Therapie zu unterziehen. Vielfach liegt ein gestörtes oder sogar zerstörtes Verhältnis zum eigenen Musizieren und Singen vor. Daher ist die erste Stufe des Therapeutischen in der Überwindung dieser oft tiefsitzenden Vorbehalte zu sehen. Man läßt zum Beispiel den Patienten zunächst nur hören und beteiligt ihn dann zunächst mit einzelnen Tönen am Musizieren, bevor man noch viel später auch den Gesang miteinbezieht. Daß man sich dem Ziel der Musiktherapie, dem Verstärken der Ich-Kräfte, nähert, läßt sich zuerst daran bemerken, daß die Patienten Wärme entwickeln. Das Ich lebt und wirkt in der Wärme, und die Krebspatienten haben hier erfahrungsgemäß ihre Schwierigkeiten, die sie meist schon lange vor Ausbruch der Erkrankung begleitet haben. Es ist erfreulich, wenn es bald gelingt, in der

Musiktherapie sich zu erwärmen, kalte Füße und Hände zu überwinden und überhaupt ein allgemein angenehmes Wärmegefühl zu empfinden.

Je nach Konstitution des einzelnen ist zu entscheiden, ob die direkte Wirkung der Töne, der Intervalle, der Tonskalen und so weiter zum Einsatz gebracht wird. Es ist das geeignete Instrument auszuwählen und zu überlegen, ob und wann man direkt auf die Atmung einwirkt über das Singen. Der Krebspatient kann, je nachdem, ob er mehr im Denken, im Fühlen oder im Willen lebt, gezielt in diesen verschiedenen Ebenen angesprochen werden über die Melodie, die Harmonie oder den Rhythmus. Auch die Auswahl des Instrumentes beeinflußt diesen Zugang. Mit den Blasinstrumenten arbeitet man direkt über den Kopf, mit den Schlaginstrumenten über den Willen und damit den Stoffwechsel, und die Saiten- und Zupfinstrumente setzen in der Mitte, im Gefühlsbereich an. Gerade im Behandeln der Krebskrankheit ist der Zugang über diese Mitte der, der sich am häufigsten aufdrängt. Es sind in der anthroposophischen Musiktherapie Instrumente neu entwickelt worden, mit Hilfe derer das Heilsame des Musizierens noch stärker betont werden kann. Da ist zunächst als Saiteninstrument die Kantele, die auch von schwerkranken, bettlägerigen Patienten noch selbst zum Klingen gebracht werden kann und solchen Menschen dann unter Umständen nach Anleitung überlassen wird, damit sie sich je nach Bedarf zur Beruhigung, Entspannung, Entkrampfung, Schlafförderung eine Tonfolge auf dem pentatonisch gestimmten Instrument spielen. Eine besonders schöne instrumentale Schöpfung ist sodann die Leier, die ganz im Zentrum der Therapie der Krebskranken steht. Schon durch die Haltung des Instruments im linken Arm vor der Brust wird die Nähe zum Herz-Lungen-Bereich deutlich. Die Klänge der Leier sind in ihrer Wirkung tiefgehend und werden von jedem sehr gut gespürt.

Oft entsteht im Laufe der Therapiestunden beim Patienten selbst der Wunsch, ein solches Instrument spielen zu können, und so wird die Leier vielfach zum hilfreichen Begleiter auf dem weiteren Weg. Eine 47jährige Patientin zum Beispiel kam vor sechs Jahren, wenige Wochen nach der Operation eines fortgeschrittenen Ovarialkarzinoms zur stationären Aufnahme. Sie war seelisch vollkommen durcheinander und hatte sich so zu der dringend angeratenen Chemotherapie nicht durchringen können. Ihre seelische Situation war schon seit einigen Jahren schwierig. Sie hatte Probleme im Privaten genauso wie in ihrem Beruf als Lehrerin. Musik hörte sie zwar gern, wollte aber von einer Musiktherapie zunächst absolut nichts wissen. Schließlich willigte sie doch ein. Die Therapie mußte sehr behutsam begonnen werden, da sie anfangs noch geschwächt war, sehr nahe am Wasser gebaut hatte und auf jedes Tonerlebnis sehr heftig reagierte. Trotz dieser kritischen ersten Therapiestunden war für die Patientin selbst sofort klar, daß diese Therapie sie weiterbringen würde, so daß sie sie auf jeden Fall fortsetzen wollte. Mehr und mehr erwachte in ihr der Wunsch, vom Hören und Lauschen zum eigenen musizierenden Tun zu kommen. Ein Instrument, das ihr spürbar Kraft gab, war die Chrotta, auf der sie mit Freude die leeren Saiten strich zu einer einfachen Melodie, die die Therapeutin spielte. Eine große Entdeckung war es, als ihr am Ende einer Therapiestunde auf der Leier ein Musikstück von Johann Sebastian Bach gespielt wurde. Nach vier Wochen stationärer Behandlung setzte sie zu Hause die Musiktherapie ambulant fort und berichtete später, sie habe sich selbst eine Leier gekauft und das Spielen dieses Instrumentes erlernt. Eine aggressivere Therapie ist der Patientin erspart geblieben, es geht ihr bis heute gut. Regelmäßig greift sie zu ihrer Leier, die sie als heilende Stütze nicht mehr missen möchte.

Die Therapie durch Sprachgestaltung

Kann auch durch die Wortkunst, die wir über die Sprache erleben, etwas Heilsames für den Krebspatienten gebracht werden? Diese Frage drängt sich auf, da eine Sprachtherapie bei Krebs auf den ersten Blick etwas Ungewöhnliches zu sein scheint. Logopädie ist ja eine weithin anerkannte Wissenschaft, die in der Medizin ihre Anwendung findet bei der Behandlung von Sprachstörungen und direkten Behinderungen der Sprachwerkzeuge. Mit unserer künstlerischen Sprachtherapie bei Krebs ist etwas zunächst völlig anderes gemeint. Der tiefe Zusammenhang des Wortes und der Sprache mit der menschlichen Organisation ist unbestreitbar. Dies ist schon äußerlich wahrnehmbar in anatomischen Beziehungen, die zwischen Wortschatz und Betätigung der Sprachorgane und zum Beispiel der Gehirnbildung nachgewiesen werden konnten. Auf den hohen geistigen Ursprung weist der Anfang des Johannes-Evangeliums hin: «Im Anfang war das Wort.» Vom Schöpferworte, vom Weltenworte aus ist Alles entstanden, und so ist auch der Mensch zu verstehen als verdichtetes Wort. Wollen wir Menschen selbst unsere geistigsten Anliegen zum Ausdruck bringen, bedienen wir uns der Sprache. Wir brauchen sie, um in eine Beziehung zu treten von Mensch zu Mensch, und so können wir auch die Alltagssprache noch als Abglanz dessen erleben, was aus Höherem in das Geistige, das Ich des Menschen hineinwirkt. Die Frage drängt sich auf, ob wir nicht, je mehr wir die Sprache reduzieren, desto weniger unser Ich zu ordnender Betätigung einsetzen können. Wenn man sich solchen Gedanken öffnet, wird deutlich, welch ungeheure Möglichkeiten im Sprachlichen liegen und welch heilsame Kräfte geweckt werden können durch gezieltes Üben der sprachlichen Möglichkeiten.

Bemüht man sich, unter diesem Blickwinkel die Patienten wahrzunehmen, stellt man fest, daß schon im Vorfeld der Krebserkrankung eine Art von Sprachlosigkeit gefunden werden kann. Der Mensch – dieses Bild wird immer wieder geschildert – schluckt das, was er zu sagen, was er auszudrücken hätte, hinunter. So hat man den Eindruck, daß er, je mehr er dies tut, desto mehr Fremdkörperartiges in sich und seine Seele hineinnimmt, das über die Zeit dann nicht mehr verarbeitet werden kann und letztlich auf seine Weise zum Ausbruch der Krankheit beiträgt. Einen entscheidenden Satz, über den in diesem Zusammenhang nachgedacht werden muß, sagte Rudolf Steiner: «Das Überwuchern der Einatmung über die Ausatmung ist die eigentliche Ursache der Karzinomkrankheit.»

Die Sprachtherapie darf also nicht mißverstanden werden als eine Psychotherapie, in der der Krebspatient sich nun einmal so recht aussprechen darf. Vielmehr ist sie eine grundlegende therapeutische Maßnahme, in der der Patient es wieder lernt, seine sprachlichen Möglichkeiten auszuschöpfen und damit regulierend in die Harmonie von Ein- und Ausatmung zu wirken. Um dies zu erreichen, stehen dem Sprachtherapeuten vielfältige Möglichkeiten zur Verfügung, unter anderem die vielen von Rudolf Steiner selbst gegebenen Sprachübungen. Der einzelne Vokal, der einzelne Konsonant, jeder in seiner spezifischen Wirksamkeit kann so eingesetzt werden, wie es die Möglichkeiten und Notwendigkeiten beim Patienten erfordern. Auch das Versmaß als rhythmisierende Möglichkeit wird hierbei einbezogen. Es wird dann auch immer wieder möglich, bis zu den Quellen der Dichtkunst vorzudringen, die für den Patienten in Rezitation und Deklamation zu Kraftquellen werden können. Da die Rezitation mehr in Verbindung zum Kopfe verstanden werden muß und die Deklamation mehr den Herzenskräften verbunden ist, ist es je nach therapeutischer Notwendigkeit möglich, beim Patienten das eine Mal mehr sein Denken, das andere Mal mehr sein Fühlen mit dem Willen zu verbinden.

Ein Faktor für die Krebsentstehung ist, daß sich das Ich des Menschen nicht mehr in genügendem Maße als Dirigent für die verschiedenen Ebenen im Menschen einsetzt. Durch die Übungen in der Sprachgestaltung wird dieser Krebsursache entgegengewirkt. Es ist immer wieder eine beglückende Überraschung für den Patienten, wenn er diese neuen Kräfte in sich wachsen spürt.

Eine 71jährige Bauersfrau kam nach folgender Vorgeschichte im Herbst 1993 zur stationären Aufnahme. Nachdem sie jahrelang diffuse Bauchschmerzen hatte, bei sämtlichen Untersuchungen aber keine Ursache zu finden war, mußte sie im Juni 93 notfallmäßig operiert werden. Die Ursache für diesen Notfall war ein fortgeschritten metastasiertes Melanom der Dünndarmschleimhaut, eine heimtückische Tumorart. Nachdem sie sich von dieser Operation halbwegs wieder erholt hatte, kam es nach sechs Wochen erneut zu einem Notfall durch Darmverschluß, eine zweite Operation wurde durchgeführt. Wegen Melanommetastasen mußte jetzt ein Teil des Dickdarms entfernt werden. Da ihr weitere Behandlungen nicht empfohlen wurden, machte sie sich selbst auf die Suche und kam so in die Lukas-Klinik. Die ohnehin zarte Patientin war zunächst noch recht geschwächt und klagte über dauernden Bauchschmerz, den sie aber tapfer ertrug, stärkere Schmerzmittel lehnte sie ab.

Wir lernten die Patientin als eine bescheidene, dankbare Frau kennen, die sich über ihre vier Kinder und mittlerweile auch vier Enkelkinder sehr freute. Sie war verheiratet mit einem sehr cholerischen Bauern, der sich besonders auf Schweinezucht und Schweinehandel spezialisiert hatte und dessen dominierender, zum Teil jähzorniger Art sie sich über Jahrzehnte völlig untergeordnet hatte. Sie stellte sich ganz in den Dienst der Familie und des Ehemannes und mußte dabei manche Träne herunterschlucken. Die jahrelangen Bauchschmerzen nahm sie als natürliche Folge ihrer oft schweren Situation, aus der sie kein Entrinnen sah und in der es ihr an der Möglichkeit fehlte, ihrem Kummer Luft zu machen.

Als sie nun in unserer Therapie auch vorsichtig an die Sprache herangeführt wurde, waren ihr diese Übungen wie eine Offenbarung. Es waren zunächst nur ganz einfache Vokalübungen, durch die sie Ein- und Ausatmung in einen harmonischen Ablauf bringen konnte. Sie war von diesen Übungen auch deswegen so begeistert, weil während der Durchführung und noch für einige Stunden danach ihre Schmerzen fast völlig verschwanden. Inzwischen ist sie viele Monate wieder zu Hause und berichtet bei jeder ambulanten Kontrolle aufs neue, wie dankbar sie für ihre Sprachtherapie ist, die sie weiterhin täglich regelmäßig durchführt. Auch wenn, was immer seltener vorkommt, die Schmerzen wieder auftreten, zieht sie sich sofort zurück, um sich mit Sprachübungen zu helfen. Den Erfolg dieser Therapie faßte sie selbst mit den Worten zusammen: «Ich habe zu mir selber gefunden.» Dies hat auch dazu geführt, daß sie ihre häusliche Lebenssituation ganz anders angehen konnte und daß jetzt durch ihre eigene Initiative Gespräche möglich wurden, die sie zuvor nie für möglich gehalten hätte.

Die Heileurythmie

Diese Therapie nimmt unter den künstlerischen eine ganz besondere Stellung ein. So wird sie auch oft völlig vom therapeutischen Plastizieren, Malen, der Musiktherapie und der Sprachtherapie abgehoben, was berechtigte Gründe hat. Und doch ist auch die Heileurythmie eine zur Therapie metamorphosierte Kunst. Die Besonderheit hat drei gute Gründe. Erstens liegt ihr eine Kunst zugrunde, die erst in diesem Jahrhundert durch die Anthroposophie in die Welt getreten, also noch neu ist. Zweitens ist diese Kunst schon bald durch ihren Schöpfer Rudolf Steiner in das Therapeutische hinein ganz spezifisch weiterentwickelt worden, so daß sie als fertiges therapeutisches Konzept neben der Misteltherapie – einer direkten Gabe Rudolf Steiners – steht. Und drittens ist sie eine Kunst und Therapie, die alles bisher über die Künste und Kunsttherapien Gesagte zusammenfaßt, so daß sie auch dadurch eine hervorragende Stellung in der Krebsbehandlung einnehmen muß.

Was ist diese neue Kunst, die Eurythmie, diese «schöne Bewegung»? Rudolf Steiner nennt sie eine wirkliche Offenbarung der Menschennatur, die durch Menschenerkenntnis bewußt entwickelt werden kann. Oder einfacher: sichtbare Sprache, sichtbarer Gesang, eine durch den menschlichen Körper bewegte Plastik. Auch die Farbigkeit der Seele wird bei diesem «seelischen Turnen» erlebbar. Diese Kunsteurythmie ist am schönsten wahrzunehmen, wenn man Gelegenheit hat, den Künstlerinnen und Künstlern auf der Bühne zuzusehen. Eurythmie besteht aus Bewegungen, die im Einklang mit den menschenbildenden Gesten stehen. So wird sie folgerichtig auch in der Pädagogik zur gesunden Entwicklung des heranwachsenden Menschen eingesetzt.

In der Medizin geht es darum, den heilsamen Charakter der einzelnen Bewegungen noch stärker herauszuarbeiten auf der Grundlage der Erkenntnis, daß die fertige Form des menschlichen Körpers Ergebnis von Bewegung ist und man Krankhaftes als Störung der Urbewegung ansehen darf. Mit den spezifischen Bewegungen wird also auf den ganzen Menschen, auf Körper, Seele und Geist gewirkt, anders als bei gymnastischen Übungen, die auf das rein Körperliche gerichtet sind. Ziel der Krebsbehandlung ist es doch, die fehlgeleitete Bildegeste des Tumors zu bekämpfen. Deswegen ist Heileurythmie so wichtig, weil sie in wunderbarer Weise die gesundenden Bildegesten vermittelt und so für den Patienten, aber auch für den außenstehenden Beobachter wahrnehmbare Erfolge nach sich zieht. Wenn die Patienten in die Heileurythmie kommen, sind sie zumeist mit dieser Therapie erstmals in Berührung und haben oft auch die zugrundeliegende Kunst, die Eurythmie, nicht gekannt. Um so eindrucksvoller ist es, wie die Krebspatienten spüren, daß sie mit dieser Therapie sich etwas erarbeiten, was sie für ihre Gesundung dringend brauchen. Und so fällt es auch den meisten von ihnen nicht schwer, diese Therapie zu Hause konsequent durch tägliche kurze Übungsgänge weiterzuführen.

Der Heileurythmist kann sein therapeutisches Konzept für den einzelnen Patienten aus einer Fülle gezielter Übungen zusammenstellen. Dabei gibt es auf der einen Seite Übungen, die der Krebsbildetendenz entgegenwirken und somit für alle Tumorpatienten geeignet sind. Auf der anderen Seite gibt es dann jeweils für den einzelnen Patienten nach seinen Notwendigkeiten Übungen, die ihm zum Beispiel helfen, Schmerzen zu mildern, Schlafstörungen zu bekämpfen, den Stoffwechsel anzuregen, Verstopfung oder Durchfall oder auch Symptome wie Herzprobleme, Bluthochdruck, Kopfschmerzen gezielt zu behandeln. Wegen dieser großen Möglichkeiten ist es wünschenswert, daß jeder Krebspatient eine heileurythmische Behandlung erhält.

Viele Patienten spüren dann die Hilfe, die sie durch die Heileurythmie erfahren, so stark selbst, daß sie ohne weiteres bereit sind, die Therapie auch zu Hause konsequent fortzusetzen, ohne ständig von einem Heileurythmisten angeleitet zu werden. Bei einer noch recht jungen Brustkrebspatientin ist diese therapeutische Stütze seit vielen Jahren zu beobachten. Diese Patientin ging einen ganz individuellen Weg, den sie für sich wählen mußte aufgrund von schwierigen Erfahrungen bei der Begleitung ihrer krebskranken Mutter. Als wir sie vor elf Jahren kennenlernten, hatte sie selbst einen großen Brusttumor, der schon metastasiert war. Als sehr lebensfrohe Geschäftsfrau, die ständig in aller Welt auf Reisen war, hatte sie sich schon Jahre zuvor entschlossen, keine aggressive Therapie zuzulassen, sondern auf ihre Weise den Kampf gegen die Krankheit zu führen. 1983, vier Jahre nach Diagnosestellung begann sie die Misteltherapie. Auch die Heileurythmie wurde ihr nahegebracht, stieß aber zunächst auf Skepsis, da sie sich einen Zusammenhang mit ihrer Erkrankung nicht erklären konnte. Es vergingen ein bis zwei Jahre, in denen sie immer wieder intensivere Behandlungen benötigte, bis sie selbst das Erlebnis hatte, daß mit den heileurythmischen Übungen ganz gezielte Wirkungen erreicht werden konnten. So ging sie 1985 dazu über, täglich, wenn auch nur wenige Minuten, die erlernten Übungen durchzuführen und dies bis heute beizubehalten. Zwei Übungen sind ihr dabei besonders lieb geworden: zunächst das I A O, wo sie im Aufrichten des Körpers durch das I die Beziehung zum Kosmos und zur geistigen Welt erlebt, dann durch das A der Beine eine feste Verbindung zum Irdischen herstellt und durch das umfassende O der Arme eine harmonische Beziehung zur Umwelt anlegt. Diese drei Grundgesten, die sich in dieser Übung vereinigen, wiederholt sie dann mehrfach. Noch intensiver und gezielter gegen ihre physische Erkrankung arbeitet sie dann mit der Übung O, E, M, L, EI, B, D. Diese Übung wurde von Rudolf Steiner direkt für eine an Brustkrebs erkrankte Frau in England gegeben. Sie ist mittlerweile für viele Menschen zu einer großen Hilfe geworden. Der Gang durch diese Vokale und Konsonanten, ausgeführt durch den eigenen Körper, wird auch von unserer Patientin als Entwicklungsweg empfunden, an dem sie sich täglich neu übt. Das mehr nach außen führende O wird beantwortet durch das E, das Kräfte mehr nach innen führt. Dieses Geben und Nehmen wird im M nochmals neu betont und im L in die Priorität von Unten und Oben, von Keimen und Blühen geführt. Die harmonisierende EI-Geste leitet die in der Übung entstandenen Kräfte nun direkt dem Patienten zu, so daß er sie im B schützend und im D ganz in seine Organisation hineingesenkt entgegennehmen kann. Unsere Patientin, die seit mehr als zehn Jahren mit ihrem Tumor lebt, hat solches regelmäßige Üben als eine große Stütze erlebt, die besonders dann hilfreich war, wenn Krisensituationen im Seelischen und Körperlichen entstanden, die überwunden werden mußten.

Ausblick

In der künstlerischen Therapie bei der Krebsbehandlung liegt eine große Aufgabe. Es wurde angedeutet, wie die verschiedenen künstlerischen Therapien den gewünschten Erfolg in der Behandlung des Patienten mit herbeiführen können. Die Polarität von künstlerischem Prozeß und dem Geschehen, das sich beim Krebs abspielt, machte grundlegend verständlich, warum in dieser Therapieform so große Möglichkeiten liegen. Noch umfassender war der Gedanke, daß es dringend nötig ist, dem Krebs als Zeitkrankheit, die uns nicht nur im einzelnen Menschen begegnet, sondern als Geste in unserem sozialen Leben wahrnehmbar ist, die Kunst entgegenzustellen. Alle gegenläufigen Tendenzen können die Menschen und die Zivilisation nur weiter kränken.

Es ist kein Zufall, daß eine Künstlerpersönlichkeit von der Fachwelt als die hervorragendste in der zweiten Hälfte des 20. Jahrhunderts angesehen wird, die sich ganz besonders diesem therapeutischen Auftrag verbunden fühlte, Joseph Beuys. Dieser Künstler und sein Werk scheinen auf den ersten Blick schwer verständlich. Doch läßt man sich mit Offenheit auf dieses Werk ein, dann begegnet man Anregungen, die ihre Quellen im anthroposophisch erweiterten Menschenbild haben und die zu einem bis ins Therapeutische erweiterten Kunstbegriff führen. Das in Beuys' Plastiken durch die Mittel Filz, Kupfer, Fett, Honig und so weiter vorherrschende Element der Wärme wird von ihm dem Kältetod unserer heutigen übertechnischen, mitleidlosen Zivilisation entgegengehalten. Der Begriff der sozialen Plastik, der in das Wort «jeder Mensch ist ein Künstler» mündet, weist hin auf jene menschenbildenden Kräfte, die in jedem wohnen und die wir dann in der einzelnen Therapie durch die Künste gegen den Krebs mobilisieren wollen. Beschäftigung mit dem, was Joseph Beuys wollte, führt zwangsläufig zu einem tieferen und neuen Verständnis der Bedeutung künstlerischer Therapie. Bewegung und Wärme sind zwei Qualitäten, die wir körperlich, seelisch und geistig zur wirksamen Krebsbekämpfung brauchen. Daß dies im keinen wie im großen möglich wird, dazu leisten die künstlerischen Therapeuten, die ihre Kunst in das Therapeutische hinein opfern, aber auch die Patienten, die bereit sind, sich einer solchen Therapie zu öffnen, einen wesentlichen Beitrag.

Literatur

Collot d'Herbois, L.: *Licht, Finsternis und Farbe in der Maltherapie.* Dornach 1993.
Fintelmann, V.: Krebssprechstunde. Stuttgart 1994.
Harlan, V.: *Was ist Kunst? Werkstattgespräch mit Beuys.* Stuttgart [5]1995.
Hauschka, M.: Zur künstlerischen Therapie. Boll 1978.
Heiligtag, H.-R. (Hg.): *Krebs.* Niedernhausen 1990.
Kirchner-Bockholt, M.: *Grundelemente der Heil-Eurythmie.* Dornach 1969.
Lorenz-Poschmann, A.: *Therapie durch Sprachgestaltung.* Dornach 1991.
Pütz, R. M.: Kunsttherapie. Band 1, Die Maltherapie. Bielefeld 1981.
Ruland, H.: *Musik als erlebte Menschenkunde.* Stuttgart 1990.
Steiner, R./ Wegman, I.: *Grundlegendes für eine Erweiterung der Heilkunst nach geisteswissenschaftlichen Erkenntnissen.* GA 27, Dornach [7]1991.
Steiner, R.: *Das Künstlerische in seiner Weltmission.* GA 276, Dornach [3]1982.
Steiner, R.: *Kunst und Kunsterkenntnis.* GA 271, Dornach [3]1985.
Steiner, R.: *Kunst im Lichte der Mysterienweisheit.* GA 275, Dornach [3]1990.
Steiner, R.: *Das Wesen der Farben.* GA 291, Dornach [4]1991.
Steiner, R.: *Das Wesen des Musikalischen und das Tonerlebnis im Menschen.* GA 283, Dornach [5]1989.
Steiner, R./ Steiner-von Sivers, M.: *Methodik und Wesen der Sprachgestaltung.* GA 280, Dornach [4]1983.
Steiner, R./ Steiner-von Sivers, M.: *Die Kunst der Rezitation und Deklamation.* GA 281, Dornach [3]1987.
Steiner, R.: *Heileurythmie.* GA 315, Dornach [4]1981.

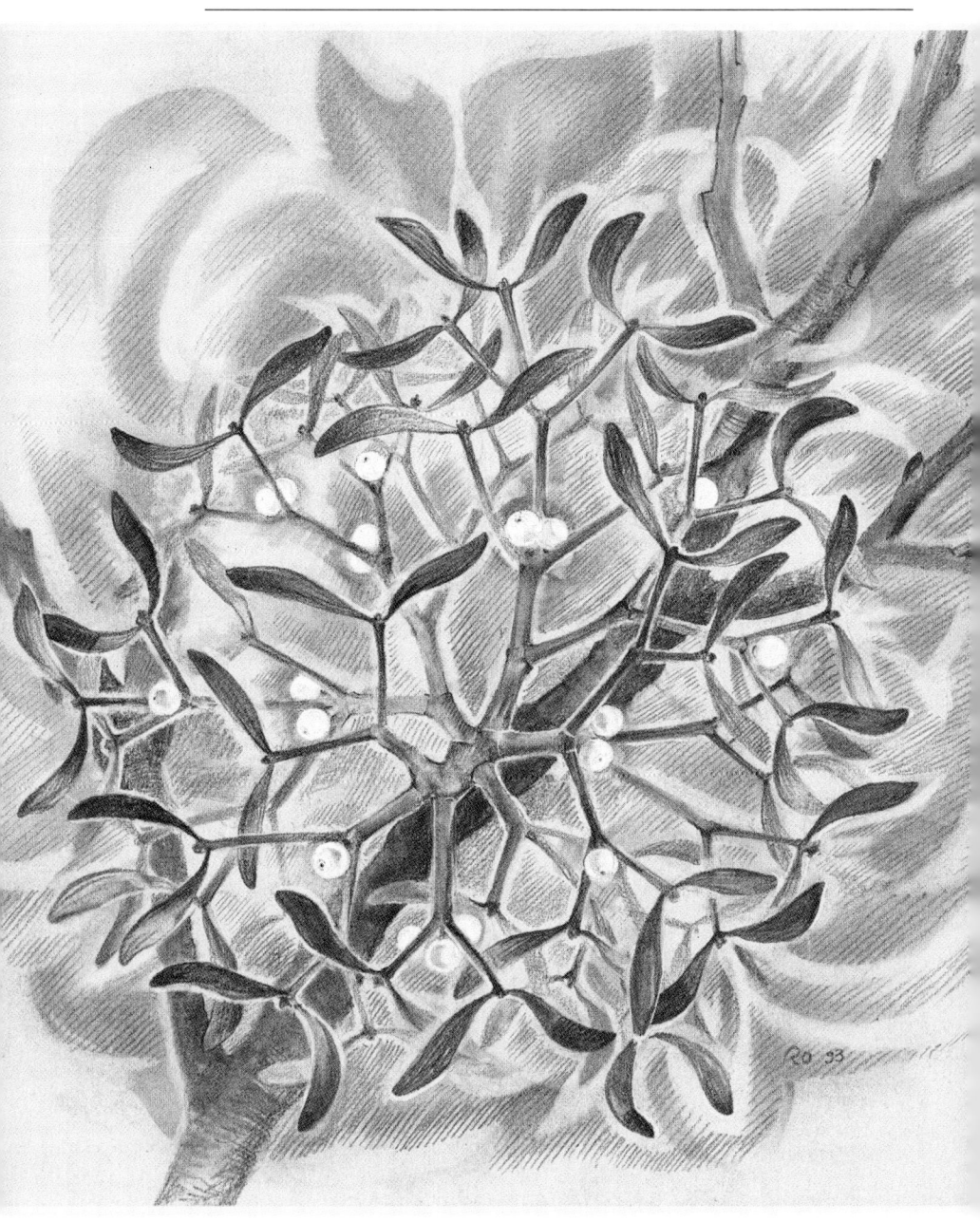

Aus den Mythen der Mistel

Mythologische Schilderungen halten in kraftvoll sprechenden Bildern uraltes Wissen in Erinnerung. Sie künden von ewigen Gesetzen, die das Werden der Menschheit seit Urzeiten tragen und leiten. Auf geheimnisvolle Art wird in zwei solcher Mythen auch die Mistel mit dem Werdegang der Menschheit in Verbindung gebracht.

Der Isländer Snorri Sturluson, der von 1179 bis 1241 lebte, schildert in seiner jüngeren Edda den Mythos vom Tode Baldurs. Baldur ist der lichte Gott des Asenvolkes, und ihn träumt, daß sein Tod bevorstehe. Voller Sorge nimmt Frigg, seine Mutter, darauf alle Wesen der Welt in Eid, dem Baldur kein Leid zuzufügen. Die Asen feiern auf diese gute Nachricht hin ein ausgelassenes Fest. Sie versuchen, Baldur zu schlagen und zu treffen, doch kein Hieb, keine Waffe vermag ihrem Liebling zu schaden. Das ergrimmt den Loki, den listigen Bruder des Baldurs. Er verkleidet sich als altes Weib und erschleicht von Frigg das Geheimnis, daß ein Wesen ausgenommen blieb vom bindenden Eid. Die Mistel, die westlich von Walhall auf einem Baume wächst, erschien der Baldur-Mutter zu jung für diese Pflicht. Ohne Zögern macht sich Loki auf den Weg, reißt den Mistelzweig aus dem Baum und begibt sich zurück zum Fest der Asen. Dort steht, ein wenig abseits, der blinde Hödur. Er nimmt nicht teil am bunten und fröhlichen Treiben, weil er nicht sieht, wohin zu zielen, und nichts hat, womit zu werfen. Loki bedrängt ihn, sich auch in das ausgelassene Treiben zu mischen, und mahnt ihn, dem Baldur die gebührende Ehre zu erweisen. Er, Loki, werde ihm eine Waffe reichen und die Richtung weisen, in die er zu zielen habe. Sprichts, drückt Hödur den Mistelzweig in die Rechte, lenkt den Arm des Blinden in die Richtung, wo Baldur steht, und heißt ihn werfen. Hödur folgt, und augenblicklich fällt Baldur, tödlich getroffen, um. Lähmendes Entsetzen ergreift die eben noch so fröhlichen Asen. Sie unternehmen alles, um Baldur zurück ins Leben zu holen. Doch vergebens. Selbst Hermudr, der als Abgesandter der Asen dem Verstorbenen und *inzwischen festlich Bestatteten in die Unterwelt nachreitet, kann Baldur nicht aus der Gewalt der Hel, der Unterweltsgöttin, befreien. Unverkennbar ist dieser Baldur-Mythos in der Stimmung des Karfreitages und der Höllenfahrt verfaßt. Die Mistel wird, gleichwohl unschuldig, zum Werkzeug, das den Gott hinabstößt in die Unterwelt, aus der es – zunächst – kein Entrinnen, keine Auferstehung gibt.*

Anders wird die Mistel in der Aeneis *charakterisiert. In diesem Epos schildert der römische Dichter Vergil, der von 70 bis 19 vor Christus lebte, die Abenteuer des Aeneas, der als letzter Sohn des untergegangenen Troja in der Mythe zum Gründer Roms wird. An bedeutsamer Stelle im Verlauf der Schilderungen (im Sechsten Gesang) begehrt Aeneas, in die Unterwelt zu gelangen. Er will dort seinen verstorbenen Vater aufsuchen. Als er bei der kumäischen Sibylle nach dem Weg fragt, weist diese ihn an, zunächst einen Zweig zu suchen, dessen Laub hoch oben im Geäst golden leuchtet wie die Mistel im finsteren winterlichen Wald. Ohne diesen Zweig – so die weise Frau – könne er wohl den Weg hinab antreten, doch erst dessen Besitz sichere ihm auch wieder den Weg hinauf, aus der Unterwelt zurück in die Welt des Lebens und des Lichtes.*

Von zwei plötzlich auftauchenden Tauben geführt, findet Aeneas auf einer Eiche den Zweig, dessen Blätter im Wind klirren und wie jene der Mistel golden blinken. Er trägt den Zweig zur Sibylle, und gemeinsam begeben sie sich auf die gefahrvolle, Aeneas' ganzen Mut fordernde Reise in die Unterwelt.

Als die Reisenden an den breiten Strom gelangen, der in der Unterwelt das Reich der Unbestatteten vom Reich der Begrabenen trennt, zürnt der dort tätige Fährmann heftig. Er brüllt Aeneas an und weigert sich zunächst, ihn an das andere Ufer zu fahren, da er ein Lebender sei. Da jedoch holt die Sibylle unter ihrem Gewand den mitgeführten goldenen Zweig hervor, und dessen lang gemißter Anblick erweicht und beglückt den Fährmann so sehr, daß er, ohne zu zögern, seinen Kahn freimacht und die Wanderer an das jenseitige Ufer des Stromes übersetzt.

Aeneas und die Sibylle gelangen schließlich an eine Gabelung des Weges, von wo der linke Pfad hinab in die Hölle, der rechte aber in das Reich der Seligen, das Elysium, führt. Den rechten Weg weiterschreitend, kommen sie bald darauf an das ersehnte Ziel, und ganz vorn an die Schwelle des Tores, das den Weg in das Reich der Seligen freigibt, heftet Aeneas auf Geheiß der Sibylle den goldenen Zweig. Dieser Zweig ist das Opfer, das er der in die Unterwelt gebannten Göttin Proserpina darbringt.

Nun darf Aeneas das Elysium betreten und dort voller Glück seinen seligen Vater Anchises in die Arme schließen. Anchises belehrt seinen Sohn ausführlich über das Wesen des Menschen, über dessen Schicksal und die himmlischen Gesetze seines Werdens. Reich beschenkt nimmt Aeneas Abschied und begibt sich wieder hinauf in die Erdenwelt, wo seine Gefährten ihn erwarten, um zu neuen, herrlichen Taten aufzubrechen.

Auch Vergil schildert die Mistel in Beziehung zur Unterwelt. Sie ist für ihn jedoch nicht Werkzeug des Todes, sondern wird der unteren Welt als Opfer dargebracht, mit dessen Hilfe dem suchenden Aeneas Wandlung und zugleich höhere Erkenntnis zuteil werden kann. Vergil wußte um das Geheimnis des Weges, der in den Tiefen der Erde zur Weisheit und zum ewigen Leben führt.

Bernhard Deckers

Die besondere Herausforderung der Krankenpflege durch den Krebskranken

Die Krebskrankheit löst wie kaum eine andere Krankheit eine starke Verunsicherung bei den Pflegenden aus. Sie entzieht sich dem therapeutisch-pflegerischen Zugriff, wie er zum Beispiel beim Herzinfarkt üblich ist, wo es – scheinbar – um Mobilisation und Fitnesstraining geht, oder bei Erkrankungen der Verdauungsorgane, die man meint, mit entsprechender Diät in den Griff zu bekommen. Wie und an welcher Stelle hilft man dem Krebspatienten? Es ist schwer, Pflegestandards und Pflegerezepte zu geben, weil die Krebskrankheit sich an den verschiedensten Organgebieten manifestieren kann und weil sie die unterschiedlichsten und eigenwilligsten Verläufe zeigen kann. Die Gefahr, nur noch den Symptomen hinterherzulaufen, zu reagieren, statt zu agieren, ist groß!

Eine weitere Verunsicherung resultiert aus der Frage nach der Ursache dieser Krankheit. Es gibt keinen Virus oder Bazillus, der für die Ursache steht. Auch den üblichen Erklärungsmechanismus bei anderen Krankheiten (z.B. «Streß») kann man in diesem Fall nicht gelten lassen. Weil man nicht weiß, woher diese Krankheit kommt, weiß man auch nicht, wie man sich vor ihr schützen soll – ja man gerät in einer gewissen Sorge an den Punkt, an dem sich die Frage stellt: Ist Krebs nicht doch ansteckend? Und was wäre, wenn ich Krebs hätte? Obgleich diese Fragen unsinnig erscheinen, können sich Pflegende, gerade wenn sie immer wieder eng mit Krebspatienten zu tun haben, sich ihrer nicht ganz erwehren. Nun kennen wir aber aus der Geschichte der Medizin Beispiele, wo bei epidemisch sich ausbreitenden Krankheiten gerade diejenigen einen besonde-

Die besondere Herausforderung der Krankenpflege 139

ren Schutz vor Ansteckung besaßen, die helfend und heilend in das Geschehen eingriffen. Woher hatten sie diesen Mut? Woher hatten sie ihre Immunität? Vielleicht haben Helfende sogar eine besondere Chance, gesund zu bleiben beziehungsweise gesund zu werden – aber nur dann, wenn sie sich aktiv auf die Auseinandersetzung mit dem Wesen einer solchen Krankheit einlassen?

Insbesondere die häufig erlebte Ohnmacht der Medizin gegenüber der Krebskrankheit wirft bei denen, die Krebskranke begleiten wollen, die Frage nach dem Sinn dieser Krankheit auf: Sind diese rein zerstörerischen Krankheitsprozesse nicht sinnlos?

«Hoffnung ist nicht Optimismus, nicht die Überzeugung, daß etwas gut ausgeht, sondern die Gewißheit, daß etwas einen Sinn hat – ohne Rücksicht darauf, wie es ausgeht» (Václav Havel). Diese Hoffnung, die ihre Kraft aus dem (verborgenen) Sinn des Geschehens schöpft, diese Hoffnungskräfte sind aufbauend tätig am menschlichen Leib: »Gerade für das physische Leben brauchen wir die Hoffnung, denn es hält die Hoffnung alles physische Leben zusammen und aufrecht. Nichts kann geschehen auf dem äußeren physischen Plan ohne die Hoffnung. Daher hängen auch die Hoffnungskräfte mit der letzten Hülle unseres menschlichen Wesens zusammen, mit unserem physischen Leib … Daher ein Mensch, der nicht hoffen könnte, ein Mensch, der verzweifeln müßte an demjenigen, was er voraussetzen muß für die Zukunft, er würde so durch die Welt gehen, daß das an seinem physischen Leibe wohl bemerkbar ist. Nichts so sehr als die Hoffnungslosigkeit drückt sich aus in den groben Furchen, in den ertötenden Kräften unseres physischen Leibes.»[1] – In diesen Gedanken liegt eine ernstzunehmende Aufforderung für diejenigen, die helfend und heilend tätig sein wollen. Denn wie könnte man etwas tun für den Kranken, wenn man nicht selbst von diesen Hoffnungskräften zehrte?

Es gilt also, der Frage nach dem Sinn und Wesen der Krebskrankheit nachzugehen, um dadurch eine Arbeitsgrundlage für pflegerisch-therapeutische Tätigkeit zu gewinnen. Es gibt manchen in der Krankenpflege Tätigen, der gerade an dieser Frage nach der Arbeitsgrundlage seines Berufes scheitert beziehungsweise dieser Frage ausweicht. Man kann eigentlich nicht an etwas arbeiten, was man selbst für sinnlos hält. Kaum eine andere Krankheit und kein anderer als der Krebskranke wirft diese Sinnfrage so radikal auf. Als Pflegender stellt man sich beruflich, das heißt freiwillig, hinein in die tägliche Begegnung mit diesen Kräften und Fragen, die von einer Krankheit ausgehen. Der Laie hingegen muß sich in der Regel schicksalsmäßig mit einer einzelnen Krankheitssituation auseinandersetzen.

Es ist für die Pflegenden oft schwierig, zu verstehen, was im Krebskranken seelisch vor sich geht. Häufig und typischerweise ist man mit einer Mauer der Sprachlosigkeit konfrontiert. Ein Krebspatient spricht nicht von «meinem Krebs», wie etwa ein Rheumapatient von «meinem Rheuma» sprechen mag, als ob diesem letzteren seine Krankheit ganz vertraut sei. Eine große Hilfe, die Innenwelt des Krebskranken zu verstehen, bieten Äußerungen von Betroffenen, wie man sie zum Beispiel bei Lawrence LeShan nachlesen kann: «Mir kommt es so vor, als würde ich mein ganzes Leben lang versuchen, einen sehr steilen Berg zu ersteigen. Es gibt immer mal Felsvorsprünge, auf denen ich mich ausruhen, etwas Freude erleben kann. Aber ich muß immer weiter klettern, und mein Berg hat einfach keinen Gipfel, bei dem ich jemals ankommen würde.» – «Ich konnte meine Arbeit bei der Gewerkschaft nicht ausstehen. Aber um zur Musik zurückzukehren, war ich zu alt, obwohl ich es versucht habe. Ich wußte, daß ich da bleiben mußte, wo ich war. Es gab keinen Ausweg, egal wie ich es drehte und wendete.» – «Was ich auch anfing, nichts hat funktioniert. Ich konnte nicht mehr schreiben, und Tom auch nicht mehr. Und je krampfhafter wir uns bemühten, desto schlimmer wurde es. Ich habe alles für ihn aufgegeben, und heute weiß ich, daß uns das zerstört hat. Wir haben uns gegenseitig erstickt. Es schien einfach keinen Ausweg zu geben ... Ich habe mir oft gedacht: Hier komm' ich erst raus, wenn ich tot bin.»[2]

Auffälliges Merkmal in diesen Äußerungen ist die Perspektivlosigkeit und Auswegslosigkeit, die offenbar schon vor Ausbruch der Krankheit (wann beginnt eine Krankheit?) bestanden hat. An dieser Stelle weitet sich die Frage nach dem Sinn der Krebskrankheit aus zu der Frage nach dem Sinn des Lebens überhaupt.

Ein junger Krebspatient mit einem sehr schnell wachsenden

Die besondere Herausforderung der Krankenpflege

Karzinom schilderte einmal, wie er sich immer ohnmächtig fühlte gegenüber seiner Umwelt – er könne nichts ausrichten, verändern in der Welt. Dieser Ohnmacht entspricht zugleich eine Isolation, die umschlagen kann in innere, leibliche Lebensprozesse, die sich ihrerseits isolieren von ihrem organischen Zusammenhang und dadurch sich gegen den Organismus richten – die psychosomatische Medizin weiß davon, wie sehr sich eine seelisch kränkende Hemmung im Leiblichen widerspiegeln kann (vgl. den Beitrag von Jürgen Schürholz). LeShan spricht von Verzweiflung, «die sich bei den meisten Krebspatienten in der Therapie als bestimmende Lebensausdrucksform herausstellte. Sie zu verbalisieren war oft für die Patienten selbst eine Überraschung, der dann rasch die Erkenntnis folgte: ‹‹So habe ich mich eigentlich immer gefühlt.›» Es ist bemerkenswert, daß hier von einem Gefühl die Rede ist, dessen der Betroffene sich nicht bewußt war. Es ist ein Gefühl, das ins Unbewußte abgerutscht ist, sich gleichsam verselbständigt hat und erst durch Befragen ins Bewußtsein auftaucht und damit zugänglich wird. «Alle Erkenntnisse aus vielen Jahren therapeutischer Behandlung der einzelnen Patienten wiesen darauf hin, daß die Verzweiflung schon viele Jahre vor Ausbruch der Krebserkrankung das Leben dieser Menschen beherrscht hatte. Fast ihr ganzes Leben lang war sie die Grundlage ihres Lebensgefühles gewesen. Manchmal war diese Art Hintergrundmusik sehr laut gewesen, manchmal für eine Weile gedämpft, aber sie war immer da.»[3]

Wenn nun dieses Lebensgefühl sich zuspitzt zu einer Angst, wenn also das allgemeine Lebensgefühl einen Namen bekommt, dann entsteht im Seelischen so etwas wie eine Lähmung, die den Menschen unfähig macht, seinen Gefühlen Ausdruck zu verleihen – es entsteht die oben erwähnte Sprachlosigkeit. Man erlebt häufig an Patienten im fortgeschrittenen Krankheitsstadium, wie sich diese Sprachlosigkeit paart mit einer starken seelisch-atmosphärischen Ausstrahlung. Die unausgesprochene Frage steht wie mit Händen greifbar im Raum. Diese Atmosphäre führt gelegentlich dazu, daß man als Pflegender dies nicht aushält, sondern ausweichen muß. Die Angst erfährt noch ihre Steigerung, wenn die Diagnose Krebs als ein Todesurteil aufgefaßt wird – Krebs sei eine Krankheit zum Tode.

Diese Todesangst erfährt in dem folgenden Ausspruch einer Krebspatientin eine bemerkenswerte Umdeutung: «Ich fürchte weniger den Tod als die Aussicht, daß es mir möglich sein könnte, das alte Leben wie bisher fortzusetzen.»[4] Die Frage nach der Prognose der Krankheit wird auf die Frage nach dem Lebensweg gelenkt: Das alte Leben kann nicht fortgesetzt werden! Man täuscht sich als Pflegender nur allzu leicht über die Tiefe der Fragestellung eines Krebspatienten hinweg, zumal bei der vorherrschenden Oberflächlichkeit einer funktionellen Pflege in den Krankenhäusern. Die Tendenz zu einer Zweiklassengesellschaft im Krankenhaus – hier die Gesunden und dort die Kranken – läßt eine Beziehung zum Patienten, in der zum Beispiel die Fragen des Krebspatienten aufgenommen werden, gar nicht erst entstehen. «Besucher: Wie sind denn die Leute hier in dem Krankenhaus? Patient: Hier gibt es keine Leute. Hier gibt es nur Ärzte, Schwestern und Patienten.»[5] Die Pflegenden gehören zum Alltagsmilieu um den Patienten herum. Sie sind nicht die Spezialisten mit einer eng begrenzten Zuständigkeit, sondern sie kümmern sich um den allgemeinen Lebensalltag in der Krankheit. In der Unmittelbarkeit und in der Möglichkeit, eine Beziehung zum Patienten auch nonverbal aufzubauen, liegt eine besondere Chance, aber auch eine spezielle Verantwortung.

Eine Patientin mit Mammakarzinom und massiver Metastasierung im Lungenbereich, die unter zunehmender Atemnot litt, fragte die Krankenschwester ganz unvermittelt: «Muß ich ersticken?» Sie stellte diese Frage eben nicht an einen Spezialisten, möglicherweise an den behandelnden Psychotherapeuten, der die hinter dieser Frage steckende Angst mit Hilfe einer psychotherapeutischen Technik zu kanalisieren weiß, sondern diese Frage wurde radikal an jemanden gestellt, der sich im Alltag um den Patienten herum aufhält und unmittelbar greifbar ist. «Jede Reaktion des Therapeuten, die technisch begründet ist und nicht aus dem menschlichen Gefühl kommt, ist antitherapeutisch.»[6]

Was ist mit diesem «menschlichen Gefühl» gemeint, das so grundlegend ist für die Beziehung zum Kranken? LeShan erzählt: «Ich machte die gleichen Besuche von gleicher Dauer und sagte auch so ziemlich dasselbe wie immer, aber es lag keine Anteilnahme mehr darin. Für viele meiner Patienten trat jetzt das Schlimmste ein, was sie sich hatten vorstellen können: In dem Moment, als sie sich endlich einem Menschen gegenüber geöffnet hatten, wurden sie von ihm im Stich gelassen.»[7] Hier wird die (An-)Teilnahme als das entscheidende Element in der Beziehung zum Patienten gefordert. Derjenige, der einen Krebspatienten begleiten will, muß sich fragen: Bin *ich* wirklich interessiert? Bin *ich* innerlich anwesend? Es geht also nicht um irgendein Mitgefühl, sondern um eine Anwesenheit, die eine echte Begegnung möglich macht. LeShan meint, daß «die zentrale Aufgabe der Psychotherapie, wenn es um die Krebspatienten geht, darin besteht, die Individualität des Patienten zu finden, zu bestätigen und sie als etwas Einzigartiges zu preisen».

Offensichtlich ist die Ich-Anwesenheit desjenigen, der helfen will, die Bedingung zum Auffinden der Individualität des Patienten. Die Entwicklung und Entfaltung der Ich-Individualität eines anderen Menschen kann sich entzünden an und in der Begegnung mit einem Ich. Daraus ergibt sich für die Krankenpflege die Anforderung, sich in der beruflichen Tätigkeit nicht auf eine Funktion reduzieren zu lassen, sondern sich als ganzer Mensch auf die Begegnung mit dem Patienten einzulassen. Denn das ist das «Medikament», das die Krankenpflege zur Therapie beizusteuern hat: ganz Mensch zu sein. Was es bedeutet, wenn dies nicht gelingt, wird in der folgenden Schilderung von LeShan deutlich:

«Eines der Anzeichen für meinen Erfolg bei stationären Patienten war immer die Reaktion der Schwestern auf meine Visiten. Solange sie sich anscheinend freuten, mich zu sehen, wußte ich, daß der Patient immer noch ein ‹guter› Patient war (in der Definition des Pflegepersonals), die Aussichten auf eine Besserung des Zustandes also nicht so gut. Wenn die Schwestern keinen Zweifel daran ließen, daß sie meine Visiten keinesfalls begrüßten, wußte ich, daß der Patient angefangen hatte, sich weniger um die Meinung und Ansprüche anderer zu kümmern und sich mehr für sein persönliches inneres Wachstum interessierte.»

Die Suche nach der Identität des erkrankten Menschen wird zum Beispiel auch von Viktor von Weizsäcker, dem bekannten frühen Vertreter der psychosomatischen Medizin, in den Mittelpunkt des Interesses gestellt: «Die Krankheit des Menschen ist nicht, was sie schien, ein Maschinendefekt – sie ist nichts als er selbst, besser: seine Gelegenheit, er selbst zu werden.» Die Frage nach der Selbstwerdung des Menschen-Ich mag vielleicht noch durch folgende kurze Erzählungen aus der jüdisch-chassidischen Tradition deutlicher werden:

Ein Mann, der abends in die Stadt kommt, geht zum Haus des Rabbi, klopft und ruft: «Ich bin es.» Daraufhin ertönt es aus dem Inneren des Hauses: «Ich kenne nur Einen, der dies von sich sagen kann!» –

Rabbi Susja, als er in einer Situation aufgefordert wird, so zu handeln wie Moses, antwortet: «Wenn ich sterbe und dann vor Gottes Thron stehe, wird Gott mich nicht fragen, warum ich nicht Moses war; er wird mich fragen, warum ich nicht Susja war!»

Die Diagnose Krebs ist eine Abstraktion, denn jede Krebserkrankung hat ein ganz individuelles Bild, ein individuelles Gesicht. Dieses Individuelle zum Vorschein kommen zu lassen und jegliche Regung der Individualität des erkrankten Menschen wach wahrzunehmen, ist Aufgabe und zugleich Entwicklungs-Chance unseres helfenden und heilenden Berufes. Demgegenüber verstärken zum Beispiel Gedanken wie: «Ja, ja, wir verstehen dich schon!» oder: «Nun reiß dich mal zusammen, das wird schon wieder!» die ohnmächtige Isolation des an Krebs Erkrankten.

Anmerkungen und Literatur

1 Rudolf Steiner: «Glaube, Liebe, Hoffnung – drei Stufen des menschheitlichen Lebens.» Vortrag vom 2. 12. 1911 in Nürnberg; in: *Das esoterische Christentum und die geistige Führung der Menschheit.* GA 130, Dornach [4]1995.
2 Lawrence LeShan: *Diagnose Krebs. Wendepunkt und Neubeginn.* Verlag Klett-Cotta, Stuttgart 1993, S. 125.
3 Lawrence LeShan: a.a.O., S. 129.
4 Elisabeth Kübler-Ross: *Interviews mit Sterbenden.* Gütersloher Verlagshaus Mohn, [16]1992, S. 71.
5 Lawrence LeShan: a.a.O., S. 100.
6 Lawrence LeShan: a.a.O., S. 189.
7 Lawrence LeShan: a.a.O., S. 171.

Die Mistel und der Baum

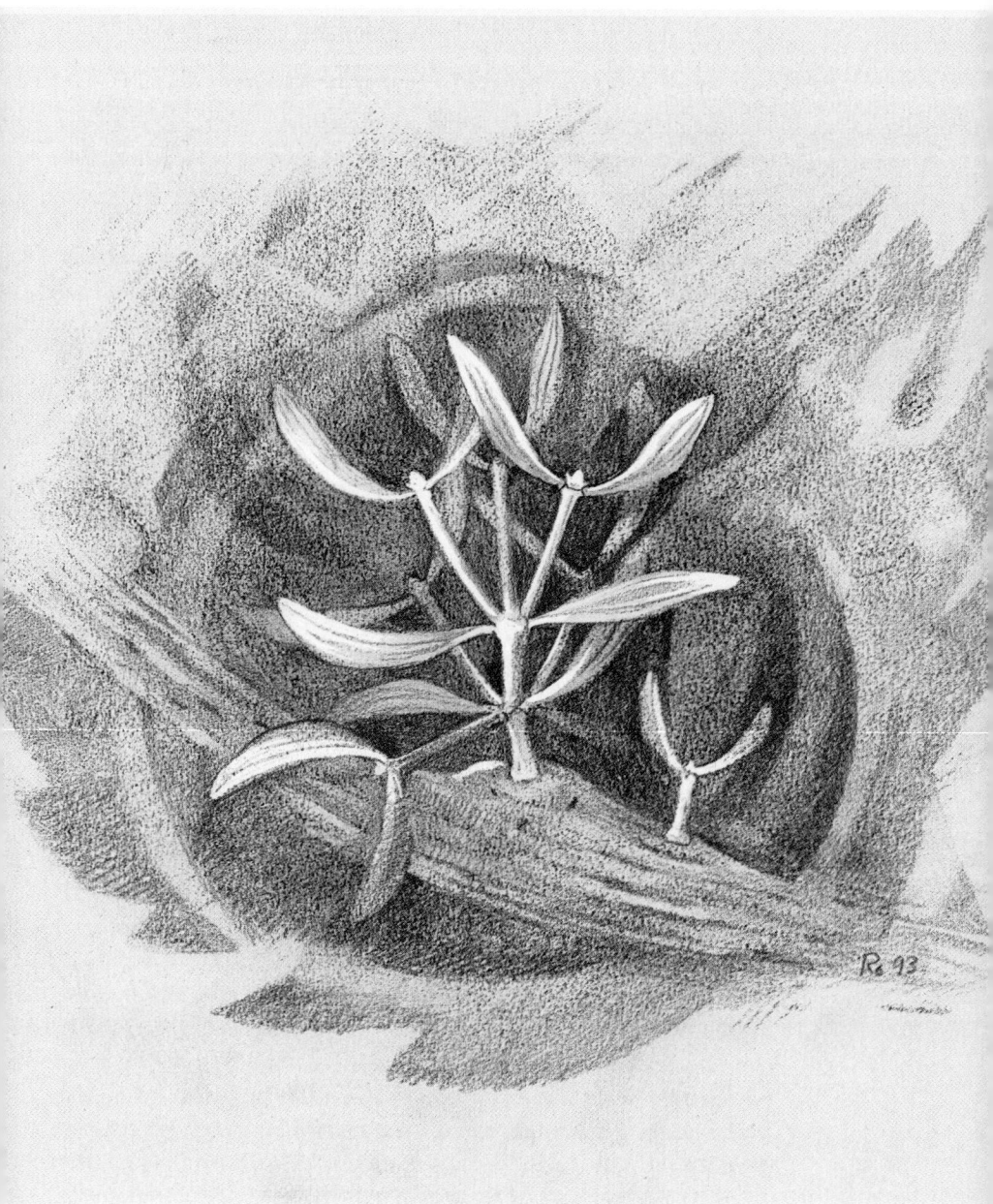

Die Mistel und der Baum

Der Pflanzenwelt ist die Erde Lebensgrund, in dem sie wachsen und gedeihen kann. Ob auf kargem Felsen oder fruchtbarem Acker, ihre Wurzeln dringen in die Tiefe des Bodens vor und verzweigen sich, um möglichst große Räume im Innern der Erde zu erschließen und Wasser sowie darin gelöste Mineralien aus der Finsternis an das Licht der Sonne hinaufzutragen. In ungezählten Wurzelhaaren stülpt sich die Wurzel aus, vergrößert dadurch ihre Oberfläche und verbindet sich innig mit der umgebenden Bodensphäre.

Dem Baum kommen dabei Organismen zu Hilfe, deren Leben überwiegend im Finstern der Erde verläuft. Pilze verbinden sich mit den Wurzeln, indem sie deren vordringende Spitzen mit eigenem Gewebe umwachsen, sich ihnen wie Handschuhe überstülpen und dann anstelle der Wurzelhaare in das umgebende Erdreich auswachsen. Während die Wurzelhaare der Bäume nur wenige Millimeter lang und relativ dick sind, wodurch sie nur die naheliegenden und größeren Bodenporen erreichen, besitzen die Pilze ausgesprochen dünne und feine Myzelfäden, die sie viele Zentimeter weit in den Boden hinaussenden. Auf diese Weise schöpfen sie Wasser auch aus weit entfernten und selbst aus den allerkleinsten Bodenporen. Bäume, denen Pilze als Helfer zur Seite stehen, leiden selbst bei großer Dürre nicht an Mangel. Auch für das Loslösen von Mineralien sind die Pilzwurzeln mit wirkungsvollen biochemischen Werkzeugen ausgerüstet. Mit organischen Säuren und anderen Substanzen bemächtigen sie sich des schwer löslichen Phosphors sowie anderer fest an den Bodenkörper gebundener Mineralien.

Die gelösten Stoffe strömen durch die Pilzfäden zum Baum und in dessen Wurzel. Als Gegengabe erhalten die Pilze Zuckerverbindungen, die der Baum aus Sonnenlicht, Wasser und Kohlensäure gewoben hat. Im Herbst, wenn die Bäume ihren Jahreszyklus abschließen und viele ihrer Substanzen in die Wurzeln hinabverlagern, erhalten die Pilze solch große Zuckergaben, daß sie gleichsam ein Fest feiern und mit ihren farbigen und wohlgeformten Hüten, Schirmen und Trichtern wochenlang den Waldboden schmücken.

Wasser und Mineralien müssen in der Wurzel eine Schranke passieren, die Außenwelt und Innenwelt voneinander trennt. Sie müssen an dieser Barriere alles ablegen, was sie draußen im Erdreich an Eigenleben hatten und was sie mit Schwere und Finsternis des Erdenwesens verwandt gemacht hat. Denn im Innern des Baumes gelangen sie in eine Welt, in der Schwere und Finsternis überwunden sind. Fortwährend strömen sie dort aufwärts, erfaßt und erfüllt von der Leichtekraft der Sonne, die in den Wurzeln bis tief in das Erdeninnere hinabsteigt. Die Sonne zieht und saugt diesen Strom aus Wasser und Mineralien durch Stamm, Äste und Zweige hinauf, breitet ihn in den grünen Blättern aus und durchdringt ihn mit ihren Lichtstrahlen. Verwandelt sind alle Stoffe, die im Innern der Pflanze aufsteigen.

An diesem aufwärts strömenden Fluß aus verwandelten Erdenstoffen kann die Mistel leben. Sie vermag ja nicht selber in die Tiefe hinabzusteigen und sich den Erdenkräften so gegenüberzustellen wie andere Pflanzen. Ihr fehlt die Fähigkeit, dem Irdischen Grenzen zu setzen und die Stoffe der Erdengesetzlichkeit zu entkleiden. Sie würde vergehen, wäre sie selber den Kräften der Finsternis und der Schwere direkt ausgesetzt. Erst wenn der Baum für die Mistel Wasser und mineralische Salze aus der Erde aufgenommen und im Lichte seiner Sonnenkraft verwandelt hat, ist auch ihr der Lebensgrund bereitet, auf dem sie wachsen und sich entwickeln kann. Und nur solche Bäume, die den einströmenden Erdenstoffen genügend Leichte verleihen und deren Erdenschwere genügend durchsonnen können, sind ein angenehmer Lebensgrund für die Mistel.

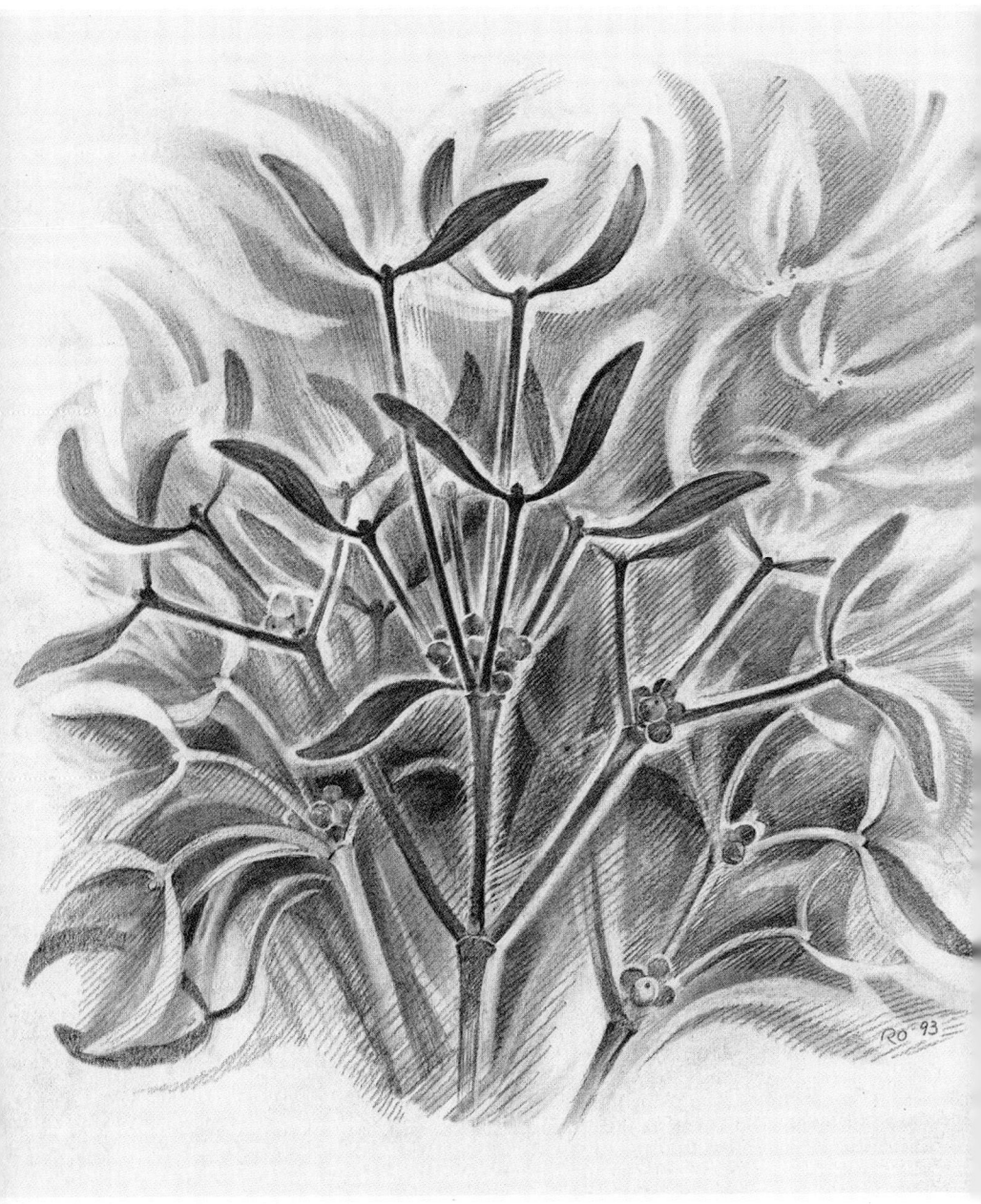

Die Mistel lebt in Licht und Wasser

In der Pflanze taucht das Licht der Sonne unter in das von der Erde aufwärts strömende und von Mineralien erfüllte Wasser. Dadurch wird die vielfältig wandelbare Verbindung zwischen Sauerstoff und Wasserstoff gelöst, aus der das lebendige Element des Wassers entsteht. Während der Sauerstoff aus der Pflanze hinausstrebt und die Luft mit seiner belebenden Kraft erfüllt, bleibt der Wasserstoff im Blatt und empfängt das Licht, wenn es in dessen grünen Pigmenten das Innere der Pflanze betritt. Der Phosphor holt es ab und führt es dann hin zu den Orten, wo es in chemischen Prozessen des Lösens und Bindens seine gestaltende Kraft im Lebendigen entfalten kann. Zu beiden, zum Wasser wie zum Licht, hat die Mistel eine besonders innige Beziehung.

Misteln wachsen in Gegenden, deren Boden und Luft vom Wäßrigen durchzogen werden, und oft zeigen misteltragende Bäume die Nähe von stehenden oder fließenden Gewässern an. Bäume hingegen, die auf trockenen Standorten wurzeln, werden seltener zu Wirten, da sie vor allem im Winter die Ansprüche der Mistel nicht erfüllen können. Denn als dauergrüne Pflanze fragt die Mistel selbst dann nach Wasser, wenn ihr Wirtsbaum eigentlich der Ruhe bedarf.

Im Sommer zieht sich die Mistel aus der durchsonnten Luft in das Innere schattiger Laubkronen zurück. Sie meidet die heiße und trockene Sommeratmosphäre, wo sie als durch und durch grüne Pflanze allzu leicht innerlich wie verbrennen könnte. Schützend breitet der Baum seine Blätter über der Mistel aus und schafft ihr so ein Klima, in der das Licht herabgedämpft ist und eine stets gleichmäßige Feuchte der Mistel erlaubt, sparsam das Wasser zu gebrauchen, das der Wirt ihr bereitstellt.

Erst im Winter, wenn die Bäume ihr Laub abgeworfen haben und die Sonne tief am Horizont ihren Tagesbogen abschreitet, kommt die Mistel wieder in das Licht. Wenn sie dann trotzdem zu stark der Sonnenstrahlung ausgesetzt ist, nehmen ihre Blätter eine goldgelbliche

Färbung an, die anzeigt, daß die Mistel sich für eine Weile aus dem Zuviel an Licht wie zurückzieht.

Es ist ein anderes Licht, das die Mistel sucht und in dem sie leben kann. Das deuten schon die jungen Zweige an, die sich im Juni aus der für andere Pflanzen üblichen Hingabe an das Sonnenlicht herauswinden, sich einem eigenen Umkreis und einem eigenen Zentrum zuwenden und fortan wie im anderen Licht ihrer eigenen Sonne wachsen. Die Mistel macht den Jahreslauf nicht in gleicher Weise mit wie ihre Wirtsbäume und andere Pflanzen. Weder sucht sie die Fülle des Lichtes, noch ruht sie, wenn im Winter der Säftestrom im Baum zum Stillstand kommt. Gerade so, wie sie im Innern der Belebung mit genügend Wasser bedarf, sucht die Mistel im Äußeren ein mild gedämpftes und doch stetig leuchtendes Licht. Davon zeugt auch ihr ständig grünes Kleid. Die mehrjährigen Mistelblätter bleiben bis an ihr plötzliches Ende ebenso kräftig grün wie die Stengel, die dem Mistelbusch als dauerhaftes Gerüst bleiben. Selbst der Mistelsenker, der jedes Jahr tiefer in das Dunkel des Wirtsholzes einsinkt, verliert nur zögernd einen latent vorhandenen Hauch von Grün, der auch hier die fortwährende Beziehung der Mistel zum Lebendigen betont.

Mit ihren Blüten tritt die Mistel, anders als andere Pflanzen, nicht ein in das Reich der bunten Farben. Sie überzieht ihre unscheinbaren Blütenorgane lediglich wie mit einem Hauch von goldenem Gelb, der jedoch stets den Eindruck erweckt, als sei er nur für kurze Zeit von dem Grün geduldet, das die Mistel beherrscht. Und auch der in der reifenden Frucht geborgene neue Keim der Mistel ist von einer kräftig grünen Farbe, die anzeigt, wie innig bereits die junge, noch ungeborene Mistelpflanze mit dem Licht verbunden ist.

So wie die Mistel die mineralischen Kräfte der Erde meidet und nur in der vom Baum geschaffenen «neuen Erde» leben kann, so meidet sie auch die Extreme von Wasser und Licht. Sie lebt in einer milden und ausgeglichenen Atmosphäre lichtdurchtränkter Feuchtigkeit.

Hans Werner

Fragen zur Ernährung bei Krebserkrankung

*«An der Wiege stehen die Verhängnisse,
in den Eingeweiden sind sie gebildet.»*   Reinhold Schneider

Die Ernährung als wissenschaftliches Problem war lange Zeit für die Schulmedizin ein Stiefkind. Dann gab es eine längere Phase, in der das Interesse besonders auf die quantitativen Probleme der Ernährung gerichtet wurde. Der Bedarf an Energie (Kalorien), an Kohlehydraten, Fetten und Eiweiß, an Spurenelementen und Salzen wurde ermittelt. Daneben aber entfaltete sich unabhängig von der medizinischen Wissenschaft eine Reformbewegung, die ein besonderes Augenmerk auf die Lebensmittelqualität legte. Sie wandte sich besonders gegen die zunehmende fortschrittsgläubige Verwendung von Chemie in der landwirtschaftlichen Produktion und gegen die Denaturierung der landwirtschaftlichen Erzeugnisse in der Weiterverarbeitung zu Lebensmitteln.

Großangelegte statistische Untersuchungen in den USA haben vor kurzem lange vermutete erste Zusammenhänge zwischen Nichtberücksichtigung von Ernährungsqualität und Krebserkrankung bestätigt. Damit richtet sich das Interesse der etablierten Medizin auf ein Gebiet, das bisher von ihr im Hinblick auf die Krebserkrankung wenig beachtet wurde. So wird sich dieser Beitrag nicht nur auf Ratschläge für die Ernährung des an Krebs erkrankten Menschen beschränken, sondern Gesichtspunkte für eine gesunde Ernährung überhaupt einschließen.

Im Zuge der Neubesinnung auf die Qualität der Ernährung wurden in den letzten Jahrzehnten einseitige Ernährungsformen angeboten, die Gesundheit versprachen, jedoch durch ihre Einseitigkeit und eine damit verbundene Neigung zu Fanatismus krankheitsfördernd wirken können. Auch bei bestehender Krebserkrankung können extreme Diätformen einen negativen Einfluß auf die Krankheitsentwicklung haben. Einige Beispiele aus der Praxis sollen das bisher Dargestellte verdeutlichen:

Ein 74jähriger kommt zu einer eingehenden Untersuchung zu mir. Als sich dann ein Krebs des Enddarmes herausstellt, ist seine Entrüstung groß: «40 Jahre habe ich nur von Rohkost gelebt; ich kann nicht glauben, daß ich diese Krankheit habe!» Meine Antwort: «Vielleicht gerade deshalb, weil Sie sich so lange einseitig ernährt haben!»

Ein 45jähriger voll in der Arbeit stehender Lehrer klagt seit Monaten über salzigen Geschmack im Mund und Mundtrockenheit. Seit einigen Wochen bestehen Herzschmerzen. Es wird ein Herzinfarkt festgestellt. Über Jahre hat er sich einseitig mit einer sehr nährsalzhaltigen Diät ernährt. Meinen Rat, die Ernährung umzustellen, schlug er in den Wind. Nach 1 1/2 Jahren wird ein Dickdarmkrebs festgestellt. Jetzt erst kommt er zu der Einsicht, daß diese einseitige Ernährung an der Entstehung der Krankheit beteiligt sein könnte.

Ein 51jähriger Patient mit einem fortgeschrittenen, inoperablen Magenkrebs kommt in unser Krankenhaus mit der inständigen Bitte, ihm bei der Durchführung einer 40tägigen Fastenkur beizustehen. Damals versprachen sich viele Kranke durch eine solche Behandlung Heilung von dieser Krankheit. Die Krankheit verschlechtert sich rapid. Das Fasten wird abgebrochen. Die Enttäuschung des Patienten ist groß.

Heute wird angenommen, daß bei ca. 35 % aller Krebserkrankungen ernährungsbedingte Faktoren eine Rolle spielen. Ein Fehlverhalten in der Ernährung wird bei 25 % angeschuldigt; die restlichen 10 % sollen durch Rückstände aus chemischer Schädlingsbekämpfung, chemischen Verunreinigungen und Lebensmittelzusatzstoffen zustande kommen.

Noch in der Mitte dieses Jahrhunderts galt das Dogma, daß die Bildung bösartiger Tumoren ausschließlich eine Frage der Entartung von Zellen sei. Erst danach wurde die Wissenschaft darauf aufmerksam, daß eine wichtige Bedeutung für die Entstehung einer Krebsgeschwulst dem Zwischenzellraum, also dem Milieu, in dem die Zelle lebt, beigemessen werden muß. Dieser Zwischenzellraum aber ist ein bedeutendes Glied in der Kette der vielfältigen Abwehrmechanismen (Immunsystem) des Organismus gegen das Eindringen organismusfremder Prozesse. Auch der bösartige Tumor ist das Ergebnis solcher Fremdprozesse. Ein weiterer Schritt führte dann zu der Einsicht, daß fehlerhafte Ernährung wie auch seelische Kränkungen dieses Abwehrsystem schwächen können. Es steht also nicht nur zur Frage, wie sich ein Krebskranker ernähren soll. Von fast noch größerer Bedeutung ist es, wie eine Ernährung ganz allgemein beschaffen sein muß, um die ernährungsbedingten Faktoren auszuschließen, die dazu beitragen können, daß der Mensch krank wird und somit auch Krebs bekommen kann. Im folgenden will ich versuchen, Gesichtspunkte der anthroposophisch erweiterten Medizin für das Ernährungsverhalten bei Gesundheit und bei Krebserkrankung darzustellen. Jeder muß sich selbst entscheiden, wie er sich verhalten will. Damit liegt die Ernährungsverantwortung beim Einzelnen. Eine «Krebsdiät», die den Anspruch auf eine Heilung von Krebs stellen darf, gibt es nach meiner Auffassung nicht. Die am Schluß gegebenen Ernährungsratschläge aber möchten sich in eine umfassende Therapie der Krebserkrankung einfügen.

Die Verdauung als Grenzgeschehen und die Herkunft der Nahrung

In dreifacher Weise nimmt der Mensch die ihn umgebende Natur in seinen Organismus auf:
– über die Sinneswahrnehmung durch die Sinnesorgane einschließlich der Haut
– über die Atmung durch die Lunge
– über die Verdauung durch den Magen-Darm-Kanal.

Nichts, was außerhalb des Menschen ist, wird unverwandelt in das Leibesinnere aufgenommen. Das gilt für den Ton durch das

Ohr; das Licht durch Auge oder Haut; die Wärme durch Haut, Lunge oder Nahrung; die Luft durch die Lunge; die flüssigen und festen Nahrungsstoffe durch den Mund. Auch aus dem Kosmos stammende feinstoffliche Substanzen, zum Beispiel Eisen, Wasserstoff, Nickel, Silizium und so weiter, werden aufgenommen und im Organismus verwandelt. Die Nahrungsstoffe werden in verschiedenen Stufen durch Anwärmen, Durchmischen mit den verschiedenen Verdauungssäften, Trennen und Durchluften abgebaut. Dies geschieht durch rhythmische Kau-, Misch- und Transportbewegungen in den verschiedenen Verdauungsabschnitten. Sie müssen so verwandelt werden, daß sie nichts mehr von ihrem Wesen in der äußeren Natur an sich haben. Der Abbau wird deshalb so weit getrieben, daß die lebendigen Zusammenhänge der Nahrungsubstanz zerstört werden und nur noch Spaltprodukte übrigbleiben. Diese Spaltprodukte werden nach Überwindung der Darm-Blutschranke in verschiedenen Stufen durch die großen Stoffwechselorgane zu körpereigenen Substanzen aufgebaut, belebt, beseelt und individualisiert. So erst können sie dann dem Aufbau, der Erhaltung und der Funktion von Leibesorganen dienen. Was bei diesem Verdauen der noch von Lebenskräften durchzogenen Nahrung aus der Pflanzen- und Tierwelt an Lebenskräften frei wird, dient der Bakterienflora im Darm als Lebensgrundlage. Eine gesunde Bakterienflora hängt also von der Lebendigkeit der aufgenommenen Nahrung ab. Es ist daher nicht verwunderlich, daß eine krankhafte Entartung der Darmflora (Dysbakterie) heute sehr verbreitet ist. Denn die Lebensmittel sind weitgehend durch chemische Düngung, Schädlingsbekämpfung und Weiterverarbeitung denaturiert.

Die Verdauung ist ein Abgrenzungsgeschehen gegen die den Menschen umgebende Welt. Gelingt diese Abgrenzung nicht, so wirken die ungenügend abgebauten Nahrungsstoffe als Gift. Symptome wie Aufstoßen, Völlegefühl, Krämpfe und Durchfall können Folge einer lokalen Störung sein. Werden diese Giftstoffe in das Leibesinnere aufgenommen, so können akute oder sich allmählich entwickelnde chronische Krankheiten entstehen. Beispiel für eine akute Krankheit ist die Nesselsucht. Der Organismus versucht, die giftigen Substanzen über die Haut auszuscheiden. Eine längerdauernde unterschwellige Giftaufnahme kann primär ohne Symptome verlaufen, aber dann die Entstehung von Krankheiten wie zum Beispiel Arteriosklerose, Rheuma oder Krebs fördern.

Die den Menschen umgebende Welt besteht aber nicht nur aus Natursubstanzen. Auch seelische Ereignisse und geistige Nahrung müssen durch seelische und geistige Prozesse verdaut und verwandelt werden. Gelingt dies nicht, so können sie unverdaut funktionelle seelische oder funktionelle und organische leibliche Störungen verursachen. Das kann dann bei der Entstehung der verschiedensten leiblichen Erkrankungen bis hin zur Krebserkrankung eine entscheidende Rolle spielen.

Unsere Nahrung beziehen wir vor allem aus der Pflanzenwelt. Die Pflanze sondert Säuren und Enzyme in ihren Wurzelumraum ab. Durch diese pflanzenspezifischen Substanzen werden unter Mitwirkung von Wasser die Salze aus dem Boden aufgenommen, die die Pflanze zum Aufbau organischer Substanzen und zum Wachstum braucht. Schon im Wurzelbereich bildet sie undifferenzierte Eiweißsubstanzen. Diese werden dann im Blatt- und Blütenbereich weiter differenziert. Im Blattbereich werden aus Licht, Wärme, Kohlensäure und Wasser die Kohlehydrate als Zucker, Stärke und Zellulose aufgebaut. Im Blüten-Fruchtbereich bildet die Pflanze ätherische Öle und Fettsubstanzen. Dort wendet sie sich in Farbe, Duft, Nektar- und Pollenbildung dem seelischen Umraum zu und zieht aus der Vielfalt der pflanzenorientierten Tierwelt die Wesen an, die sie zur Bestäubung und damit zum Fortbestand ihrer Art braucht. Die Wesensmerkmale der Pflanze sind Stoffbildung und Wachstum als Ausdruck des Lebens. Von der Erdenseele wird sie im Blüten-Fruchtbereich nur berührt. Das Seelische wird also nicht verinnerlicht. Dringt dieses Seelische aber doch bei bestimmten Pflanzen in deren Lebensprozeß ein, so entsteht Gift. Diese Giftpflanzen können dann nicht mehr der Nahrung dienen; sie können aber durch pharmazeutische Prozesse zum Heilmittel werden.

Die Tiere beziehen ihre Nahrung entweder direkt aus der Pflanzenwelt oder – wie die Raubtiere – von Tieren, die Pflanzenfresser sind. Die Pflanze lebt ganz im Aufbau und Wachstum. Das Tier kann Substanzen abbauen und wieder aufbauen, es kann Organe auflösen und wieder neu bilden. Durch Eigenbewegung und Empfindungsfähigkeit zeigt es, daß es Seelisches verinnerlicht hat. Das dem Menschen als Nahrung dienende Fleisch und tierische Fett sind also nicht nur von Lebensprozessen durchzogen wie die Pflanzenstoffe, sondern dazu auch von seelischen Prozessen durchdrungen. Wird das Tier zur Fleischgewinnung getötet, gibt es den aus ihm gewonnenen Nahrungsprodukten etwas von seiner seelischen Natur mit.

Der Mensch verinnerlicht neben Leben und Seele ein geistiges Prinzip, das Ich. Dieses individualisiert Seele, Leben und Leib. Es gibt dem Menschen die aufrechte Gestalt sowie das unverwechselbare Antlitz und drückt dem Stoff und dem Leib bis in seine Feinstruktur seinen eigenen Stempel auf.

Das Tier steht dem Menschen in der Entwicklungsreihe der Naturreiche näher als die Pflanze. So braucht der Mensch für die Verdauung der ihm weniger verwandten pflanzlichen Nahrung mehr Kraft. Das Tier hat die lebendig-organischen Pflanzensubstanzen schon zu durchseelten Substanzen verwandelt. So muß der Mensch für die Verdauung tierischer Nahrung weniger Kraft aufwenden. Je mehr Widerstand aber ein Nahrungsmittel der Verdauung entgegensetzt, um so mehr Kraft gewinnt daraus der Organismus für den Wiederaufbau eigener Leibessubstanz. Die Erfahrung zeigt, daß Fleischkost träge, Pflanzenkost wach macht.

«Überall, wo der Mensch frei und unbekümmert aus den großen Gesichtspunkten heraus Leben und Denken regelt, da verdankt er das ... seiner Nahrungsbeziehung zur Pflanzenwelt. Da, wo der Mensch durch Zorn, Antipathie, durch Vorurteile sich hinreißen läßt, da verdankt er das seiner Nahrung aus der Tierwelt» (Rudolf Steiner).

Voraussetzung für eine gesunde Ernährung

Im folgenden sollen grundsätzliche Überlegungen für die Voraussetzungen einer gesunden Ernährung dargestellt werden. Dabei sollen Fragen der Anbaumethode, der Verarbeitung, der Gefahr der einseitigen Ernährung, der Pflanzen- oder gemischten Kost, des Essensrhythmus, der Zubereitung und der Essenskultur erörtert werden.

Seit Justus Liebig in der Mitte des 19. Jahrhunderts zur Erhöhung der landwirtschaftlichen Produktivität die chemische Düngung empfohlen hat, hat diese Anbaumethode ihren Siegeszug über die ganze Welt angetreten. Erst in den letzten Jahrzehnten wurde festgestellt, daß die kritiklose Verwendung chemischer Düngemittel zu Bodenschädigung, Wasserbelastung sowie Vitalverlust der mit dieser Methode angebauten Nahrungspflanzen führt. Die Schädlingsanfälligkeit nahm zu. Getreidehalme verloren an Festigkeit. Bei den Körnerfrüchten nahm das für die Ernährung weniger wichtige Speichereiweiß zu; der Gehalt an wertvollem Eiweiß in den Hüllenschichten der Körner wurde eher weniger. Samen und Steckfrüchte verloren ihre Keimfähigkeit, so daß Saatzuchtanstalten eingerichtet werden mußten. Wegen der zunehmenden Resistenzschwäche wurde der Einsatz giftiger Schädlingsbekämpfungsmittel notwendig. Die Möglichkeit zur Massenproduktion und das Interesse der chemischen Industrie hemmen bisher die Abkehr von dieser Methode. Trotzdem steigt das Interesse an modernen biologischen Anbaumethoden immer mehr. Die biologisch-dynamische Anbaumethode wurde von Rudolf Steiner in den zwanziger Jahren dieses Jahrhunderts inauguriert. Sie möchte die immer mehr zurückgehende Bodenlebendigkeit und damit die Qualität der Nahrungsmittel steigern. Rudolf Steiner wollte mit dieser Methode über einen lebendigen Kreislauf von Tierhaltung, Milch- und Fleischproduktion, Düngung und Pflanzenanbau den Bauernhof wieder zu einem lebendigen Organismus machen und so einen Beitrag geben zur Heilung von Erde und Mensch. Biologisch-dynamische Produkte werden unter dem Gütezeichen «Demeter» verkauft.

Auch andere biologische Anbaumethoden helfen mit, der Kränkung des Bodens entgegenzuwirken.

Die Verarbeitung der landwirtschaftlichen Produkte zu Lebensmitteln ist in unserem Jahrhundert zu einem gewaltigen Industriezweig angewachsen. Zur Schönung, Geschmacksverbesserung und Haltbarmachung werden chemische Substanzen verwendet. Bei der Produktion und Verarbeitung von Fleisch, Milch und Eiern werden Hormone, Antibiotika, Psychopharmaka, Herzmittel, Futteraroma, Zartmacher, Geschmacksverstärker, Antioxydantien, Nitrate, Pilzgifte, Futterfließsubstanzen und viele andere Stoffe verwendet. Die Verwendung chemischer Mittel zur Konservierung von Gemüse und Obst ist zugunsten der Hitzekonservierung deutlich zurückgegangen. Bei der Tiefkühlung wird durch einen Kälteschock die Zelle weniger geschädigt als bei langsamem Abkühlen. So kann diese Methode den lebendigen Zusammenhang der Nahrungsmittel längere Zeit bewahren. Allerdings werden vorhandene Bakterien nicht abgetötet. Diese können sich nach dem Auftauen, besonders aber bei mehrmaligem Auftauen und Wiedergefrieren vermehren und Krankheiten oder durch ihre Toxine Vergiftungen hervorrufen. Verlangsamte enzymatische Abbauvorgänge führen bei zu langem Lagern zum Verderb. In jüngerer Zeit wird in anderen Ländern die bei uns verbotene radioaktive Bestrahlung zur Haltbarmachung eingesetzt. Unangenehme Geschmacks- und Geruchsveränderungen sowie die Bildung neuer, aggressiver Substanzen sind bisher bekannt geworden. Das Ausmaß der Veränderungen und die chemische Affinität dieser Stoffe sind noch ziemlich unerforscht. Deshalb kann eine Verwendung bestrahlter Nahrungsmittel nicht empfohlen werden.

Der Frischkost ist auf jeden Fall vor jeder Form von Konservierung der Vorzug zu geben. Eine vegetarische Ernährung mit Ergänzung durch Milchprodukte und Eier deckt den Bedarf des Menschen vollkommen. Je mehr sich aber der Vegetarier nur von Rohkost unter Vermeidung von Milch und Eiern ernährt, desto eher können sich Zeichen einer Unter- oder Minimalernährung zeigen. Der hohe Mineralsalzgehalt und die Tendenz zu gestörter Wärmeregulation können zu Ablagerungs- und Verhärtungskrankheiten führen. Die dogmatische und häufig zwanghafte Fixierung auf diese Ernährungsform wirkt dann in gleichem Sinne vom Seelischen aus. Polar dazu ist der übertriebene Fleischgenuß zu sehen. Es kommt zu einer Eiweißmast und einem Mangel an Ballaststoffen, deren Folgen später beschrieben werden. Interessant ist, daß diese Essensgewohnheit nie mit dem starren Dogmatismus des Rohköstlers, sondern mit einer mehr trieb- und begierdenhaften Seelenhaltung einhergeht. Kurzfristiger Einsatz extremer Kostformen kann dagegen eine wirksame therapeutische Maßnahme sein. So kann zur körperlichen Umstimmung eine ein- bis vierwöchige Rohkostkur verordnet werden. Auch Fastenkuren (unter ärztlicher Aufsicht) oder einzelne Fastentage können hilfreich sein.

Die gesunde Ernährung hält die Mitte zwischen den genannten Extremen. Sie kann eine überwiegend vegetarische Kost mit geringen Beilagen von fettarmem Fleisch, fettarmer Wurst und Fisch sein. Wer aber aus innerem Entschluß auf den tierischen Nahrungsanteil verzichten will, kann dies mit Vorteil tun. Das diesem Beitrag vorangestellte Zitat beinhaltet, daß der Mensch im Wissen um die Wirkungen pflanzlicher und tierischer Nahrungsmittel frei ist, sich zu entscheiden, was er ißt. Genußmittel wie schwarzer Tee, Kaffee, Alkohol, Tabak, Coca-Cola und Süßigkeiten erhöhen die Lebensfreude. Für sie gilt besonders die Grundregel, die Begierde und Trieb im Ernährungsverhalten ordnet: Maßhalten! Das Bewahren der inneren Unabhängigkeit kann jeden Menschen das für ihn richtige Maß finden lassen. Genußmittel sind jedoch nicht lebensnotwendig. Bei bestimmten Dispositionen oder Krankheiten werden sie zu Risikofaktoren; dann muß an den Verzicht appelliert werden. Das gilt für Krebskranke besonders vom Alkohol.

Besonderes Augenmerk ist auf die Zubereitung des Essens zu richten. Das Essen soll schmackhaft und gut gewürzt sein. Der Teller sollte nie zu voll geschöpft werden. Die farbliche Abstimmung der einzelnen Gerichte, ein schön gedeckter Tisch, Blumen und eine heitere Gesellschaft erhöhen die Freude am Essen. Denn es wird nicht nur mit dem Gaumen und der Nase, sondern auch mit den Augen und der Seele gegessen. Das Essen sollte mit einer

Suppe begonnen werden. Diese durchwärmt den Verdauungsorganismus und fördert die Sekretion von Verdauungssäften. Zu oder vor der Hauptmahlzeit soll eine Rohkost, besonders grüner Blattsalat gereicht werden. Der Hauptmahlzeit kann dann eine süße Nachspeise folgen.

Allem Lebendigen liegen Rhythmen zugrunde. Auch die Nahrungsaufnahme ist ein Rhythmus. Dieser Rhythmus ist in den Willen des Menschen gestellt. Unrhythmisches Essen fordert vom Organismus einen besonderen Kraftaufwand, um den äußeren Unrhythmus in einen inneren Rhythmus zu verwandeln. Das gilt für jeden Menschen, besonders aber für den kranken.

Was ißt der Mensch?

Die chemisch bestimmbaren Bausteine der Nahrung sind Kohlehydrate, Fett, Eiweiß und Salze.

Die *Kohlehydrate* sind in der Pflanzenwelt auch die Gerüstbildner. Der Gerüststoff ist die Zellulose, die vom Menschen nicht verdaut werden kann. Im Menschen bilden die Kohlehydrate an der äußeren Gestalt und der Gestaltung der Zwischenzellsubstanz. Im menschlichen Stoffwechsel sind sie die Schlüsselsubstanz des Stoffwechsels als Vermittler für die Bildung von körpereigenem Eiweiß und Fett. Pflanzliche Stärke wird im Verdauungsvorgang zu Zucker abgebaut, im Menschen wieder zur menschlichen Stärke (Glykogen) aufgebaut und in der Leber und Muskulatur gespeichert. Sie wird wieder zu Zucker verwandelt, wenn der Organismus ihn braucht. Dieser liefert die Energie zum Beispiel für die Muskelbewegung und für sonstige energiereiche Stoffwechselprozesse.

Körnerfrüchte (Weizen, Roggen, Gerste, Hafer, Hirse, Reis) und Kartoffeln sind die Träger von Stärke. Der Getreidehalm streckt sich senkrecht nach oben und speichert im Fruchtbereich die in den Blättern gebildeten Kohlehydrate als Stärke. Licht und Wärme des Sommers lassen die Körner reifen. Die Kartoffel dagegen ist ein in die Erde gestauchter Sproß, in dem die Stärke in die Dunkelheit des Bodens abgelagert wird. Von der Bildungsqualität her ist der Körnerstärke der Vorzug zu geben. Körner müssen gekocht werden. Das Kochen ist ein außermenschlicher Verdauungsprozeß, der die Körner überhaupt erst genießbar macht. Eine Ausnahme bilden ausgekeimte Körner, die, durch Wasser, Licht und Wärmeprozesse aufgeschlossen, besser verdaulich sind. Rudolf Steiner macht darauf aufmerksam, daß die Kartoffelstärke der Verdauung mehr Widerstand entgegensetzt und übermäßiger Kartoffelgenuß zu einem dumpfen Kopf führen kann. Des weiteren ist bekannt, daß junge Kartoffeln in der grünen Schicht unter der Schale das giftige Alkaloid Solanin bilden, das in letzter Zeit in den Verdacht gekommen ist, fördernd auf die Entwicklung einer Krebsgeschwulst zu wirken. So wird Rudolf Steiner Recht gegeben, der dringend angeraten hat, dem Krebskranken keine jungen Kartoffeln und nur zurückhaltend gelagerte Kartoffeln zum Essen zu geben.

Je mehr die in der Nahrung verwendeten Kohlehydrate sich der Stoffnatur des Traubenzuckers nähern, desto weniger werden die Abbaukräfte beansprucht und die innermenschlichen Substanzaufbauprozesse angeregt. Die bekannte Tatsache, daß Traubenzucker direkt ins Blut übergeht, ist von diesem Gesichtspunkt aus nicht positiv zu werten. Erhöhter Zuckerverzehr kann zwar unmittelbar als Kraftzuwachs erlebt werden. Durch die rasche Resorption des Zuckers kommt es aber zu Überregulationen und dadurch zu wechselnden Über- und Unterzuckerungen im Organismus. Das im Leibe tätige Ich braucht einen möglichst konstanten Blutzuckerspiegel, sonst schwindet das Bewußtsein; langfristig entarten Nerven und Blutgefäße. Wird die Süße mit frischen oder getrockneten Früchten, mit getrocknetem oder flüssigem Extrakt aus zuckerhaltigen Pflanzen oder mit Honig maßvoll genossen, verlaufen die Blutzuckerreaktionen physiologischer. Der Honig ist das älteste Süßmittel der Welt. Durch seinen Gehalt an verschiedenen Zuckern, organischen Säuren, Enzymen, Mineralstoffen und Vitaminen ist er eigentlich mehr ein Heilmittel als ein Genußmittel. Er sollte nicht in zu großen Mengen genossen werden. Interessant ist, daß Untersuchungen ergeben haben, daß der Zukkerkranke nach Honiggenuß keine Überregulationen bei den Blutzuckerwerten zeigt.

Der Kohlehydratstoffwechsel braucht Vitamin B und bestimmte Mineralsalze. Die Natur gibt den stärkehaltigen Nahrungsmitteln, besonders den Körnerfrüchten, beides mit. Bei der Verarbeitung zu Weißmehl oder kristallinem Zucker werden Mineralsalze und Vitamin B entfernt. Diese müssen dann aus den körpereigenen Depots genommen werden. Das kann zu Mangelzuständen führen.

Die als nichtverdaulich bezeichnete *Zellulose* ist dennoch ein wichtiger Nahrungsbestandteil. Noch nicht sehr lange wird diesen Faserstoffen eine große Bedeutung zugemessen. Als Ballast- oder Füllstoffe fördern sie den Weitertransport des Nahrungsbreies. Jüngere Untersuchungen lassen vermuten, daß die Ballaststoffe eine entgiftende Funktion haben. Fehlen sie längere Zeit in der Nahrung, steigt die Gefahr, an Krebs des Dickdarms, möglicherweise auch anderer Organe zu erkranken.

Die *Fette* sind am weitesten verdichtete Sonnenwärme. Das gilt besonders für die Pflanzenfette. Sie sind vor allem ein Energiedepot für den Pflanzenkeim. Im Tier- und Menschenreich sind sie Wärmespeicherstoff, plastisches Material zur Ausbildung der Körperformen und «Schmierstoff» für die innere Beweglichkeit von Organen und Geweben.

Es können drei Gruppen von Nahrungsfetten unterschieden werden:

– Pflanzenöle und -fette

– Milchfett, Eifett

– tierisches Fett.

Die Pflanzenöle sind Träger der sogenannten ungesättigten Fettsäuren. Diese Fettsäuren haben eine dynamische, regulierende Funktion für Fettmenge und -zusammensetzung. Hochkonzentriert kommen sie in den Keimölen, zum Beispiel in Weizenkeimöl, vor; deshalb sollten diese nur in kleinen Mengen, wie ein Heilmittel, eingenommen werden. In den grünen Blättern von Spinat und Salat sind sie feinverteilt vorhanden und sind ein wichtiger Regulator besonders bei der Aufnahme der viel weniger stoffwechselaktiven tierischen Fette. Eine Mittelstellung nimmt das Milchfett (Butter) ein. Sein Fettsäuremuster bildet ein vollkommenes Gleichgewicht zwischen ungesättigten und gesättigten Fettsäuren. Die Butter ist das ideale Streichfett, die Pflanzenöle sind die idealen Salat- und – nach dem Kochen erst zugegeben – Anrichtefette und die festen Pflanzenfette, zum Beispiel Kokosfett, vorzügliche Bratfette. Die letzteren zählen zu den passiven Fetten und haben von diesem Gesichtspunkt aus eine Verwandtschaft zu den tierischen Fetten. Wird aus den passiven festen Fetten das plastische Depotfett gebildet, so müssen die dynamischen Fette zur Verarbeitung dieser Depot-Fettsubstanz anwesend sein. Erstrebenswert ist ein Gleichgewicht. In der Butter ist es vorgebildet.

Aus Billigölen wird mittels Schwermetallkatalysatoren Margarine hergestellt. Diese feinen Schwermetallbeimengungen können nicht beseitigt werden, so daß bei großem Margarineverzehr auch unterschwellig toxisch wirkende Schwermetalle aufgenommen werden. Die Reform-Margarine wird durch Mischen von festen und flüssigen Pflanzenfetten hergestellt, sie ist also im allgemeinen schwermetallfrei. Sie bietet aber gegenüber der Butter keine Vorteile, denn die maßvoll verwendete Butter wird den Cholesterinspiegel nicht wesentlich beeinflussen.

Eine wichtige, funktionell den Fetten verwandte Substanz ist das Cholesterin. Die dynamisch wirkenden ungesättigten Fettsäuren der Pflanzenöle spielen in der Regulation des Cholesterinstoffwechsels eine wichtige Rolle. Deshalb sind Pflanzenöle (besonders Olivenöl, Sonnenblumenöl, Leinöl) ernährungstherapeutisch bei den mit erhöhten Cholesterinwerten einhergehenden degenerativen Gefäßerkrankungen wirksam. Es besteht aber heute der Verdacht, daß eine zu starke Senkung des Cholesterinspiegels durch extremes Ernährungsverhalten oder Medikamente die Disposition zu Krebs fördern kann.

Für die Pflanzenöle gilt, was auch für andere Lebensmittel schon beschrieben wurde: Sie sollen möglichst naturbelassen verwendet werden. Die heute angebotenen kaltgeschlagenen Öle sind oft nicht so naturbelassen, wie der Verbraucher glaubt. Je klarer ein Öl ist, desto eher sind technische Manipulationen vorgenommen worden. Ein Öl kann zwar kaltgeschlagen, später aber chemischen Klärungsprozessen ausgesetzt worden sein.

Ein übermäßiger Verzehr von tierischen Fetten kann über eine Cholesterinerhöhung zu degenerativen Veränderungen der Blutgefäße und der Gelenke führen. Eine größere Studie an Patienten in den USA legt nahe, daß ein überwiegender Verzehr tierischer Fette die Disposition für Mamma-Krebs erhöht, während bei der überwiegenden Verwendung pflanzlicher Fette dies nicht festgestellt werden konnte.

Das *Eiweiß* in Pflanze, Tier und Mensch ist die Grundsubstanz alles Lebendigen. Seine große Wandelbarkeit entspricht der Vielfalt seiner Aufgaben in den Organismen. Es können drei Qualitäten von Eiweiß unterschieden werden:

– das dynamische Eiweiß, das strukturbildend und Prozesse vermittelnd in den Zellen von Pflanze und Tier vorkommt

– das statische Eiweiß, das bei Tier und Mensch Haut und Bindegewebe bildet

– das Speichereiweiß, bei bestimmten Pflanzen im Samen abgelagert, bei Tier und Mensch die Muskulatur bildend.

Obst und Gemüse sind die Lieferanten des dynamischen Eiweißes. Nur 2 % beträgt der Eiweißgehalt in diesen Produkten. Aber der besondere Wert dieser Eiweißqualität liegt in der Anregung von Stoffwechselprozessen zur Bildung des eigenen Eiweißes im Menschen. Das Gerüsteiweiß spielt im wesentlichen keine Rolle. Das Speichereiweiß aus dem Pflanzenreich wird in Körnerfrüchten, Nüssen, Ölsaaten und Hülsenfrüchten aufgenommen. In den Hülsenfrüchten geht diese Eiweißbildung über die rein vegetativ-pflanzliche hinaus. Die Leguminosen sind in der Lage, in den Wurzelknöllchen in Symbiose mit Bakterien ihr Nitrat selbst aufzubauen, um daraus das Eiweiß Leghämin zu bilden. Die Nahrungspflanzen aus dieser Familie (z.B. Bohnen, Erbsen, Linsen, Soja) zeigen durch ihre Giftbildung, daß das Kosmisch-Seelische tiefer in sie eingreift. Weil sie deshalb schwerer verdaulich sind und zu Blähungen, Völlegefühl und manchmal auch Leibschmerzen führen, sollte beim Zubereiten das erste Kochwasser verworfen werden. Diese Hülsenfrüchte weisen einen Eiweißgehalt von bis zu 35 % auf. Symbiotische Eiweißbildung mit Bakterien und Giftbildung zeigen die Verwandtschaft dieser Nahrungsmittel zum tierischen Speichereiweiß. Auch die eßbaren Pilze sind Nahrungslieferanten. Sie können Bodenpflanzen genannt werden. Ihr gesamter Stoffwechsel ist vor allem auf die direkte Verwertung von organischem Material angewiesen. Der eigene Stoffaufbau ist nur schwach entwickelt. Es fehlt ihnen ja auch das grüne Blatt. Die Pilzeiweiße sind leicht verderblich. Die Pilze speichern Umweltgifte, besonders auch die Schwermetalle Cadmium und Blei. Für die Bereicherung des Speisezettels können sie gelegentlich verwendet werden. Der Krebskranke sollte sie aus den genannten Gründen aber meiden.

Mit Hülsenfrüchten und Pilzen als Lieferanten von Speichereiweiß ist der Übergang zum tierischen Eiweiß gegeben. Zur Fleischgewinnung muß das Tier geschlachtet werden; im Tod drückt sich das Tierseelische im Fleische ab. So ist einerseits das Fleisch als vorverdaute Pflanze leichter verdaulich; auf der anderen Seite überträgt sich das Tierseelische, wie oben beschrieben, auf den Menschen und macht ihn mehr sich selbst zugewandt und erdenschwerer. Daß das Seelische des Tieres Einfluß auf die Fleischqualität nehmen kann, wissen die Metzger. Wenn das sehr erregbare Schwein während des Transportes zum Schlachthof aus Angst stirbt, verändert sich die Qualität des Fleisches. Es ist dunkel, fest und relativ trocken. Im Streß wird zuviel Milchsäure im Muskel gebildet; der Milchsäuregehalt im Muskel (Fleisch) ist deutlich meßbar erhöht.

Es kann eine hygienisch-therapeutische Maßnahme sein, einem vegetarisch ernährten Schwerkranken eine Fleischzugabe zu verordnen, gerade um Ich und Seele wieder am Leib zu interessieren, den Appetit zu steigern und den Kranken wieder für die Freuden der Erde zu interessieren.

Was jetzt für das Fleisch ausgeführt wurde, gilt in etwas gemindertem Maße auch für den Fisch. Der Fisch wird zwar getötet, aber das Fisch-Seelische verbindet sich nicht so stark mit dem Fisch-Leiblichen (Kaltblüter).

Milch und Eiklar nehmen im Eiweißbereich eine Mittelstellung ein. Beide haben eine harmonische Mischung von dynamischem und gespeichertem Eiweiß. Milch und Eiklar werden im allgemeinen auch vom Vegetarier akzeptiert, weil sie aus dem nichtgetöteten Tier stammen und dazu dienen, ein werdendes Tier in das Leben hereinzuführen.

Ein besonderer Abschnitt sei der *Tomate* gewidmet. Ihre Beliebtheit ist in den letzten Jahrzehnten in der ganzen Welt gestiegen. Sie ist durch ihren Gehalt an Eiweiß, Salzen und Vitaminen ein wertvolles Nahrungsmittel. Erst wenn sie vollständig reif ist, das heißt genügend Licht und Wärme aufgenommen hat, verschwindet das in den grünen Teilen der Frucht gebildete Gift Solanin (s. Kartoffel). Rudolf Steiner empfiehlt sie in geschältem Zustand als wirkungsvolles Heilmittel bei chronischen Lebererkrankungen. Sie ist allerdings das einzige Nahrungsmittel (abgesehen vom Alkohol), das er empfahl, Krebskranken absolut zu verbieten. Dieses Verbot hängt mit dem Wesen der Tomatenpflanze zusammen. Ihr wucherndes Wachstum gedeiht besonders auf noch nicht kompostierten pflanzlichen Abfällen. Am liebsten ist es ihr sogar, wenn sie auf ihren eigenen Abfällen wächst. Diese Wesensmerkmale bergen die Gefahr, daß sie beim Krebskranken das Tumorwachstum fördern kann. Wenn gerade in jüngster Zeit Ernährungswissenschaftler einen günstigen Einfluß der Tomatenfrucht auf die Krebserkrankung propagieren, hängt dies damit zusammen, daß in der Tomate die Substanz Cumarin gefunden wurde. Dieser auch in anderen Pflanzen gefundenen Substanz wird ein hemmender Einfluß auf das Zellwachstum zugeschrieben. Dabei wird aber nur auf das Vorkommen dieser Substanz in der Tomate hingeschaut, aber nicht das beschriebene Wesenhafte der Tomate in das Urteil mit einbezogen.

Die vegetarische Küche kann den Bedarf an beiden Eiweißqualitäten vollkommen decken. Die Vielzahl der durch Impfung mit verschiedenen Bakterien hergestellten aromareichen Milchprodukte macht dies möglich. Eine mäßige Verwendung von Hülsenfrüchten, gewürzt mit aromatischen, die Verdauung fördernden Kräutern ergänzt das Speichereiweiß. Obst und Gemüse sorgen für eine ausreichende Zufuhr der dynamischen Eiweiße. So ist für eine gesunde Ernährung das Fleisch entbehrlich, sein Genuß aber in die Freiheit des einzelnen gestellt.

Unsere Wohlstandsgesellschaft neigt zur Eiweißmast. Das kann zu unvollständigem Abbau der Eiweißsubstanzen und damit verbundenen Fäulnisprozessen führen. Werden diese Spaltprodukte längere Zeit aufgenommen, kann es zu Ablagerungen von nichtausscheidbaren Eiweißkomplexen im Organismus kommen. Rheumatische Erkrankungen, Gicht, Allergien, Arteriosklerose oder Infektanfälligkeit können die Folge sein.

Die *Mineralsalze* sind ein wichtiger Bestandteil der Nahrung. Außer dem Kochsalz werden genügend Mineralsalze in pflanzlicher Nahrung aufgenommen. Ohne Zusatz von Kochsalz aber würden Tier und Mensch nicht leben können, denn an das Kochsalz mit seinem Natriumgehalt ist die Bewußtseinsbildung gebunden. Das zunehmende Verlangen der Menschen nach Kochsalz mag mit der zunehmenden Überwachheit des Menschen heute zusammenhängen. Physiologischerweise scheidet der Organismus ca. 5 bis 6 g Kochsalz am Tage aus. Dagegen ist der Kochsalzverzehr bis auf 20 g pro Tag angestiegen. Dieser hohe Salzverbrauch kann zu Nierenerkrankungen und hohem Blutdruck führen. Ein zu niedriger Salzverbrauch aber findet sich häufig bei Menschen, die zu niederem Blutdruck neigen. Für den Gesunden ist es wichtig, das rechte Mittelmaß zu finden. Es liegt bei ca. 6 bis 8 g. Beim hohen Blutdruck ist ein Entzug, beim niederen Blutdruck eine Zulage von Kochsalz als therapeutische Maßnahme anzusehen.

In den *Gewürzen* liegt das Geheimnis der Kochkunst. Sie geben den Speisen die geschmackliche Abstimmung und sind für die Köchin oder den Koch das, was die Farben für den Maler sind. Frisch oder getrocknet verwendet, fördern sie die Freude am Essen und regen den Appetit an.

Die Ernährung für den Krebskranken

Die geschilderten allgemeinen Gesichtspunkte für eine gesunde Ernährung gewinnen besondere Bedeutung, weil, wie an verschiedenen Stellen ausgeführt, ein Fehlverhalten in der Ernährung die Disposition für verschiedene Erkrankungen, auch für die Krebserkrankung, bilden oder fördern kann. Ist die Krebserkrankung da, so gelten diese Gesichtspunkte auch nach einer vollständigen Entfernung der Krebsgeschwulst durch Operation, Bestrahlung, Chemotherapie oder Hormontherapie. Denn durch diese Maßnahmen wird zwar der Tumor entfernt, zerstört oder in seinem Wachstum zurückgedrängt. Die tieferliegenden Ursachen der Krebserkrankung werden aber dadurch nicht geheilt. Dem widerspricht nicht, daß nach solchen Behandlungsmaßnahmen eine vollständige Heilung möglich ist. Diese Heilung aber wird dann durch wiedererstarkende Selbstheilungskräfte des Organismus bewirkt. Diese Selbstheilungskräfte werden durch eine gesunde Ernährung im dargestellten Sinne gefördert. Allerdings sollten einige Einschränkungen beachtet werden.

Bevor diese Ernährungsratschläge kurz zusammengefaßt werden, sollen die schulmedizinisch gesicherten oder vermuteten Zusammenhänge zwischen Fehlernährung und Krebserkrankung noch einmal genannt werden. Untersuchungen in Amerika lassen mit hoher Wahrscheinlichkeit annehmen, daß auch kleinste Mengen Alkohol Rezidive oder das Auftreten von Tochtergeschwülsten bei Brustkrebs fördern. Auch für das Auftreten bösartiger Tumoren am Dickdarm, der Gebärmutter und der Prostata werden diese Zusammenhänge angenommen. Andere Untersuchungen haben eine Verbindung von Brustkrebs und reichlichem Verzehr von tierischen Fetten aufgedeckt. Wurden vornehmlich pflanzliche Fette verwendet, konnte keine erhöhte Auffälligkeit festgestellt werden. Eine gesicherte Erkenntnis ist, daß der Mangel an Ballaststoffen das Auftreten von Dickdarmkrebs, möglicherweise auch von Tumoren anderer Organe fördert. Nicht ganz gesichert ist der Einfluß von Nitraten und Nitriten. Dagegen besteht die Wahrscheinlichkeit, daß Nitrosamine, die sich in gepökelten und geräucherten

Speisen bilden, Risikofaktoren besonders beim Magenkarzinom darstellen. Diese Erkenntnis stammt aus Japan. Dort ist Magenkrebs sehr häufig. Die Japaner brauchen viel Kochsalz und lieben gepökelte Nahrungsmittel.

Im folgenden seien die wichtigsten Gesichtspunkte für eine Ernährungsumstellung bei und nach Krebserkrankung zusammengefaßt.

- Eine *Pflanzen-, Milch-, Eier-Kost* ist anzustreben.
- Auf die *Anbauqualität* der Nahrungsmittel ist besonders zu achten.
- Die *Kohlehydrate* sollen vornehmlich in Form von Stärke zugeführt werden. Dafür eignen sich besonders Produkte der Körnerfrüchte, möglichst frisch zubereitet (mit Haushaltgetreidemühle) und wenig ausgemahlen. Bei Verdauungsschwäche sind Thermogetreide, gedarrte Körner oder Getreideflocken vorzuziehen. Bei der Mahlstufe des Brotes ist die Kau- und Verdauungsfähigkeit zu beachten.
- Zum Kochen soll *Fett* aus frischen, kaltgeschlagenen Ölen oder frischer Butter verwendet werden. Dabei empfiehlt es sich, Gemüse zu dämpfen und vor dem Anrichten Öl oder Butter dazuzugeben. Als Streichfett kann Butter verwendet werden.
- Das *Eiweiß* sollte vor allem aus Milchprodukten, Getreideprodukten, Früchten, Gemüse und mit Maß aus frischen Eiern bezogen werden. Die Verwendung von Fleischprodukten ist auf Situationen zu beschränken, bei denen aus seelischen Gründen oder bei schwerer Appetitstörung Fleischzulagen notwendig erscheinen.
- Der *Rohkostanteil* einer harmonisch gemischten Pflanzenkost sollte ungefähr ein Viertel der Gesamtmenge betragen. Bei zunehmender Verdauungsschwäche muß die Rohkost reduziert oder völlig weggelassen werden. Milchsaure Gemüse werden dann unter Umständen noch roh vertragen. Voll ausgereifte Früchte sind gut verdaulich. Bei schweren Verdauungsstörungen müssen auch diese gekocht werden.
- Einzelne *Fastentage* sind nützlich und heilsam. Längere Fastenkuren sind zu meiden. Fasten sollte immer unter strengen Kriterien und ärztlicher Leitung durchgeführt werden.

- Es wird empfohlen, *streng zu meiden:* Tomaten, junge Kartoffeln, Billigmargarine, Alkohol in jeder Form.
- Es wird empfohlen, *nach Möglichkeit zu meiden:* Fleisch, Wurst, Fisch, Pilze, tierisches Fett, raffinierter brauner oder weißer Zucker, Tabak.
- Es wird empfohlen, *mäßig zu verwenden:* abgelagerte Kartoffeln, Bohnen, Linsen, Erbsen, Soja, Lauch, Zwiebeln, Diätmargarine, Kaffee, schwarzer Tee, Coca-Cola, Konserven, Tiefkühlkost.

Die Ernährung darf nicht zum Dogma werden. Ernährungsfanatismus kann, wie schon beschrieben, kränkend wirken. Der Kranke darf auch nicht gezwungen werden, eine bestimmte Ernährungsform einzuhalten. Er muß aus Überzeugung eine Ernährungsumstellung bejahen. Wenn der Appetit fehlt, kann man auf eine Wunschkost übergehen. Bei fortgeschrittenen Krankheitsstadien ist es oft notwendig, auf eine Aufbaunahrung oder Sonderkost überzugehen. MALTISON ist eine Aufbau- und Ergänzungsnahrung, deren Zutaten aus biologisch-dynamischem und kontrolliert biologischem Anbau ohne Zusatz von Hilfsstoffen bestehen (Adresse am Schluß des Literaturverzeichnisses).

Ernährung heißt nicht Aufnahme von unorganischen oder organischen Stoffen. Wenn wir uns freimachen von der nur physikalisch-chemischen Betrachtungsweise unserer Nahrungsmittel, kann der Blick frei werden für die die Minerale, Pflanzen und Tiere schaffenden Kräfte in der Natur. Kein Mineral, keine Pflanze und kein Tier entsteht allein durch physikalische und chemische Prozesse. Lebendige und geistige Kräfte, die sich im ständigen Werden der äußeren Natur offenbaren, sind die Schöpfer unserer Nahrung. Das will Angelus Silesius in seinem Tischgebet zum Ausdruck bringen.

Das Brot ernährt uns nicht.
Was uns im Brote speist,
ist Gottes ewiges Wort,
ist Leben und ist Geist.

Literatur

Petra Kühne: *Ernährungssprechstunde.* Verlag Urachhaus, Stuttgart 1993.
Petra Kühne: *Lebensmittelqualität und bewußte Ernährung.* Verlag Freies Geistesleben, Stuttgart 1985.
D.M. Prescott/A.S. Felxer: Krebs – Fehlsteuerung von Zellen. Ursachen und Konsequenzen. In: *Spektrum der Wissenschaft,* Heidelberg.
Udo Renzenbrink: *Diät bei Krebs. Was tun zur Vorsorge?* Arbeitskreis für Ernährungsforschung e.V., Bad Liebenzell-Unterlengenhardt, [4]1991.
Rudolf Steiner: *Naturgrundlagen der Ernährung.* Themen aus dem Gesamtwerk 6, Taschenbuch, Verlag Freies Geistesleben, Stuttgart [4]1994.
Hans Werner: *Ernährungsratschläge für Gesunde und Tumorkranke. Mit Rezeptvorschlägen.* Tycho de Brahe-Verlag, Am Eichhof, 75223 Niefern-Öschelbronn (zu beziehen nur über den Verlag).

Herstellung und Vertrieb von Aufbau- und Ergänzungsnahrung MALTISON:
Johannes Klingma
Zwerweg 19
75378 Bad Liebenzell

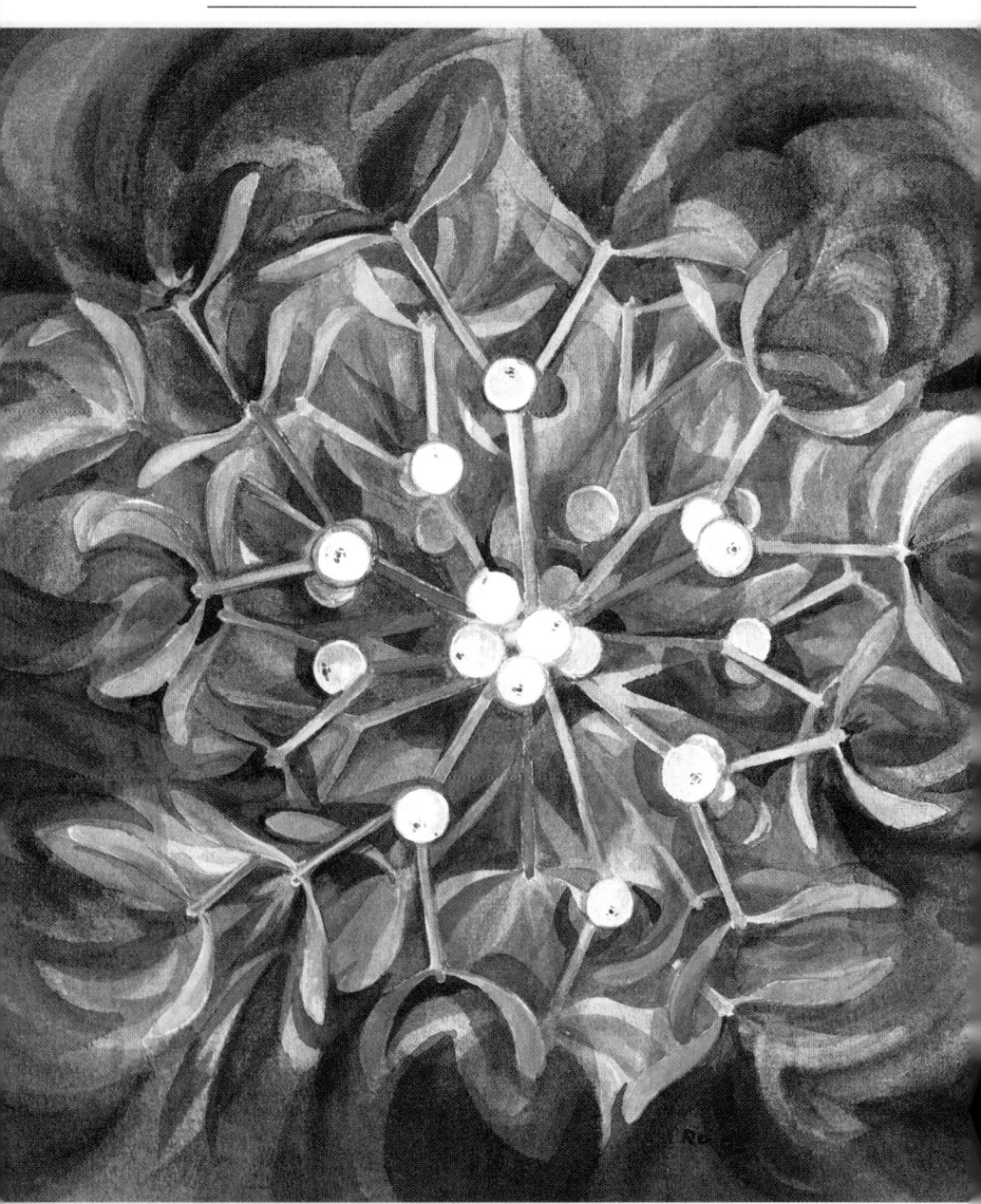

Vom Kosmos der Mistel

Die kugelrunde Sphäre ist ein Bild der uns umgebenden Sternenwelt, und mit ihrer Kugelgestalt scheint die Mistel auszudrücken, daß sie keine Erdenpflanze, sondern ein Kind des Kosmos ist.

Früher wußten die Menschen wie selbstverständlich, daß alles Leben auf der Erde aus dem Kosmos heraus gestaltet wird. An jeder Pflanze, besonders an der Gestalt und an den Formen der Blüten und Blätter, erkannten sie das Wirken des einen oder anderen Himmelskörpers. Sie wußten die Wirkungen der sieben seit dem klassischen Altertum bekannten Planeten aufzusuchen und sahen beispielsweise die Eiche aus den Kräften des Mars, die Esche aus den Kräften der Sonne, die Kirsche aus den Kräften des Mondes gestaltet. Im Fünfstern, den die Rose in ihren Blütenorganen zeigt, entdeckten sie das Pentagramm, das die Venus in ihrem Gang zwischen Erde und Sonne an das Firmament zeichnet. Für einige Jahrhunderte trat dieses Wissen um die kosmisch-irdischen Lebenszusammenhänge in den Hintergrund. Vordergründiges, nur dem Auge und später technischen Apparaten Zugängliches von rein irdischer Qualität und physikalischer Gesetzmäßigkeit, wurde wichtiger. Heute jedoch kann der Zusammenhang des irdischen Lebens und seiner Gestaltungen mit dem Gang und den Konstellationen der Sterne aus erneuerten geistigen Erkenntniskräften wieder neu ins Bewußtsein genommen werden.

Die Mistel scheint keine eindeutige Beziehung zu den sieben klassischen Planeten zu haben. Jahrzehntelange Untersuchungen legen vielmehr nahe, daß ihr Dasein von den Kräften eines anderen Wandelsternes getragen und gestaltet wird. Deutlicher als Saturn, Sonne oder Mond zeichnen sich in Mistelsäften, die durch besondere Verfahren zu farbigen und formenreichen Bildern gesteigert werden, die Einflüsse des Planeten Uranus ab. Uranus gehört, zusammen mit Neptun und Pluto, zu den erst spät entdeckten Planeten. Durch viele seiner Eigenschaften ist er, verglichen mit den sieben klassischen Planeten, ein Fremdling in der planetarischen Familie. Als erster der nichtklassischen transsaturnischen Planeten kann Uranus zugleich als Vertreter des Neuen, des die Grenzen Überschreitenden empfunden werden und auf seine Weise Zukünftiges repräsentieren. Uranus kann, von einem bestimmten Blickwinkel aus, insbesondere als Planet des gegenwärtig ausklingenden Jahrhunderts gelten. Seine Opposition und Konjunktion mit Neptun, die in einem Rhythmus von rund 85 Jahren aufeinanderfolgen, finden an dessen Beginn und an dessen Ende statt und umrahmen es wie die Pfeiler eines mächtigen, in der Zeit gegründeten Torbogens.

Es verwundert vor diesem Hintergrund wenig, daß die Mistel am Anfang eben dieses 20. Jahrhunderts sowohl naturwissenschaftlich als auch geisteswissenschaftlich neu entdeckt wird und daß ihr bei dessen Ausklang zunehmend auch die ihr zukommende medizinische Anerkennung zuteil wird.

Die Mistelblüte 175

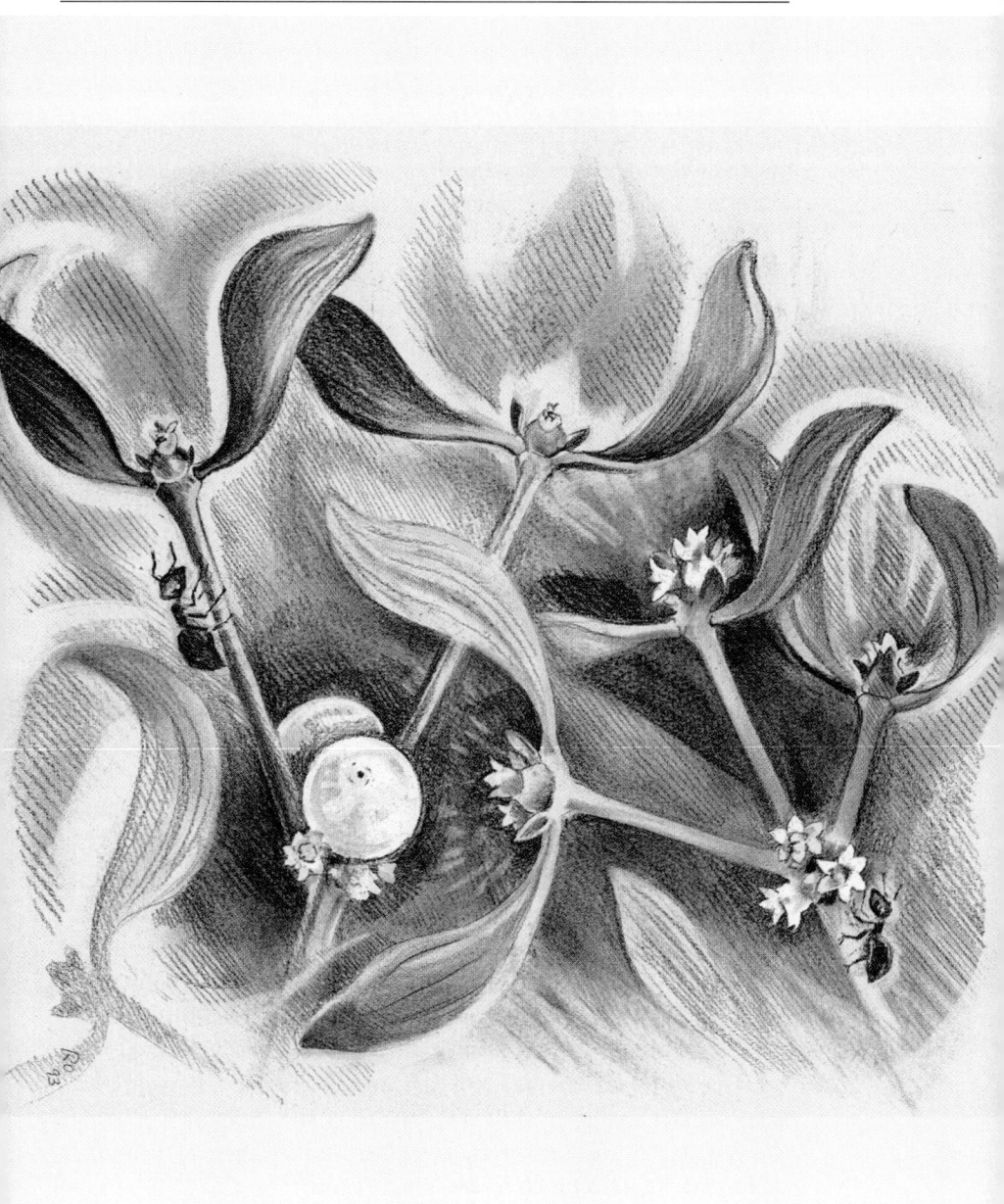

Die Mistelblüte

Gestalt und Wachstumsrhythmen stellen die Mistel außerhalb des für die Pflanze allgemein Üblichen. Und so blüht sie im Februar, zu einer Jahreszeit, in der ihre Wirtsbäume sich noch in tiefer winterlicher Ruhe befinden. Je nach Klima des Ortes und Witterung des Jahres können auch schon im Januar, zuweilen bereits um Weihnachten blühende Misteln entdeckt werden. Doch obwohl die Bäume ihr Laub abgeworfen haben und kaum eine andere Pflanze das Auge auf sich zieht, ist es nicht einfach, die Blüten der Mistel bewußt wahrzunehmen. Ihre Organe sind unscheinbar und nur wenig gestaltet in Farbe und Form.

Die Mistel blüht auf zweierlei Weise, wobei die eine Blütenart vor allem deutlich größer ist als die andere. Wenn erstere sich öffnet, klappen vier fleischige, länglich-schmale und goldgelb gefärbte Blütenblätter auf. An deren Innenseiten quellen aus zahlreichen Kammern große, klebrige Pollenkörner hervor. Die andere, deutlich kleinere Blütenart besteht nur aus einem kleinen grünen Kügelchen, auf dem sich oben vier winzige goldgelbe Blütenblattzipfel entfalten. Sie geben in ihrer Mitte die papillöse Narbe frei.

Die Blüten sitzen meist zu dritt auf der stark gestauchten Kurztriebachse, die zwischen den diesjährigen Zweigen das im vorigen Jahr angelegte Wachstum fort- und an sein Ziel führt. Die größeren, auch als männliche bezeichneten Pollenblüten werden taschenartig von einem Hochblattpaar eingehüllt, die kleinen, weiblichen Fruchtblüten dagegen von deren zwei.

Ein Mistelbusch trägt entweder nur Pollen- oder nur Fruchtblüten, und weil die in Größe und Gestalt deutlich unterscheidbaren männlichen und weiblichen Blüten auf unterschiedlichen Pflanzen leben, wird die Mistel als zweihäusig bezeichnet. Kommen auf einem Baum oder in einer Gruppe von Bäumen mehrere Mistelbüsche vor, so sind die männlichen Pollenpflanzen gegenüber den weiblichen Fruchtpflanzen in der Regel deutlich in der Minderzahl.

Damit ihr Blütenstaub auf die Narbe der Fruchtblüte gelangt, bedarf die Mistel der Hilfe anderer Naturwesen. Ihre Pollenkörner sind so groß und kleben so sehr aneinander, daß sie nicht vom Wind erfaßt und durch die Luft fortgetragen werden können. Um die Mistelblüte dennoch an ihr Ziel, die Bestäubung, zu führen, müssen kleine sechsbeinige Helfer wie Ameisen, Fliegen und Schwebfliegen, die auch im Winter nicht ruhen, den Pollen von den männlichen Blüten abholen und auf die weiblichen Blüten hinübertragen. Erstere locken die Insekten mit einem schweren, süßlichen Duft, der tief im Innern der Pollenblüten verborgenen Nektarquellen entströmt, während sie von letzteren reich belohnt werden mit einem Nektar, der die Narbe der Fruchtblüte – zumal an sonnigen und warmen Wintertagen – wie ein Honigsee umspült.

Hans Werner

Spuren der Krebsentstehung in der Biographie

*«Die Kreuze im Leben des Menschen sind wie
die Kreuze in der Musik: sie erhöhen!»*
　　　　　　　　　　　Ludwig van Beethoven

Was ist eine Biographie?

Geborenwerden und Sterben markieren Anfang und Ende jeder biographischen Gestalt. Was sich dazwischen als Lebensstrom entfaltet, ist ein vielschichtiges Netzwerk von Lebenstatsachen, Lebensbegegnungen und Lebensereignissen. Ursachen und Wirkungen weben so den wundersamen, einmaligen Teppich des menschlichen Lebenslaufes. Eine Zeitgestalt voller Rätsel und Geheimnisse entsteht, deren Bildcharakter sich nur dem liebevollen Betrachter erschließt, der die unendlich vielen aus Vergangenheits- und Zukunftswirkungen entstehenden Gegenwarten zu einem Lebenspanorama, also einem lebendigen Bild zusammenfügen kann. Ein Staunen beginnt, wie vieler Wege, Umwege, Entscheidungen und Verknüpfungen es oft bedarf, bis eine Begegnung oder ein Erlebnis eintritt, und wie von diesem Ereignis dann wieder in die verschiedenen Ebenen menschlichen Daseins – leiblich, seelisch und geistig – Wirkungen und Impulse ausgehen können. Aber an das Staunen müssen sich Fragen anschließen, wenn wir versuchen wollen, wenigstens einen Teil des Geheimnisvollen und Rätselhaften zu entschleiern und Zusammenhänge zu entdecken.

Aus dem Dunkel der Ungeborenheit bringt der Mensch eine Fülle von fördernden und hinderlichen Lebensgaben mit auf die

Erde. Seine Leibesorgane, Seelen- und Geistfähigkeiten bildet er im Zusammenhang des Mitgebrachten mit den äußeren Bedingungen nach und nach aus. Zu den äußeren Bedingungen gehören Landschaft, Sitten und Gebräuche, Eltern, Freunde, Lehrer und Ereignisse. Er benutzt die erworbenen Fähigkeiten, sich seinen Lebensbereich zu schaffen und seine Lebensziele zu verwirklichen. Jede menschliche Biographie ist deshalb etwas Einmaliges und Individuelles, weil die Vielfalt der mitgebrachten und hinzukommenden inneren und äußeren Lebensbedingungen so groß ist, daß kein Lebensbild dem anderen gleicht.

Und doch muß die Frage gestellt werden, ob nicht jeder Biographie eine allgemeingültige Gesetzmäßigkeit zugrunde liegt, die durch persönliche und überpersönliche Einflüsse ihre individuelle Ausbildung erfährt.

Biographische Gesetzmäßigkeiten

«Der Mensch ist wirklich aus abgerissenen Entwicklungsströmen, die von sieben zu sieben Jahren verlaufen, zusammengesetzt, und es knüpft immer ein Späteres an ein Früheres an; es ist nicht ein einseitiges Fortsetzen, sondern es greifen immer andere Verhältnisse ein.» Rudolf Steiner

«Unser Leben währet 70 Jahre, und wenn es hoch kommt, sind es 80 Jahre ...», so beschreibt die Bibel in Psalm 90, 10 die menschliche Lebensdauer. Damit ist auf eine allgemeine Grundregel des menschlichen Lebens hingewiesen. Lebt der Mensch länger, so wird das in der angeführten Bibelstelle als Gnade und damit als Möglichkeit für völlig neue Lebensansätze bezeichnet. Lebt er kürzer, so hat sein Schicksal dieses so gewollt. – Um das 35. Lebensjahr erreicht der Mensch die Lebensmitte. Sie ist ein wichtiger Wendepunkt. Der Mensch wird jetzt aus einem vorwiegend Werdenden, seine leiblichen, seelischen und geistigen Fähigkeiten Ausbildenden zu einem mehr Schaffenden. In der zweiten

Lebenshälfte kann er diese Fähigkeiten als Gestalter seines Lebensumkreises benutzen. Natürlich überschneiden sich die Qualitäten dieser beiden Lebensphasen, denn der Mensch gestaltet sein Leben auch schon vor der Lebensmitte und sollte auch nach der Lebensmitte ein Lernender bleiben. Doch in der ersten Hälfte ist der Mensch mehr von Natur ein Lernender, in der zweiten ist es in seine Freiheit gestellt, ob er das in der ersten Lebensphase Erworbene nur beibehalten oder sich offenhalten will für neue Einsichten und Erkenntnisse. Erhält er sich diese Offenheit nicht, droht seelische Erstarrung, die zu leiblichen und seelischen Hemmnissen für ihn selbst und seine Umgebung werden kann.

Warum wird der Mensch um das 7. Lebensjahr herum schullernfähig, um das 14. geschlechtsreif und um das 18. bis 21. urteils- und handlungsverantwortlich? Warum gingen auch schon im Mittelalter die jungen Menschen zwischen 21 und 28 auf die Wanderschaft und machten um das 28. Lebensjahr herum die Meisterprüfung? Diese Ordnung ist keine Willkür; in ihr wird eine Grundregel des menschlichen Lebenslaufes sichtbar. Ein wesentlicher Grundrhythmus im Werden des Menschen ist der Siebenjahresrhythmus. In Siebenjahresschritten vollzieht sich die Entwicklung und Reifung des Menschen. Dabei sind die Veränderungen der Jahrsiebtübergänge in der ersten Lebenshälfte deutlicher beobachtbar als in der zweiten Hälfte. Diese Entwicklungsstufen kann man auch als «Geburten» bestimmter Daseinsqualitäten bezeichnen. So findet in den ersten sieben Jahren nach der *Geburt des physischen Leibes*, der primär aus der elterlichen Substanz gestaltet ist, eine Umbildung und Anpassung des Leibes an die individuellen Bedürfnisse des Menschen statt. Zeichen für diese Auseinandersetzung sind die Kinderkrankheiten. Gehirn und Nervensystem reifen aus, und die zweiten Zähne werden gebildet. Dann wird das Kind um das 7. Lebensjahr herum schullernfähig, weil jetzt Teile der leiblichen Wachstumskräfte frei werden und als seelische Gedächtnis- und Denkkräfte eine neue Lernqualität ermöglichen: *Geburt der Lebens-Denkorganisation.*

Im zweiten Jahrsiebt reifen die verschiedenen Rhythmusorgane des Menschen aus, besonders Herz, Lunge und Wirbelsäule. Die

Rhythmen werden individualisiert, und der Leib gestaltet sich geschlechtsspezifisch um. Um das 14. Lebensjahr ist der Mensch dann erdenreif, und es wird ein Teil der bis dahin im Leibe tätigen Seelenorganisation frei; damit erwacht das eigene Gefühlsleben: *Geburt der Seelen-Gefühlsorganisation.*

Dann löst sich der Jugendliche aus den Elternbindungen. Er entdeckt das eigene Seelische und beginnt, die Welt anders anzusehen. Das bedingt die Eigenart des so turbulent verlaufenden dritten Jahrsiebtes. Jetzt kommt die Knochenbildung der Gliedmaßen und damit zugleich die gesamte individuelle Leibbildung, Gestik und Mimik zu einem Abschluß. Das Ich des Menschen, bis dahin überwiegend in dieser individuellen Leibesbildung tätig, kann nun den Leib und die Seelentätigkeiten Denken, Fühlen und Wollen als Instrumente zur Erreichung seiner Lebensziele benutzen: *Geburt des Ich.*

Die Beschreibung der ersten Entwicklungsstufen des Menschen hat zugleich gezeigt, daß das Wesen des Menschen erst vollständig beschrieben wird, wenn es gegliedert wird in

– physischer Leib

– Lebensbildekräfte

– Seele

– Ich (Geist).

Diese Gliederung ist die Grundlage des anthroposophischen Menschenverständnisses. Sie fußt auf der geistigen Forschung Rudolf Steiners und erschließt sich auch einer unvoreingenommenen Beobachtung.

Auch in alten Zeiten gab es ein Wissen um die beschriebenen biographischen Grundregeln:

Ist in dem unerwachsenen Kind das Gehege der Zähne
aufgewachsen, es wirft sie ab im siebenten Jahr.
Dann, wenn ihm Gott die zweite Siebenzahl glücklich vollendet,
macht er durch Zeichen kund, daß ihm die Mannbarkeit naht.
In der dritten noch wachsen die Glieder: das Kinn wird flaumig,
so daß die Haut wechselt ihr Blütengewand.

In der vierten Siebenerzahl entwickelt die höchste
Kraft ein jeder, woraus klar sich die Tugend erweist.
In der fünften wird's Zeit, daß man der Hochzeit gedenke,
Nachwuchs an Kindern sich sichere für künftige Zeit.
In der sechsten betreibt nur Biedres der Wille des Mannes,
nicht mehr ist er bereit, nichtige Dinge zu tun;
Geist und Zunge am besten sind dann, wenn die siebte
und achte Siebenheit blüht, da sind vierzehn an Jahren zusammt.
Auch in der neunten noch ist er stark, doch wird schon
die Leistung mäßig, wenn du des Mannes höchste Entfaltung vergleichst.
Wenn nun zum zehnten Male der Gott sieben Jahre vollendet,
nimmer zu früh traf ihn alsdann das Todesgeschick.

Clemens von Alexandria (4. Jahrh.)

Diese Grundgesetzmäßigkeiten gelten für jeden Menschen. Die individuelle Biographie entsteht nun aus dem, was der Mensch als inneres Schicksal bei der Geburt mitbringt, und dem, was im Laufe des Lebens als äußere Bedingungen, Ereignisse und Erlebnisse diese allgemeinmenschliche Grundschwingung überlagert. So können mitgebrachte leibliche Gesundheitskräfte oder Behinderungen und seelische Verhaltensweisen – *das innere Schicksal* – maßgeblichen Anteil an der Gestaltung der persönlichen Biographie haben. Auf der anderen Seite trifft auf diese mitgebrachten Qualitäten alles das, was als *äußeres Schicksal* in Lebensbedingungen, Begegnungen und Erlebnissen während des Lebens auf den Menschen zukommt. Das äußere Schicksal muß von den inneren Kräften des Menschen verarbeitet und verwandelt werden. Inneres und äußeres Schicksal sind so die biographie-konstituierenden Kräfte. Sie drücken der biographischen Entfaltung den individuellen Stempel auf. Sie werden in ihrer zukunftbildenden Qualität ganz wesentlich durch die urteilende und handelnde Persönlichkeit geführt (vgl. den Beitrag von Klaus Dumke).

Wie entstehen Krankheiten?

«Jede Krankheit ist eine Gabe des Schicksals zur Selbstbesinnung.» Rudolf Steiner

Der Mensch lebt in ständiger Auseinandersetzung mit der ihn umgebenden Natur, Kultur und sozialen Situation. Auf der Ebene des Leibes muß er Nahrung und Atemluft aufnehmen und zu Eigenem umschaffen. Auch was durch die Sinne, die Seele und geistige Betätigung in ihn hereinkommt, muß durch Verwandlung und Verinnerlichung in neue Lebensqualitäten umgeschaffen werden. Der Mensch ist im weitesten Sinne in allen Daseinsebenen ein «Verdauungswesen» (vgl. die Beiträge von Hans Werner über Ernährung und von Klaus Dumke). Diese Verdauungstätigkeit leistet er mit den Kräften, die zum Bereich des inneren Schicksals gehören. Krank kann der Mensch werden, wenn ihm diese Verdauungstätigkeit nicht oder nur teilweise gelingt und dann im Leiblichen, Seelischen oder Geistigen etwas Fremdes verinnerlicht wird (vgl. den Beitrag von Michaela Glöckler). Kann der Mensch fremde Eiweißsubstanz in der Nahrung – zum Beispiel von Erdbeeren oder Fisch – oder in der Luft – zum Beispiel Blütenpollen – nicht genügend auflösen, so wird Nesselsucht oder Heuschnupfen auftreten; der Organismus versucht, die fremde Substanz über die Haut auszuscheiden. Wird zum Beispiel das Sinnesorgan Ohr immer wieder einem überstarken Geräuschpegel ausgesetzt – Walkman, Disco und so weiter –, so kann das Hörorgan bleibend geschädigt werden. Werden akute oder chronische seelische Kümmernisse nicht verarbeitet, so wirken sie in den unterbewußten Schichten der Lebensorganisation als Fremdkörperliches und können von dort störend auf die physiologischen Prozesse des Körpers einwirken. Das führt dann zu Krankheitsdispositionen oder zu Krankheiten. Werden geistige Inhalte unverarbeitet aufgenommen, so können sie in allen Ebenen des menschlichen Daseins Ursache von krankhaften Störungen werden.

Was jetzt als Krankheitsursachen geschildert wurde, kann sich im Verlaufe der Biographie als Disposition zu bestimmten Krankheiten, funktionellen Vorstufen von Krankheiten, funktionellen oder organischen Krankheiten entwickeln. Auf der anderen Seite besteht aber immer auch die Möglichkeit, daß sich entstehende Krankheitstendenzen durch Änderung der Lebensumstände, durch eigene Einsicht in Fehlverhalten und Änderung von Lebensgewohnheiten oder durch Heilmaßnahmen wieder ausgleichen und so eine drohende Krankheitssituation wieder überwunden wird.

Krankenbiographische Skizzen

An zwei krankenbiographischen Skizzen soll der Versuch unternommen werden, Bezüge zwischen biographischen Elementen und dem Auftreten einer Krebsgeschwulst aufzufinden.

Eine 52jährige Patientin kommt aus Schweden in unser Krankenhaus. Sie ist zartgliedrig, blaß und sehr geschwächt. Auffallend ist ihr Leibesumfang, der durch Krebsabsiedelungen und Wasserstauung im Bauchraum bedingt ist.

Sie ist in einer deutschen Großstadt geboren worden. Ihre Mutter ist während der Geburt gestorben. Die Mutterstelle vertritt die Großmutter. Ihre Kindheit hat sie harmonisch empfunden. Masern und Windpocken hat sie problemlos überstanden. Mit fünf Jahren wird sie schon eingeschult. Von 9 bis 14 wird sie von einem Hauslehrer unterrichtet. Dann folgt ein Jahr Internatsschule, die in ihrer Erinnerung schreckliche Spuren hinterlassen hat. Sie ist von Heimweh geplagt und atmet auf, als sie dann wieder zu Hause in die Schule gehen kann. In ihrem 17. Lebensjahr heiratet der Vater wieder. Sie erlebt die neue Mutter als böse. 18jährig wird sie am Blinddarm operiert. Dann häufen sich die Ereignisse um das 19. Lebensjahr. Sie macht Abitur und wird anschließend als Lehrerin dienstverpflichtet. Sie wird Luftschutzwart und erlebt die schrecklichen Bombardierungen ihrer Heimatstadt. Der Vater wird von den Nationalsozialisten verfolgt und schließlich in den Selbstmord getrieben. Die Russen besetzen die Stadt, und sie hat mehrere lebensbedrohliche Begegnungen mit russischen Soldaten. – Im 21. Lebensjahr flieht sie in den Westen und erlebt dort Not und Einsamkeit. Mit 23 Jahren übersiedelt sie nach Schweden und beginnt eine Goldschmiedelehre. 24jährig heiratet sie und hat wenige Monate danach eine Fehlgeburt. Schon in den ersten Monaten stellt sich heraus, daß der Ehemann an einer Schizophrenie erkrankt ist. Das bringt andauernde Spannungen und Kränkungen bis zur Trennung mit 27 Jahren. – Ein volkswirtschaftliches Studium und die Übernahme einer Industrievertretung festigen ihre Existenz, so daß sie mit 35 Jahren ein eigenes Haus und einen großen Freundeskreis hat. Die Zeit, in der sie trotz großer Arbeitsbelastung viele Reisen unternehmen kann, wird bei der 46jährigen jäh unterbrochen. Sie erkrankt an einem Brustkrebs, nimmt aber wenige Wochen nach der Operation ihre Arbeit wieder auf. In ihrem 51. Lebensjahr stirbt ihre Stiefmutter, zu der sie in den Jahren zuvor ein freundschaftliches Verhältnis entwickeln konnte. Sie achtet nicht darauf, daß ihr Leib allmählich stärker wird, bis der Hausarzt drängt, sich operieren zu lassen. Eine nicht mehr operable zweite Krebsgeschwulst im Bauchraum, wahrscheinlich von der Bauchspeicheldrüse ausgehend, wird gefunden.

Sie ist vollständig über ihren Zustand und die Prognose dieser Erkrankung orientiert. Durch eine Mistelbehandlung geht die Größe der Absiedelungen im Bauchraum zunächst zurück, und sie wird so gekräftigt, daß sie vorübergehend wieder nach Schweden zurückreisen kann. Mehrere Aufenthalte in unserem Krankenhaus helfen ihr immer wieder, bis sie dann 2 1/2 Jahre später bewußt auf den Tod zugeht, sicher, daß das erlebte Leid seine Früchte in späteren Erdenleben bringen werde.

Der 56jährige Patient kommt in meine Sprechstunde. Er ist groß gewachsen, sehr wortkarg und in sich verschlossen. Er spricht nicht gerne über sich und seine Probleme. Auf der anderen Seite strahlen seine Augen Vertrauen und Hilfsbereitschaft aus und hat er sich etwas positiv Kindliches in seinen Gesichtszügen erhalten. Er war wenige Wochen vorher operiert worden; es wurde ein nicht mehr zu operierendes Magenkarzinom festgestellt. Der operierende Arzt gab ihm noch eine Lebenszeit von zwei bis drei Monaten.

Im Alter von vier Jahren erkrankt er an einer schweren Lungentuberkulose. Bis dahin scheint sich nichts Besonderes ereignet zu haben. Diese Lungenerkrankung geht in ein kindliches Bronchialasthma über, das bis zum 17. Lebensjahr eine schwere seelische Belastung darstellt. Dann nimmt er eine Arbeit als Holzfäller an, und das Asthma verschwindet. Vom 18. bis 20. Lebensjahr ist er arbeitslos. Er meldet sich dann freiwillig zur Reichswehr, um irgendeinen Lebensinhalt zu haben. Ein Sturz in eiskaltes Wasser führt zu einer schweren Rippenfell- und Lungenentzündung. Drei Tage liegt er bewußtlos in Fieberdelirien. Seit dieser Zeit, bis zum 42. Lebensjahr, besteht eine auffallende Neigung zu häufiger hochfieberhafter Bronchitis. Ein Kropf ist seit dem 15. Lebensjahr bekannt. Er vergrößert sich im Laufe der Jahre, besonders vom 42. Lebensjahr an; wegen Atembeschwerden durch Behinderung der Luftröhre wird er mit 50 Jahren operativ entfernt. Seit einer schweren fieberhaften Magen-Darmentzündung mit 30 Jahren klagt er immer wieder über Beschwerden im Magen-Darmbereich. Im 54. Lebensjahr stellen sich abendlich erhöhte Temperaturen bis über 38° ein. Diese Temperatursteigerungen sind aber nicht wie früher mit Bronchitis oder Erkältung verbunden. Mit 56 Jahren klingen diese Erscheinungen ab. Kurz danach wird das Magenkarzinom entdeckt.

Das Asthma hat die Kindheit und Jugendzeit überschattet. Ohne Schwierigkeiten wieder atmen zu können, nachdem er im Wald gearbeitet hat, empfindet er als ein großes Geschenk. Auch die unverschuldete Arbeitslosigkeit belastet ihn sehr. Nach der Entlassung aus der Reichswehr wird er LKW-Fahrer. Mit 27 Jahren nimmt er die Stelle eines Stellwerkaufsichtsbeamten bei der Bahn an und hat diese Tätigkeit bis zur Feststellung der Krebserkrankung ausgeübt. Die Bewegungsarmut hat er immer durch Arbeit im Wald oder Garten zu kompensieren versucht. Fünf Jahre lang ist er Gebirgsjäger an der Front und hat vor allem im Osten schwere körperliche Einsätze mit seelischen Belastungen leisten müssen. Strapazen, Lebensgefahren und Verwundung haben sich tief in seiner Erinnerung eingegraben. Von seiner Frau fühlte er sich nicht verstanden. Er war ein einsamer Mensch.

Ein halbes Jahr vor der Entdeckung des Karzinoms trifft ihn ein familiärer, tiefkränkender Schicksalsschlag, den er innerlich nicht überwinden kann. Im Anschluß an die Operation findet eine Spezialbehandlung statt, die trotz weiterem Gewichtsverlust anfänglich zu einer Besserung für einige Wochen führt. Nach Wiedereinsetzen der Verschlechterung wird eine Mistelbehandlung begonnen und bis zum Tode beibehalten. Darunter stellte sich eine nicht mehr erhoffte Besserung des Allgemeinzustandes und des Lebensgefühles ein. Er bekommt wieder runde Backen, und die Magenschmerzen verschwinden. Obwohl ihm das Urteil des Operateurs bekannt ist, daß er nur noch wenige Wochen Lebenszeit habe, nimmt er eine positive Haltung zu seinem Schicksal ein, versucht einen gesunden Lebensrhythmus zu finden und führt die Behandlung mit eisernem Willen durch. Er kann wieder im Garten arbeiten, große Spaziergänge machen und fährt noch acht Wochen vor seinem Tode mit dem Moped in die 17 km entfernte Arztpraxis. Danach tritt ein rascher Kräfteverfall ein. Sein christlicher Glaube trägt ihn durch die nun folgende schwere Zeit.

«Wie können wir die große Selbstkorrektur des Lebens anders als ahnungsvoll verfolgen?»   Christian Morgenstern

Bei der zuerst beschriebenen Patientin sind das Entbehren der blutgebundenen Mutterliebe einschließlich der Brusternährung, die schreckliche Zeit im Lyzeum, der kränkende Verlust des Vaters sowie das Nichtgelingen der Ehegemeinschaft und die Fehlgeburt Stufen einer Kränkung. Diese in verschiedenen Entwicklungssituationen auftretenden Kränkungen bewegen sich alle auf der Ebene der Ich-Du-Beziehung. Ist es ein Zufall, daß das Entstehen der Krebsgeschwulst in der Brust mit 46 Jahren sich um die Lebensmitte spiegelt mit dem Zeitpunkt, in dem die Patientin in zweifacher Weise in das Nichtgelingen der Bildung einer Lebensgemeinschaft hineingeführt wird: die mißlingende Ehe und die Fehlgeburt mit

24 Jahren? Betroffen ist das Organ, das der urbildhaften, naturgebundenen Ich-Du-Beziehung zwischen Mutter und Kind in der Bildung der Muttermilch dient.

Im 19. Lebensjahr findet sich eine Häufung von Ereignissen – Abitur, zu frühe Verantwortung als Lehrerin, Belastungen als Luftschutzverantwortliche während der schweren Angriffe auf die Vaterstadt, Seelennot und Lebensbedrohung durch russische Soldaten. Diese tiefeinschneidenden seelischen Nöte und die Verantwortungslast können bei der allgemeinen Notsituation in den Kriegsjahren nicht ausreichend verarbeitet werden. Das zeigt sich nun wieder in der Spiegelung um die Lebensmitte im Auftreten der zweiten Krebserkrankung im Alter von 52 Jahren. Die Bauchspeicheldrüse ist ein Zentralorgan der Verdauung. Durch dieses Drüsenorgan wirkt das im Leibe tätige Ich an der Überwindung des Fremdcharakters der Nahrungsstoffe mit. Die Erfahrung zeigt, daß dieses Organ besonders störungsanfällig ist, wenn akute und chronische seelische Kränkungen nicht ausreichend verdaut, als seelisch Fremdkörperliches verinnerlicht werden. Ist so in diesem Organ die Disposition und/oder eine funktionelle Vorstufe der Krebserkrankung durch diese seelische Überbelastung im 19. Lebensjahr entstanden?

Bei dem 56jährigen Patienten mit Magenkarzinom ist über die Kindheit nicht viel zu erfahren. Der Vater ist an einer schweren Blutgefäßsklerose bei Alkohol- und Nikotinabhängigkeit schon mit etwa 60 Jahren gestorben. Vielleicht hat diese Situation die Kindheit überschattet. Zweifellos aber bedeutet die frühkindliche Asthmaerkrankung bis zum 17. Lebensjahr mit häufigen Atemnot- und Angstzuständen eine schwere seelische Belastung. Arbeitslosigkeit, später Drill bei der Reichswehr, Kriegserlebnisse, Abhängigkeit und duldsame Unterordnung in der Ehe sind chronische seelische Belastungen. Der in sich gekehrte Patient hat dieses immer über sich ergehen lassen, ist aber nicht in der Lage, diese Konfliktsituationen völlig zu verdauen. Dies äußert sich im Auftreten leiblicher Störungen.

In der Soldatenzeit treten erstmals Magenbeschwerden auf, die ihn dann bis zum Lebensende begleiten. Der Magen also ist das

Angriffsziel der nicht verdauten seelischen Kränkungen. Die chronischen Entzündungen dieses Organes sind die Folge. Sie schaffen die Voraussetzung für das Auftreten der bösartigen Erkrankung.

Es bleibt noch die Frage nach der Bedeutung der häufigen fieberhaften Bronchitiserkrankungen zwischen 21. und 42. Lebensjahr. Sind diese Ausdruck einer guten Abwehrlage bei von Kindheit auf geschwächter Lungenorganisation? Und können die zwei Jahre vor Entdeckung des nicht mehr operablen Magenkarzinoms immer wieder auftretenden Fieberschübe ohne sonstige Krankheitssymptome als ein Selbstheilungsversuch gegen das sich entwickelnde Krebsleiden angesehen werden?

Schon im letzten Jahrhundert wurde beobachtet, daß nach hochfieberhaften Erkrankungen Spontanheilungen bei an Krebs erkrankten Menschen auftreten können. Wenn auch zwischendurch fast vergessen, galt in früheren Zeiten und auch jetzt wieder Fieber nicht als Krankheitssymptom, sondern, mit Ausnahme des Fiebers bei massivem Zellzerfall, als heilende Reaktion gegenüber Fremdbesiedlung (Bakterien, Viren und so weiter) und Fremdwachstum. Es kann also zumindest vermutet werden, daß diese Neigung zu fieberhaften Erkrankungen und insbesondere die Fieberschübe während der sich entwickelnden Krebserkrankung der Versuch waren, eine sich anbahnende allgemeine Krebsdisposition und schließlich das Krebswachstum zu bekämpfen. Schließlich hat die Krebsbildetendenz gesiegt.

Beide Krankengeschichten zeigen, wie eine Krebsdisposition entstehen kann. Es muß aber darauf hingewiesen werden, daß es die verschiedensten Verknüpfungen und Wege zur Bildung einer Krebsdisposition gibt. Trotzdem sind seit der Jahrhundertwende eine Reihe von Bedingungen bekannt geworden, die eine Dispositionsbildung und das Entstehen dieser Krankheit begünstigen.

Was kann in der Biographie zu einer Krebsdisposition führen?

«Du hältst es nicht mehr aus, Dein herrisches Schicksal?
Liebe es, es bleibt Dir keine andre Wahl.»   Friedrich Nietzsche

Die seit über 70 Jahren gesammelten Erfahrungen der Ärzte wie auch die in den letzten beiden Jahrzehnten entstandene Psychoonkologie haben ein Umdenken in den Anschauungen über die Ursachen der Krebserkrankung bewirkt. Das einseitige Starren auf die Zelle und ihre Entartung wurde abgelöst von der Einbeziehung des Milieus, in dem die Zelle wächst. Damit richtete sich der Blick auf das Immunsystem, das im erweiterten Sinne das «Verdauungssystem» des Organismus ist. Es dient auch der Bekämpfung fremden gutartigen oder bösartigen Wachstums. Dann wurde erkannt, daß die Tätigkeit dieses Immunsystems unmittelbar mit dem seelischen Erleben und Verarbeiten von Ereignissen verbunden ist. Dabei haben sich ganz bestimmte Erlebensqualitäten für die Entstehung einer Krebsdisposition ergeben. Sie seien im Folgenden aufgezählt:

– Verlust des bestimmenden Elternteils oder einer anderen bestimmenden Person in der Kindheitszeit
– Verlust einer wichtigen Beziehungsperson einige Zeit vor Ausbruch der Krebserkrankung
– Verweigerung, eine Beziehung anzuknüpfen
– Einsamkeit
– Hoffnungslosigkeit
– Aggressionshemmung
– mangelndes Selbstwertgefühl; dieses wird nur durch äußere Anerkennung aufrechterhalten
– Verzweiflung, wobei diese Verzweiflung in der Änderung der bestehenden Situation die Gefahr einer Vernichtung des eigenen individuellen Selbst empfindet
– seelische Erstarrung.

Neben diesen seelischen Faktoren gibt es auch eine ganze Reihe leiblicher Faktoren, die das Entstehen einer Krebserkrankung fördern können:

- genetische Veranlagung; es gibt Familien, bei denen eine Veranlagung zur Krebserkrankung besteht, was aber nicht bedeutet, daß diese Erkrankung bei jedem Familienmitglied in Erscheinung treten muß
- Fehlen von fieberhaften Erkrankungen
- chronische oder immer wieder auftretende Entzündungszustände in einem Organ
- chronische mechanische oder chemische äußere Einwirkungen
- mit der Nahrung oder Atmung aufgenommene Substanzen, die entweder die Disposition fördern oder direkt eine Zellentartung bewirken können
- akute mechanische Einwirkungen; das gilt vor allem dann, wenn eine Disposition vorhanden ist und zum Beispiel ein Stoß auf die Brust der letzte Auslöser zur Geschwulstbildung sein kann
- abwehrschwächende Maßnahmen.

Diese Aufstellung erhebt keinen Anspruch auf Vollständigkeit. Bei bösartigen Tumorbildungen in der Kindheit scheinen biographische Gegebenheiten im allgemeinen keine Rolle zu spielen. Da verwirklicht sich unmittelbar mitgebrachtes inneres Schicksal.

Was bedeutet die Krebserkrankung für den Menschen?

«Es liegt in jeglichem Leben des Lebens neuer Keim,
und die Seele stirbt dem Alten ab,
um unsterblich dem Neuen zuzureifen.»   Rudolf Steiner

Ist Krankheit und damit auch die Krebskrankheit ein Zufallsgeschehen? Hat Krankheit einen Sinn? Heute ist es üblich, die Symptome der Krankheit zu behandeln. Wenn nur diese behandelt werden, wird die Einzigartigkeit des Menschen, sein individuelles

«In-der-Krankheit-Stehen», sein aktives «Mit-der-Krankheit-Umgehen» oft vergessen. Befund und Befinden, Krankheit und Kranksein – das sind zwei Seiten einer Ganzheit. Wenn das Leben des Menschen nicht als ein Zufallsgeschehen ohne Sinngebung angesehen werden soll, müssen beide beachtet werden. In diesem Sinne ist Krankheit ein Instrument des Schicksals. Sie soll helfen, neue Qualitäten des Menschseins zu entwickeln, nämlich

– Vertrauen zum Leben

– Dankbarkeit

– Gemeinschaftsgefühl zu allen Wesen, die uns begegnen

– innere Beweglichkeit

– Liebefähigkeit.

Es wurde anfangs beschrieben, daß der Mensch in sein Erdenleben eine Fülle von Begabungen und Hemmnissen als inneres Schicksal mit sich bringt. Auch das, was er auf der Erde antrifft und was ihm im Laufe des Lebens begegnet, kann als zu ihm gehörendes Mitgebrachtes angesehen werden: sein äußeres Schicksal. Wie eine reife Himmelsfrucht, die inneres und äußeres Schicksal in sich vereint, wird der Mensch geboren. Er will mit diesen Schicksalsbedingungen seinen vorgeburtlich gefaßten Lebensentschluß verwirklichen und im Überwinden von Lebenshindernissen neue Fähigkeiten entwickeln. Jede Lebenssituation fordert von ihm ein Ja oder Nein und die Geistesgegenwart, die Dinge zur rechten Zeit zu tun. Damit schafft er sein zukünftiges Schicksal, das sich noch in diesem Leben verwirklichen kann oder als Keim in das Nachtodliche mitgenommen wird. Das Leben selbst und das Verhalten des Menschen im biographischen Geschehen fördert Gesundheit oder schafft Dispositionen zu Krankheiten. So können Krankheiten als Instrumente des Schicksals verstanden werden. Sie treten dann in Erscheinung, wenn die Vorbedingungen im Leibe durch das Leben selbst geschaffen worden sind. Jeder Krankheit liegt eine solche Sinnhaftigkeit zugrunde, und sie ist damit ein intimer, notwendender Helfer für die Entwicklung des Menschen zu sich selbst. Nicht jede Krankheit kann geheilt werden. Ist Heilung mög-

Spuren der Krebsentstehung in der Biographie 193

lich, so gewinnt die Sinnfrage noch in diesem Leben eine Bedeutung. Die Keime des selbstgestalteten Schicksals, die sich in diesem Leben nicht mehr entfalten können, reifen im nachtodlichen Erleben des Menschen zu Früchten für einen neuen Lebensentwurf aus. In einem neuen Leben werden diese Früchte dann zum mitgebrachten selbstgewollten inneren und äußeren Schicksal (vgl. den Beitrag von Klaus Dumke).

Novalis drückt das in folgenden Worten aus: «Wähle ich nicht seit Ewigkeiten alle meine Schicksale selbst? Alles was geschieht, will ich!»

Rudolf Steiner hat die Tatsache der wiederholten Erdenleben mit seinen geisteswissenschaftlichen Methoden erforscht und wieder bewußt gemacht (vgl. den Beitrag von Michaela Glöckler). Diese Menschheitsidee hat immer wieder Menschen beschäftigt, zum Beispiel Ephraim Lessing, Friedrich Schiller, Johann Wolfgang Goethe, Wilhelm Busch, Henry Ford, Ernst Pieper, Hans Zehrer. Des Menschen Schicksal wird so weitgehend aus seiner eigenen Vergangenheit bestimmt. In jeder Lebensentscheidung wird neues, zukünftiges Schicksal gebildet. Daraus gestaltet sich die Biographie als die Zeitgestalt menschlichen Erlebens.

Das individuelle Schicksal kann darüber hinaus auch durch überpersönliche Schicksalskräfte – Familienschicksal, Volksschicksal (Kriege), Zivilisationsschicksal (Umweltvergiftungen, Radioaktivität) und Menschheitsschicksal – modifiziert werden. Immer aber wird durch Schicksalsschläge und Krankheit die Frage an den Menschen gestellt: Was kannst du, mußt du in dieser Lebenssituation neu lernen, welche Fähigkeiten neu gewinnen, um die gestellte Aufgabe zu ergreifen, um den eigenen Lebensentwurf besser verwirklichen zu können?

Literatur

Lievegoed, B. C. J.: *Lebenskrisen – Lebenschancen.* Koesel-Verlag, München 1991.
Treichler, R.: *Die Entwicklung der Seele im Lebenslauf. Stufen, Störungen und Erkrankungen des Seelenlebens.* Verlag Freies Geistesleben, Stuttgart ^{5}1995.
LeShan, L.: *Psychotherapie gegen Krebs.* Klett-Cotta, Stuttgart 1976.
Wais, M.: *Biographiearbeit und Lebensberatung.* Verlag Urachhaus, Stuttgart 1992.
Burkhard, G.: *Das Leben in die Hand nehmen.* Verlag Freies Geistesleben, Stuttgart 1992.
Rohen, A.: *Rhythmen im Lebenslauf.* Verein für ein Erweitertes Heilwesen, Merkblatt 124.
Steiner, R.: *Die Offenbarungen des Karma.* GA 120, Rudolf Steiner Verlag, Dornach ^{8}1992.
Werner, H.: Die Krankenbiographie in der anthroposophischen Medizin. *Deutsche Krankenpflegezeitschrift* 1992/2.

Die Mistelfrucht 195

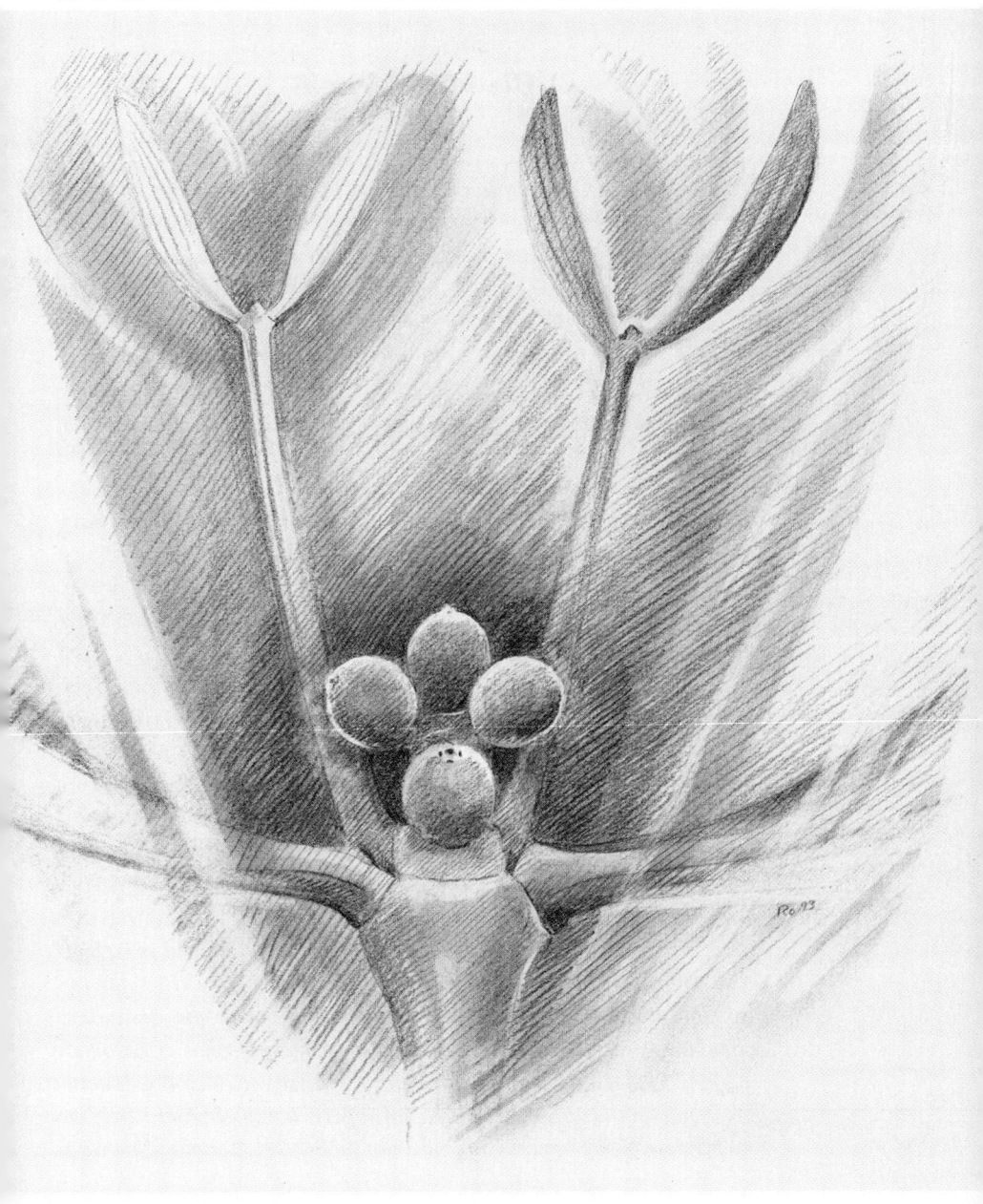

Die Mistelfrucht

Sobald ein Pollenkorn auf die Narbe einer Fruchtblüte gelangt, dort auskeimt und in ihrem Innern seine Wirkung zu entfalten beginnt, setzt die Entwicklung der Mistelfrucht ein. Die bereits vorgebildete Fruchtanlage schwillt unter dem Einfluß der Kräfte an, die aus dem Pollenkorn hinzukommen, und vergrößert sich. Im Mai sind die jungen Mistelfrüchte, die auf den Kurztriebachsen zwischen den Stengeln der neuen Generation und den Vorjahresblättern thronen, schon deutlich als kleine Tönnchen auszumachen, und ab Juli beginnt sich allmählich die spätere Kugelsphäre der Mistelbeere herauszubilden. Noch immer dehnt und weitet sich die Frucht, bis sie gegen Anfang November ihre endgültige Größe erreicht.

Mit diesen äußerlich nachvollziehbaren Vorgängen gehen Veränderungen auch im Innern der Frucht einher. Was anfangs aussah wie ein einheitliches Gebilde, gliedert sich alsbald in dreierlei Gewebe. Außen wird die Frucht umfangen von einer grünen und zunächst fleischigen, später sich festigenden Haut. Das Innere wird von einem anfangs grünen, gallertigen Gewebe erfüllt, dem Fruchtfleisch. Dessen fortwährendes Quellen und Zunehmen scheint die Frucht wie von innen her zu dehnen. Und im Mai etwa macht sich im Zentrum des Fruchtfleisches ein drittes Gewebe bemerkbar: das von einer zähen, netzartig verstärkten Hülle umschlossene und sich ständig vermehrende Nährgewebe. Es wird später den Mistelembryo tragen und ragt gegen Ende Juni als blattartiger, dunkelgrüner Kern vom Boden bis an die Oberseite der Mistelfrucht hinauf.

Das Fruchtfleisch beginnt gegen Ende Juni auffallend zu verschleimen. Zudem entfärbt es sich und wird zusehends durchlässiger für das Licht. Und zugleich tritt eine Eigenschaft auf, die besonders charakteristisch ist für die Mistel. Es wird klebrig, von unzähligen winzig kleinen Leimtröpfchen angefüllt. Später wird sich das Fruchtfleisch nochmals differenzieren: Der äußere Teil bleibt mehr mit der Fruchthaut verbunden und nimmt einen süßlichen Geschmack an, wäh-

rend der innere, leimhaltige und weniger schmackhafte Teil dem Mistelkern anhaften bleibt.

Ab Mitte November beginnt sich schließlich auch die inzwischen ledrig-derbe Fruchthaut zu entfärben. Das Grün schwindet, und die Früchte blinken im milden Licht der Wintersonne wie kleine weiße Perlen, die sich freundlich vom Grün des Mistelbusches abheben. So geschmückt findet die Mistel zu Beginn der Adventszeit den Weg von den Bäumen über die Märkte in die Stuben der Menschen.

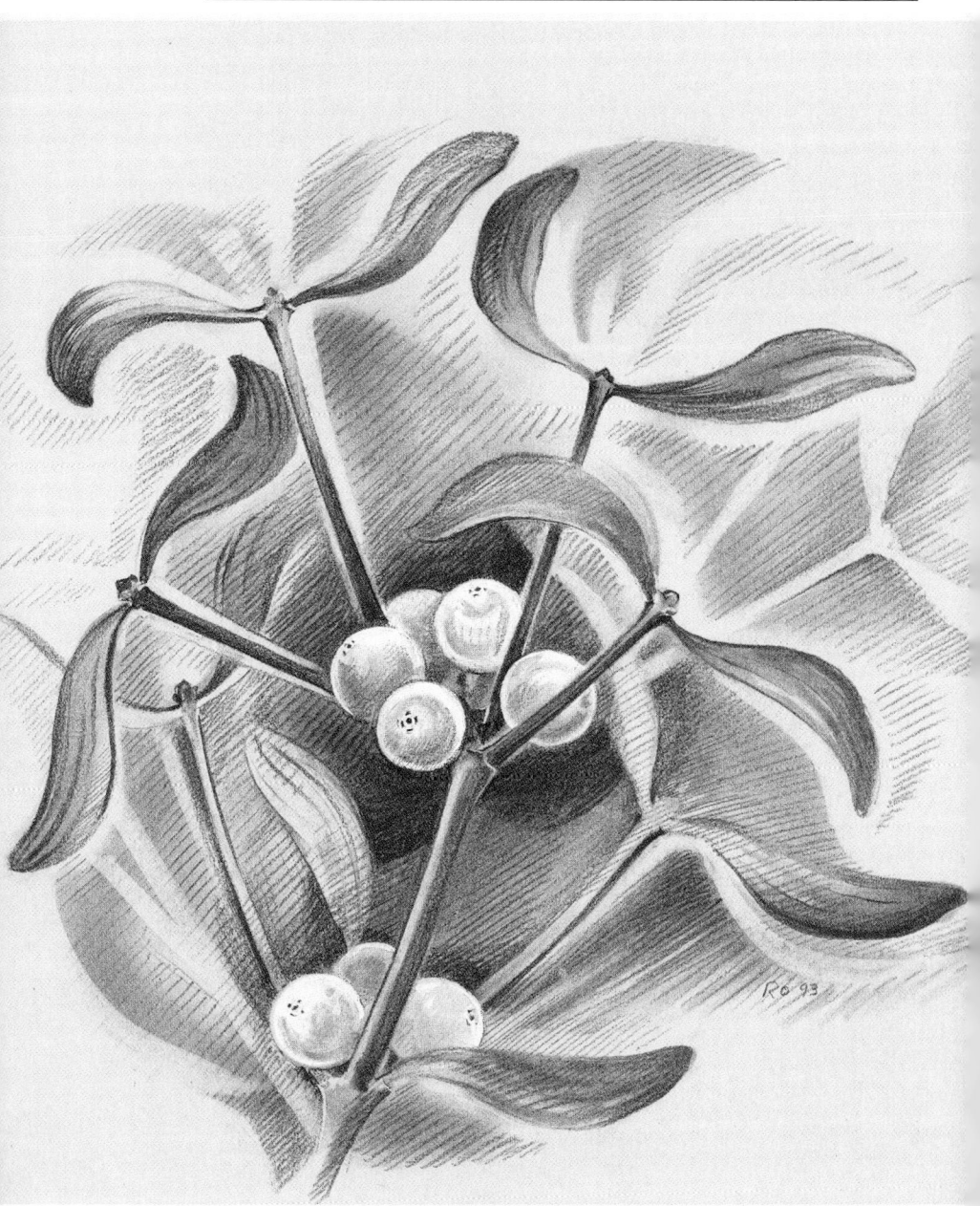

Zur Zeitgestalt der Mistel

Wenn gegen Mitte November die Frucht der Mistel reift, endet eine Entwicklung, deren Anfang lange zurückliegt und deren Gang sich über mehrere Stufen vollzogen hat.

Wie bei anderen sich verzweigenden Pflanzen üblich, liegt der Quellpunkt für einen neuen Mistelzweig darin, daß an der Sproßspitze – von hüllenden älteren Blattorganen verborgen – in der Achsel einer sich eben neu bildenden Blattanlage ein weiterhin teilungsfähiges Gewebe aufbewahrt wird. Ein solches Achsel-Meristem kann als neuer Seitenzweig hervortreiben oder sich als schlafende Knospe zunächst verbergen.

Bei der Mistel entsteht dieser Beginn eines neuen Zweiges, wenn um Johanni zwischen zwei noch jungen Blattanlagen die Knospe für den Blütenstand angelegt wird. Am Grunde der beiden zarten, innig aneinandergeschmiegten Blattinnenflächen, in deren Achsel mit den Hochblättern der Kurztriebachse, bleibt im fortlaufenden Strom des sich ausgestaltenden Gewebes eine Gruppe weiterhin teilungsfähiger Zellen wie eine Insel zurück. Diese meristematische Insel bildet den Anfang und den Quellgrund eines zukünftigen Misteltriebes.

Es schläft diese Spur des neuen Mistelzweiges fast neun Monate lang, ohne daß sie irgendwie zu bemerken ist. Erst im März des kommenden Jahres beginnt der unscheinbare Wachstumspunkt zaghaft quellend zu wachsen und winzig kleine Organanlagen zu bilden. Schützend umhüllt von zwei Schuppenblättchen, entstehen die zarten Vorstufen der späteren Mistelblätter, und bereits Ende Juni wird zwischen ihnen die Knospe des Blütenstandes vorgeformt. Im August dann schieben die so weit ausgestalteten Anlagen des Misteltriebes zögernd ihre Spitzen aus der Blattachsel der vorangehenden Generation hervor.

Nach Monaten, in denen er seine Lage kaum verändert, beginnt der junge Mistelzweig erst im darauffolgenden April richtig auszutreiben und Stengel sowie Blätter zu entfalten. Im August werden diese *ausgewachsen sein und auch die ihnen im Ganzen des Mistelbusches zugewiesene Orientierung eingenommen haben. Da im Vorjahr jedoch keine weiteren Blattanlagen gebildet wurden, entfalten sich auch jetzt nur zwei Blätter. Dafür wird ab Mai die ebenfalls bereits im Vorjahr vorgeformte Knospe des Blütenstandes zwischen den beiden Blättern sichtbar. Sie hebt sich langsam aus dem verborgenen Innern empor, und im Spätherbst schieben sich aus den taschenartigen Hochblattpaaren auch die einzelnen Blütenknospen hervor.*

Die hereinbrechende winterliche Kälte zwingt die Mistel nochmals zu einer kurzen Ruhe, doch spätestens im Februar läßt sich ihr Blühen nicht mehr länger aufhalten. Nach erfolgter Bestäubung verlagert sich die weitere Entwicklung in das Innere der Frucht, und zu Advent, rund neun Monate nach der Blüte, sind die Mistelfrucht und in deren Innern der Mistelembryo herangereift.

Im Vergleich mit anderen mehrjährigen Pflanzen dauert die Entwicklung der Mistel außergewöhnlich lange. Immer wieder unterliegt sie längeren Phasen der Ruhe, in der jegliche voranschreitende Entwicklung gehemmt und unterdrückt ist. Drei Jahre und rund vier bis fünf Monate vergehen, bis auf jener winzigen Insel teilungsfähigen Gewebes die Entwicklung eines Mistelzweiges in der Reife einer Frucht an ihr Ende kommt. Dieses Ende trägt jedoch in der Gestalt des jungen Embryos zugleich das erfüllte Ziel in sich, einer neuen Mistelpflanze die Möglichkeit zu pflanzlichem Dasein schenken zu können.

Dietrich Schlodder
Mistel und Wissenschaft

Bis in die heutige Zeit hinein ist die Mistel mit einem rätselvollen, fast mysteriösen Nimbus umgeben. Da kann es zunächst paradox erscheinen, daß ausgerechnet diese Pflanze zunehmend das Interesse naturwissenschaftlicher Forscher weckt und mittlerweile – mit weit über 1000 Veröffentlichungen – zu den bestuntersuchten Heilpflanzen gehört. Gerade aber das Geheimnisvolle der Mistel, verbunden mit zunehmenden Erfolgsmeldungen über ihre therapeutische Anwendung, mag bei manchen Forschern besondere Neugierde erweckt haben.

Eine weitere Antriebsfeder naturwissenschaftlicher Mistelforschung war das Bemühen anthroposophisch orientierter Ärzte, die Angaben des Geistesforschers Rudolf Steiner auch mit naturwissenschaftlichen Methoden zu verifizieren, die Wirksamkeit der Misteltherapie nachvollziehbar aufzuzeigen und somit eine Brücke zwischen der naturwissenschaftlich orientierten sogenannten Schulmedizin und der anthroposophisch erweiterten Medizin zu schlagen.

In diesem Beitrag soll ein Überblick über die Geschichte und den aktuellen Wissensstand der naturwissenschaftlichen Mistelforschung gegeben werden. Zur Erleichterung der Lesbarkeit und um den Rahmen dieses Beitrags nicht zu sprengen, wird darauf verzichtet, jede einzelne Aussage mit Literatur zu belegen, obwohl dies selbstverständlich möglich ist.

Die im Literaturverzeichnis genannten Übersichtsarbeiten erlauben dem wissenschaftlich interessierten Leser eine nähere Einarbeitung in dieses Thema. Bei speziellem Interesse kann auch ein detailliertes Literaturverzeichnis beim Verfasser angefordert werden.

Kurze Geschichte der Mistelforschung

In die Krebstherapie wurde die Mistel originär von Rudolf Steiner eingeführt. Er hatte sie 1904 zum erstenmal erwähnt, beschrieb sie näher 1907 als Gift- und Heilpflanze und machte 1916 auf den Zusammenhang zwischen ihr und der Krebskrankheit aufmerksam. Ein Jahr später griff die Ärztin Ita Wegman diese Anregung auf und ließ durch ihren Apotheker in Zürich das erste Mistelpräparat herstellen, dem sie den Namen Iscar (Ixos = Vogelleim) gab. 1920 beschrieb Steiner dann grundlegend den Mistel-Krebs-Zusammenhang in seinem ersten Ärztekurs. 1926 erhält das von ihm und Wegman entwickelte Mistelpräparat den definitiven Namen Iscador.

Zuvor gab es kaum wissenschaftliche Arbeiten über diese Heilpflanze. Einige Arbeiten befaßten sich mit dem Viscin, einem leimartigen Extrakt aus Mistelbeeren und -rinde, der nicht nur als Vogelleim, sondern auch als Klebstoff für die Pflasterherstellung und in Form des Viscolans als haftende und hautfreundliche Salbengrundlage Verwendung fand. Außerdem hatte Gaultier 1907 die blutdrucksenkende Wirkung wäßriger Mistelextrake in Form von intravenösen Injektionen beschrieben. Folgeuntersuchungen über den Wirkmechanismus und die für die Blutdrucksenkung verantwortlichen Substanzen folgten erst in den vierziger Jahren, wobei schließlich durch Winterfeld und später Samuelsson die Viscotoxine als Wirkstoffe identifiziert werden konnten. Es gab und gibt jedoch viele Widersprüche in diesen Untersuchungen, und so verwundert es nicht, daß es heute recht still um die blutdrucksenkende Wirkung der Mistel geworden ist. Zwar werden Misteltee und -tropfen bei Bluthochdruck weiterhin traditionell angewendet, aber ein Wirksamkeitsnachweis ist nicht vorhanden.

Nach Steiners Einführung der Misteltherapie in die Krebsbehandlung erschien zunächst ein grundlegendes botanisches Werk über die Mistel, die heute noch gültige Monographie des Münchner Botanikers Tubeuf (1924), deren Beschreibung der botanischen Absonderlichkeiten in dem berühmt gewordenen Satz gipfelt: «Nichts ist an dieser Pflanze normal.» Die therapeutischen Erfolge der Misteltherapie bei Krebspatienten wurden zuerst von

Kaelin 1930 und 1933 veröffentlicht und damit einem größeren ärztlichen Publikum zugänglich gemacht. Die umfangreichen Untersuchungen von Koch, der als Mitarbeiter von Madaus in Radebeul bei Dresden Mistelextrakte von verschiedenen Wirtsbäumen und Erntezeiten im Tierversuch testete, wurden 1938 veröffentlicht und müssen als Startsignal für die naturwissenschaftliche Erforschung der Mistelwirkung bei Krebs gewertet werden. Koch konnte bei tumortragenden Mäusen in über 80 % eine Tumorrückbildung und in 47 % eine Dauerheilung erzielen, wenn er Mistelextrakt direkt in oder um den Tumor injizierte und damit Nekrosen (Zelltod) mit starker entzündlicher Reaktion induzierte, die im wesentlichen auf den Tumor beschränkt blieben.

Noch wußte man freilich nicht, auf welche Komponenten des Mistelextrakts diese tumorhemmende Wirkung zurückzuführen war. Ein nächster Meilenstein war deshalb die Entdeckung des Viscotoxins durch Winterfeld 1949 und die Isolierung und nähere Beschreibung eines Komplexes verschiedener Misteleiweiße durch Vester (1968 bis 1977), die nicht nur zytostatisch, das heißt zellteilungshemmend auf Krebszellen, sondern auch immunstimulierend wirkten. Heute wird angenommen, daß es sich bei diesen Vesterschen Proteinen um eine Mischung aus Viscotoxinen und vor allem Mistellektinen handelte; letztere stellen eine andere Klasse von Giftstoffen der Mistel dar, die vor allem von Hartmut Franz (Ostberlin) 1976 bis 1992 in ihren chemischen Eigenschaften und biologischen Wirkungen näher beschrieben wurde.

In neuerer Zeit sind zahlreiche Untersuchungen der Arbeitsgruppen von Mechelke (Universität Hohenheim) und Ribéreau-Gayon (Universität Straßburg) über die zytostatischen und zytotoxischen Wirkungen von Mistelextrakten sowie von Hajto und Gabius, Berg, Beuth und Büssing über Wirkungen auf das Immunsystem hervorzuheben. Interessant ist dabei die Motivation eines Forschers wie Mechelke, sich näher mit der Mistel zu befassen: Als Genetiker war er durch das Kuriosum der Existenz von acht Geschlechtschromosomen der Mistel – im Gegensatz zu zwei Geschlechtschromosomen beim Menschen – auf diese Pflanze aufmerksam geworden. Die Bemerkung eines Klinikers, die Wirksamkeit der Mistel bei Krebspatienten sei «rein psychologisch», brachte ihn auf die Idee, Mistelextrakte an Zellkulturen zu testen, weil dabei ein psychologischer Effekt wohl auszuschließen sei. Auch in den anthroposophisch orientierten Arbeitsgruppen, die sich mit der Herstellung und Weiterentwicklung von Mistelpräparaten nach den Angaben Steiners befassen, wird bis heute intensive naturwissenschaftliche Forschung betrieben. Namentlich zu erwähnen ist Rita Leroi (1913–1988), die als Ärztliche Leiterin der Lukas-Klinik in Arlesheim und des Forschungsinstituts Hiscia zahlreiche Kontakte zu Naturwissenschaftlern und Schulmedizinern herstellte und viele wichtige Forschungsarbeiten initiieren konnte (vgl. das Literaturverzeichnis in dem von ihr herausgegebenen Buch *Misteltherapie*). In den letzten Jahren wurden in der Hiscia grundlegende Arbeiten über die Bedeutung der Mistelgifte und die immunologischen Effekte von Mistelinjektionen durchgeführt. Das Carus-Institut in Öschelbronn hat sich besondere Verdienste in der goetheanistischen Mistelforschung und in der Erforschung der Einflüsse des Mistelwirtsbaums auf die tumorhemmenden Eigenschaften der Mistelpräparate erworben (siehe den Beitrag von Armin Scheffler). Bei Helixor in Rosenfeld standen Forschungsarbeiten über die Verhältnisse der mineralischen Mistelbestandteile untereinander in Beziehung zu den verschiedenen Pflanzenorganen, zum Jahreslauf und zu den verschiedenen Mistelwirtsbäumen im Vordergrund. In allen drei Forschungseinrichtungen wurden detaillierte Kenntnisse über die charakteristischen Änderungen der Mistelinhaltsstoffe im Jahreslauf gewonnen.

Mistelinhaltsstoffe

Im naturwissenschaftlichen Denken sind Arzneimittelwirkungen an Wirkstoffe gebunden. Diese versucht man möglichst als Reinstoffe zu isolieren, in ihrem Aufbau aufzuklären und wenn möglich sogar synthetisch herzustellen, um eine möglichst billige und in der Qualität konstante großtechnische Produktion zu ermöglichen.

Auf dieser Suche nach Wirkstoffen ist die Forschung besonders bei den stark wirksamen Pflanzenheilmitteln, bei denen es sich in der Regel um Giftpflanzen handelt, rasch fündig geworden. Bekanntestes Beispiel ist unser heimischer roter Fingerhut, in dem ein einzelner Inhaltsstoff – Digitoxin – das wirksame Prinzip darstellt, das in reiner Form gegenüber dem Gesamtextrakt den Vorteil einer exakteren Dosierung und damit einer sicheren Anwendung besitzt.

Anders liegen schon die Verhältnisse bei einer anderen giftigen Arzneipflanze, dem Schlafmohn, dessen eingetrockneter Milchsaft – das Opium – neben dem schmerzstillenden Hauptwirkstoff Morphin noch weitere Inhaltsstoffe mit andersartiger Wirkung, so das hustenstillende Codein und das krampflösende Papaverin, enthält. Man kann sich somit die Gesamtwirkung des Opiums aus mehreren unterschiedlichen Einzelwirkungen, die man auch isoliert gezielt einsetzen kann, zusammengesetzt denken.

Bei den schwach wirksamen Phytotherapeutika, die in der Regel nicht giftig sind und den Großteil unseres Heilpflanzenschatzes ausmachen, tat sich die Forschung auf ihrer Suche nach wirksamkeitsbestimmenden Inhaltsstoffen wesentlich schwerer. Beim Weißdorn zum Beispiel, einem wichtigen Herzmittel zur Besserung der Durchblutung, der Schlagkraft des Herzmuskels und bei Herzrhythmusstörungen, konnte bis heute kein solcher Wirkstoff gefunden werden. Beim Baldrian entdeckte man zwar stark beruhigende Inhaltsstoffe – die Valepotriate –, die aber in der Baldriantinktur nicht mehr nachweisbar waren, so daß deren altbewährte schlaffördernde Wirkung auch nicht auf diese Stoffe zurückgeführt werden kann; noch dazu sind die Valepotriate durch angebliche krebsfördernde Wirkungen ins Zwielicht geraten. Bei einer anderen Heilpflanze, dem Johanniskraut, glaubte man lange Zeit, im Hypericin den Wirkstoff gefunden zu haben, bis man feststellte, daß nur der Gesamtextrakt die bekannte depressionslösende Wirkung zeigt. Letztendlich wurde bei der Mehrzahl der Heilpflanzen der Gesamtextrakt als Wirkstoff definiert, da kein isolierter wirksamkeitsbestimmender Inhaltsstoff gefunden werden konnte.

Wie verhält es sich nun mit den Inhaltsstoffen der Mistel? Wie alle Pflanzen zeigt auch die Mistel ein großes Spektrum an Inhaltsstoffen (Tabelle 1), von denen freilich überraschend viele eine biologische Aktivität aufweisen. Einige dieser Stoffe finden sich auch in anderen Heilpflanzen wieder: Arabinogalaktane gelten als Wirkstoffe der Echinacea, einer anderen Pflanze mit ausgeprägter Wirkung auf das Immunsystem. Sitosterin findet sich in Kürbiskernen und zahlreichen Pflanzenölen und hat neben einer cholesterinsenkenden Wirkung einen günstigen Effekt bei Prostatahypertrophie. Flavonoide wie Quercetin sind auch in dem Bienenkittharz Propolis und in Lindenblüten nachweisbar; ihnen wird unter anderem eine Hemmung von Enzymen zugeschrieben, mit deren Hilfe Krebszellen Gewebsbarrieren abbauen und somit in das normale Umgebungsgewebe einwachsen können. Syringin wiederum gilt als Wirkstoff der Taigawurzel (Eleutherokokkus), die ebenfalls eine immunstimulierende Wirkung zeigt.

Stoffklassen	Nachgewiesene Verbindungen
Aminosäuren	Vornehmlich γ-Aminobuttersäure, Valin, Leucin, Arginin, jedoch kein Glutamin und Tryptophan
Peptide	5000 Da Peptid
Polypeptide	Viscotoxine
Proteine und Glykoproteine	Über 1000 verschiedene saure, neutrale und basische Proteine, darunter auch Lektine (Glykoproteine)
Zucker und Zuckeralkohole	Mannit, Inosit, Glucose
Polysaccharide	Pektine, Arabinogalaktane, Rhamnogalakturonane
Sterine, Triterpene	β-Sitosterin, β-Amyrin, Oleanolsäure
Flavonoide	Homoeriodictyol, 5,7-Dimethoxy-4'-hydroxyflavon, Sakuranetin; Mono-, Di- und Trimethylether des Quercetins
Amine	Cholin, Acetylcholin, β-Phenylamin, Tyramin, Histamin
Pflanzensäuren	Anissäure, Ferulasäure, Gentisinsäure, Kaffeesäure, Protocatechusäure, Shikimisäure, Sinapinsäure, Syringasäure, Vanillinsäure
Phenylpropanderivat	Syringin (Syringosid)

Tabelle 1: Inhaltsstoffe der Mistel

Mistel und Wissenschaft

Von größerer Bedeutung scheinen jedoch die misteltypischen Inhaltsstoffe zu sein, die ausschließlich in der Mistel vorkommen oder sich besonders stark in ihr anreichern: Mistellektine, Viscotoxine, niedermolekulare Peptide und die Aminosäure Arginin. Von all diesen Stoffen sind sowohl zytotoxische (tumorzellabtötende) beziehungsweise kanzerostatische (tumorhemmende) als auch immunmodulierende (die Aktivität des Immunsystems beeinflussende) Wirkungen bekannt (Tabelle 2). Nicht ein einzelner Wirkstoff also, sondern eine größere Zahl von Inhaltsstoffen weist sowohl Wirkungen auf Tumoren oder Tumorzellen als auch auf das Immunsystem auf und spiegelt damit diejenigen Eigenschaften wider, die dem Mistelextrakt als Ganzem zukommen. Das ist das überraschende Ergebnis der Mistelinhaltsstoff-Forschung! Bei der Mistel zeigt sich somit das Ganze auch in seinen Teilen, was bei anderen Heilpflanzen nicht oder längst nicht so ausgeprägt der Fall ist.

Strukturtypen	Stoffklassen	Wirkungen auf Tumorzellen	Wirkungen auf Immunzellen
Glykoproteine	Mistellektine I, II und III	Zytotoxizität durch Hemmung der ribosomalen Proteinsynthese	Freisetzung von TNF-α, IL-1, IL-2, IL-6, Steigerung der NK-Zell-Phagozytoseaktivität
Polypeptide	Viscotoxin	Zytotoxizität durch Lecks in Zellmembranen	Steigerung der Aktivität zytotoxischer T-Zellen
Peptide	Peptid 5000 D (Kuttan et al.)	Zytotoxizität, Tumorhemmung im Tierversuch	Makrophagen-Aktivierung und Steigerung der zytotoxischen Aktivität
Aminosäuren	Arginin	Hemmung der Tumorinduktion im Tierversuch	Makrophagen-Aktivierung
Polysaccharide	Arabinogalaktane Galakturonane		Steigerung der NK-Zell- und Phagozytoseaktivität
Oligosaccharide		Tumorhemmung im Tierversuch	Interferon-Freisetzung, Steigerung der NK-Zellaktivität
Flavonoide	Quercetin und Derivate	Hemmung der Kollagenase, IV-Aktivität, Tumorhemmung im Tierversuch	

Tabelle 2: Inhaltsstoffe von Viscum album L.

Betrachten wir die einzelnen Inhaltsstoffe etwas genauer:

a) Mistellektine

Lektine sind Eiweiße, die durch gezielte Bindung an ganz bestimmte Zucker wichtige biologische Erkennungsfunktionen wie Wechselwirkungen zwischen verschiedenen Zellen in allen belebten Organismen vermitteln. Im Pflanzenreich finden sich Lektine besonders konzentriert in den Samen, zum Beispiel in Bohnen.

Mistellektine sind eine Gruppe misteltypischer Glykoproteine (Zucker-Eiweiß-Verbindungen), die sich durch ihr Molekulargewicht und ihr Zuckerbindungsverhalten unterscheiden. Mistellektin I (ML I) bindet sich besonders stark an Laktose (Milchzucker) und Galaktose, Mistellektin III (ML III) an den Zucker N-Acetylgalaktosamin, Mistellektin II (ML II) an alle drei Zucker in gleicher Weise. Allen Mistellektinen gemeinsam ist ihr Aufbau aus einer A- und einer B-Kette, die durch Disulfid-Brücken miteinander verbunden sind. Die B-Kette ist das eigentliche Lektin, das sich gezielt an die beschriebenen Zucker bindet, die entweder frei oder in der äußeren Zuckerhülle einer Zelle vorhanden sind. Durch Abspaltung der A-Kette kann diese nun in die Zelle eindringen und dort durch einen bis in alle Einzelheiten genau bekannten Vorgang die Eiweißneubildung hemmen. Dies führt in einem längeren Prozeß von 24 bis 72 Stunden zum Zelltod, so daß die A-Kette mit einer gewissen Berechtigung auch als «toxische (giftige) A-Kette» bezeichnet wird, obwohl sie nur im Zusammenhang mit der B-Kette diese zytotoxische (Zellgift-)Wirkung entfaltet.

Durch neueste Untersuchungen wurde bekannt, daß die Mistellektine noch über einen anderen Weg zum Zelltod führen können, indem sie nämlich den sogenannten programmierten Zelltod, Apoptose genannt, hervorrufen können. Die Apoptose ist ein natürlicher Vorgang, der für das ständige Gleichgewicht zwischen Zellneubildung und Zelluntergang verantwortlich ist. Wenn Goethe sagt: «Tod ist ein Kunstgriff der Natur, um viel Leben zu haben», so trifft diese Aussage voll für das Phänomen des programmierten Zelltodes zu. Selbst für das Wachstumsverhalten eines malignen Tumors spielt die Apoptose eine große Rolle: Wenn in einer Krebsmetastase (Tochtergeschwulst) durch Apoptose genauso viele Zellen absterben, wie durch Teilung neu gebildet werden, kann diese über lange Zeit im verborgenen bleiben (Latenzstadium). Verlieren aber die Krebszellen die Fähigkeit, durch einen aktiven Prozeß die Apoptose hervorzurufen, dann kommt es zum Krebswachstum. Insofern könnte diese Fähigkeit der Mistellektine, Apoptose zu erzeugen, von größter Bedeutung für den Verlauf einer Krebskrankheit sein.

Im allgemeinen hängt die Stärke der Zellgiftwirkung der Mistellektine von der Anzahl der lektin-spezifischen Zucker in der äußeren Zellhülle ab. Bösartige Zellen reagieren in der Regel wesentlich empfindlicher als gutartige, doch gibt es auch Ausnahmen: So werden ganz normale Lymphozyten (der Immunfunktion dienende weiße Blutkörperchen) noch stärker gehemmt als viele bösartige Zellen. Manche Zellen reagieren stärker auf ML I, andere wieder auf ML III, je nachdem, welcher Zucker auf der Zellmembran überwiegt. In höheren Konzentrationen, die in der Misteltherapie beim Menschen nie erreicht werden, können Lektine auch zur Agglutination (Zusammenballung) roter und weißer Blutkörperchen sowie der Blutplättchen führen. Diese Fähigkeit hat man früher dazu genutzt, die Lektinkonzentration in Mistelextrakten abzuschätzen (sogenannter Hämagglutinationstest). In niedrigerer Konzentration bewirkt die Bindung von Mistellektinen an Zellen des Immunsystems dagegen eine Freisetzung von Zytokinen (Botenstoffen), die eine große Rolle in der gegenseitigen «Verständigung» der Immunzellen und somit in der Regulation des Immunsystems besitzen. Nachgewiesen wurde eine vermehrte Freisetzung der Zytokine Interleukin 1, Interleukin 2, Interleukin 6, Tumornekrosefaktor alpha, Interferon alpha und gamma sowie des Wachstumsfaktors GM-CSF, der Wachstum und Ausreifung von Granulozyten und Makrophagen (großer und kleiner Freßzellen) fördert.

Diese Wirkungen der Mistellektine auf Krebs- und Immunzellen sind schon in geringsten Konzentrationen nachweisbar: die zytotoxischen Effekte auf Tumorzellen in einem Dosisbereich von 1 Nanogramm bis mehrere Mikrogramm pro ml Nährmedium (das sind ein milliardstel bis mehrere millionstel Gramm), die immunmodulierenden Effekte in noch geringeren Mengen von 1 Pikogramm (ein billionstel Gramm) pro ml. Im Dosisbereich um 1 Nanogramm pro ml überlappen sich beide Wirkungen. Es handelt sich dabei um Konzentrationen, wie sie in der Homöopathie gebräuchlich sind, entsprechend einer D6 bis D12! Insofern mag der Gedanke des Münchner Pharmazieprofessors H. Wagner berechtigt sein, der die immunstimulierende Wirkung des Mistellektins als «Umkehreffekt» der toxischen Wirkung interpretiert, so wie auch chemische Zytostatika (Zellgifte) in hoher Verdünnung einen positiven Effekt auf Immunzellen ausüben, während sie in normaler Konzentration Immunzellen abtöten oder zumindest hemmen.

Die Giftwirkung der Mistellektine kommt auch darin zum Ausdruck, daß sie in isolierter und hochkonzentrierter Form im Tierversuch zum Tod des Tieres führen können. Die sogenannte LD 50, bei der die Hälfte der Versuchstiere getötet wird, liegt bei der Maus bei 28 Mikrogramm pro Kilogramm für ML I und 55 Mikrogramm pro Kilogramm für ML III. Bis zum heutigen Tag ist es ein Rätsel geblieben, woran die Versuchstiere schlußendlich starben. Es fanden sich nämlich keinerlei Zeichen zytotoxischer Effekte, wie sie in der Zellkultur beobachtet werden; vielmehr deutete vieles darauf hin, daß der Tod durch eine massive Freisetzung von Botenstoffen des Immunsystems wie Tumornekrosefaktor bedingt war, verbunden mit einer gewaltigen Stoffwechselsteigerung mit schließlicher Erschöpfung. Warum solche Effekte bei der therapeutischen Verabreichung von Mistelpräparaten ausgeschlossen sind, wird in einem eigenen Kapitel über die Toxizität (Giftigkeit) von Mistelextrakten genauer ausgeführt.

Während isolierte Mistellektine mit speziellen immunologischen Meßverfahren (sogenannter ELISA bzw. ELLA) leicht zu bestimmen sind, wirft die Lektingehaltsbestimmung in Mistelgesamtextrakten nach wie vor ungelöste Probleme auf. Mittlerweile gibt es fünf verschiedene Bestimmungsverfahren, die jeweils unterschiedliche Eigenschaften der Lektine zur Bestimmung nutzen und deshalb auch zu unterschiedlichen, nicht vergleichbaren Ergebnissen führen. Welche Lektine in welcher Menge in einem Mistelextrakt enthalten sind, ist abhängig vom Wirtsbaum, von der Jahreszeit und schließlich auch vom Extraktionsverfahren.

b) *Viscotoxine*

Die Viscotoxine sind basische niedermolekulare Eiweißstoffe (Polypeptide), die vor allem im sauren Milieu in Lösung gehen und deshalb besonders in fermentierten Mistelpräparaten, die eine Milchsäuregärung durchlaufen, in größerer Menge enthalten sind. Neben den Mistellektinen stellen sie eine weitere Klasse giftiger Mistelinhaltsstoffe dar, die aber in vielen Eigenschaften im krassen Gegensatz zu den Lektinen steht: Mistellektine sind äußerst empfindlich gegen denaturierende Einflüsse, Viscotoxine dagegen «harte Burschen» mit hoher Hitze- und Säureresistenz. Lektine finden sich besonders in der Wintermistel in den reifen Beeren und alten Stengeln, Viscotoxine dagegen im Sommer in den frischen Blättern. Im Gegensatz zum verzögerten Wirkungseintritt der Mistellektine führen Viscotoxine sehr rasch zum Zelltod. Dabei ist der Angriffspunkt der Viscotoxine ganz peripher durch Schädigung der Zellmembran, während die Lektine an den «zentralen Schaltstellen» der Erbsubstanz und der Eiweißsynthese der Zelle eingreifen.

Nicht nur die Struktur der Viscotoxine ist dem Kobragift erstaunlich ähnlich, auch die Giftwirkung zeigt Parallelen in Form einer Blutdrucksenkung und einer Minderung der Schlagkraft des Herzmuskels. Giftwirkungen treten allerdings erst bei hohen Konzentrationen auf, die bei der therapeutischen Verwendung von Mistelextrakten nicht erreicht werden.

Zytotoxische Effekte auf menschliche Tumorzellkulturen treten ebenfalls erst bei hohen Konzentrationen auf, die weit über den therapeutisch üblichen Dosen liegen. Nur wenige Tumorzellen (z.B. Yoshida-Sarkomzellen, Ratten-Hepatom-Zellen) reagieren auf Viscotoxine empfindlicher als auf Mistellektine. Auch immunologische Wirkungen wurden von Viscotoxinen beschrieben, doch sind die hierüber veröffentlichten Daten ausgesprochen spärlich.

Inzwischen sind sechs verschiedene Viscotoxine isoliert worden, deren Zusammensetzung für jede der drei verschiedenen Unterarten der europäischen Mistel charakteristisch ist; so kann man aufgrund des vorliegenden Viscotoxinmusters Laubbaummisteln von Tannen- und Kiefernmisteln eindeutig unterscheiden.

c) Weitere eiweißartige Mistelinhaltsstoffe

Ein weiterer, noch wenig erforschter eiweißartiger Inhaltsstoff mit zytotoxischer Wirkung auf Tumorzellen und gleichzeitig immunmodulierender Wirkung ist das von einer indischen Forschungsgruppe um Kuttan isolierte und in seinen biologischen Eigenschaften untersuchte Peptid mit einem Molekulargewicht von 5000 D, dessen genaue chemische Charakterisierung noch aussteht. Ob es sich dabei um die gleiche niedermolekulare Substanz handelt, die eine kalifornische Arbeitsgruppe um Khwaja beschrieb und als Alkaloid mit zytotoxischer Wirkung auf Tumorzellkulturen und tumorhemmender Wirkung im Tierversuch bezeichnete, ist unklar. Andere Forschungsgruppen bestreiten, daß es Alkaloide in der europäischen Mistel gibt. Es bleibt jedoch festzuhalten, daß verschiedenste Arbeitsgruppen wiederholt niedermolekulare Mistelbestandteile mit zytotoxischer Wirkung auf Tumorzellen isoliert haben. Ob sie natürlicherweise in der Mistel vorkommen oder erst im Herstellungsprozeß aus höhermolekularen Verbindungen entstehen, muß durch weitere Forschung geklärt werden.

Dagegen ist der hohe Gehalt der basischen Aminosäure Arginin in Mistelproben und Mistelextrakten gut untersucht. Im Tierexperiment kann Arginin die durch bestimmte chemische Stoffe erzielbare Neubildung maligner Tumoren deutlich hemmen. Außerdem ist bekannt, daß Arginin zu den potentesten Aktivatoren der Makrophagen gehört, die als «große Freßzellen» eine Schlüsselfunktion im Immunsystem besitzen.

Soweit zu den eiweißartigen Inhaltsstoffen der Mistel, von denen es übrigens mehr als tausend verschiedene gibt, die sich mit der Methode der zweidimensionalen Gel-Elektrophorese darstellen lassen, von denen aber größtenteils keine besonderen Arzneieffekte bekannt sind.

d) Oligo- und Polysaccharide

Die Kohlenhydrate der Mistel lassen sich in hochmolekulare Polysaccharide, niedermolekulare Oligosaccharide sowie in Monosaccharide (Einzelzucker) wie Glukose, Galaktose, Mannit und Inosit trennen. Auch diese Gruppe von Inhaltsstoffen ist inzwischen gründlich untersucht worden, wenn auch nicht so intensiv wie die Mistellektine.

An Polysacchariden (Schleimstoffen) sind Rhamnogalakturonane in Stengeln und Blättern sowie Arabinogalaktane in Beeren der Mistel nachweisbar. Die immunstimulierende Wirkung des Rhamnogalakturonans ist vor allem von der Arbeitsgruppe Anderer im Friedrich-Miescher-Laboratorium der Max-Planck-Gesellschaft in Tübingen untersucht worden. Die Aktivität natürlicher Killerzellen gegen Tumorzellen wird durch diesen Mistelinhaltsstoff gesteigert.

Oligosaccharide, die wahrscheinlich durch enzymatischen Abbau aus Polysacchariden entstehen, erwiesen sich ebenfalls als sehr potente Aktivatoren der natürlichen Killeraktivität, bedingt durch eine vermehrte Bildung von Interferon gamma. Im Tierversuch konnten hierdurch eindrucksvolle Tumorhemmungen erzielt werden.

Von den Arabinogalaktanen konnte wiederum eine Aktivierung des Komplementsystems nachgewiesen werden; Komplement spielt eine wichtige Rolle im Entzündungsgeschehen und in der unspezifischen Immunabwehr gegen Tumoren.

Mit dieser Aufzählung sind nur die wichtigsten Mistelinhaltsstoffe beschrieben. Die Mistel macht es dem naturwissenschaftlichen Forscher nicht leicht, der auch bei dieser Pflanze den Hauptwirkstoff sucht, um ihn in chemisch reiner Form zu gewinnen und somit ein überschaubares, nach dem Muster der schulmedizinischen Arzneitherapie einfach dosierbares Arzneimittel in der Hand zu haben: Nicht nur kennen wir heute mindestens sieben verschiedene Gruppen biologisch aktiver Inhaltsstoffe; diese Stoffe bilden untereinander auch noch komplexe Verbindungen und beeinflussen sich gegenseitig in ihrer Aktivität. Am besten sind solche Wechselwirkungen zwischen Lektinen auf der einen Seite, Viscotoxinen, Polysacchariden und Membranvesikeln auf der anderen Seite untersucht worden. Durch diese Verbindungen wird die Toxizität (Giftigkeit) der Mistellektine wesentlich verringert und dadurch die Verträglichkeit der Präparate verbessert. Auch wird hierdurch, wie schon erwähnt, die mengenmäßige Bestimmung von Mistellektinen in Mistelgesamtextrakten erschwert.

Toxizität von Mistelextrakten

Hiermit kommen wir zur Beantwortung einer wichtigen Frage. Wie wir hörten, enthält die Mistel zwei Gruppen von Giftstoffen: Lektine, die schon in kleinsten Mengen toxisch auf empfindliche Körperzellen wirken, und Viscotoxine. Ist deshalb bei der therapeutischen Anwendung von Mistelpräparaten mit Giftwirkungen auf den menschlichen Organismus zu rechnen?

Die klare Antwortet lautet: nein. In der mehr als 75jährigen ärztlichen Erfahrung mit Mistelinjektionspräparaten sind keine schädigenden Wirkungen bekannt geworden, auch nicht bei einer Anwendung über viele Jahre. Selbst bei einer hochdosierten Infusionstherapie mit einem wäßrigen, nicht fermentierten Mistelpräparat, wobei das 10- bis 75fache der sonst üblichen subkutanen Dosis verabreicht wurde, zeigten sich keine Giftwirkungen: Genaue Laboruntersuchungen ergaben keine toxischen Veränderungen an Leber, Niere und Knochenmark. Eine Literaturrecherche bei wissenschaftlichen Datenbanken ergab nur wenige Veröffentlichungen über die Giftigkeit der Mistel: Nur in einer englischen Veröffentlichung wird über zwei Todesfälle bei Kindern nach Verzehr von Mistelbeeren berichtet. Weitere Todesfälle sind nicht bekannt. In einer anderen Veröffentlichung wurden die Untersuchungsergebnisse von 318 Personen zusammengefaßt, die versehentlich Mistelbeeren oder -blätter eingenommen hatten. Dies führte höchstens zu einer leicht behandelbaren Reizung der Magen-Darm-Schleimhäute, sonst aber zu keinen Vergiftungssymptomen.

In einer weiteren Veröffentlichung wurde über einen Patienten berichtet, der nach Einnahme einer mistelhaltigen Pflanzenmischung eine Leberentzündung entwickelte. Die Autoren hatten zunächst der Mistel die Schuld an dieser Erkrankung zugeschrieben, was jedoch heftige Kritik seitens von Fachkollegen auslöste. Schließlich mußten sie zugeben, daß sie nicht beweisen konnten, daß gerade die Mistel und kein anderer Bestandteil der Teemischung für die Leberentzündung verantwortlich war.

Üblicherweise wird die Toxizität von Arzneimitteln mit Hilfe von Tierexperimenten näher untersucht. Bei Mäusen oder Ratten wird dabei die sogenannte LD 50 bestimmt, das ist diejenige Dosis eines Stoffes, durch die die Hälfte der Versuchstiere getötet wird. Solche Experimente sind auch mit Mistelextrakten durchgeführt worden. Bei einem fermentierten Eichenmistelpräparat betrug die LD 50 bei Mäusen 500 mg pro kg bei intravenöser Gabe und 1 200 mg pro kg bei subkutaner Gabe. Dies entspricht in etwa dem 1 500fachen der therapeutischen Maximaldosis beim Menschen. Ein anderer, nicht fermentierter wäßriger Mistelextrakt zeigte bei Ratten und Mäusen überhaupt keine toxischen Effekte; die größte, vom Volumen her gerade noch applizierbare Menge der höchsten Konzentration wurde von allen Tieren ohne Schaden und ohne Todesfall vertragen.

Für diese fehlende Giftwirkung bei der therapeutischen Anwendung gibt es heute vier Erklärungen:

1. Die schon erwähnte Komplexbildung der toxischen Mistellektine mit anderen Inhaltsstoffen, die eine Bindung der Mistellektine an Körperzellen verhindert.

2. Die unspezifische Bindung der Mistellektine an Glykoproteine des Blutserums (Blutflüssigkeit) oder auch der Grundsubstanz des Gewebes; zum Beispiel wird die zytotoxische Lektinwirkung auf Tumorzellkulturen durch Zugabe von Blutserum stark gehemmt.

3. Die Bildung spezifischer Antikörper gegen Mistellektine nach wiederholter Injektion von Mistelpräparaten. Durch diese Antikörper wird die zytotoxische Lektinwirkung in einem weiten Dosisbe-

reich fast vollständig aufgehoben. Selbst hohe Dosen von Mistellektinen zeigen dann eine gute Verträglichkeit und keine Giftwirkung mehr, sobald genügend Antikörper gebildet sind. Diese wichtige Tatsache macht verständlich, warum eine Mistelinjektionsbehandlung stets mit kleinen Dosen begonnen werden muß, die mit der Zeit schrittweise gesteigert werden können, solange an der Einspritzstelle der Haut keine entzündliche Lokalreaktion auftritt. Das Gift der Mistellektine wird somit vom Organismus als «fremd» erkannt und durch Bildung von Antikörpern ausgeschaltet. Es ist naheliegend, gerade in dieser Organismusreaktion auf den Fremdkörperreiz der Mistel das eigentlich Heilende zu suchen und nicht in einer direkten Wirkung von Mistelinhaltsstoffen!

4. Viscotoxine, von denen weder eine Inaktivierung durch Serum noch durch Antikörper bekannt ist, sind in Mistelextrakten in so geringer Menge enthalten, daß mit keiner Giftwirkung zu rechnen ist. In unfermentierten, wäßrigen Mistelextrakten ist der Viscotoxingehalt so niedrig, daß er unter der Nachweisgrenze liegt.

Wirkungen von Gesamtextrakten aus der Mistel

Aus den bisherigen Ausführungen wurde deutlich, daß die Untersuchung einzelner Mistelinhaltsstoffe zwar interessante Teilaspekte zum Verständnis der Mistel und ihrer therapeutischen Wirkungen liefert, es jedoch nahezu unmöglich ist, mit den Mitteln der analytisch ausgerichteten Naturforschung das komplexe Ganze eines Mistelextraktes aus der fast unüberschaubaren Vielfalt der Einzelbestandteile und ihrer Wechselwirkungen heraus zuverlässig zu beschreiben. Deshalb ist von Anfang an der Weg beschritten worden, den Mistelextrakt als Ganzen in seinen Wirkungen auf lebendige Systeme – Zellkulturen, Gewebekulturen, den tierischen und menschlichen Organismus – zu untersuchen.

Schon bei der Schilderung der Inhaltsstoffe wurde mehrfach auf die doppelsinnige Wirkung von Mistelextrakten hingewiesen: die zytotoxische (zellabtötende) beziehungsweise krebshemmende Wirkung auf der einen Seite, die Beeinflussung des Immunsystems auf der anderen Seite. Diese zwei Wirkungsrichtungen erschienen lange Zeit als unvereinbar; denn alle bisher bekannten krebswirksamen Therapien wie Chemotherapie und Bestrahlung schädigten nicht nur Krebszellen, sondern beeinträchtigten auch das Immunsystem. Deshalb hielten viele Ärzte und Wissenschaftler die Aussage für völlig unglaubwürdig, daß die Mistel diese beiden gegensätzlichen Wirkungen in sich vereine.

Inzwischen kennt man aber auch in der Schulmedizin Medikamente mit dieser Doppelwirkung: Der östrogen-ähnliche Wirkstoff Tamoxifen zum Beispiel hemmt nicht nur das Wachstum hormonabhängiger Brustkrebszellen, sondern zeigt auch eine günstige Wirkung auf das Immunsystem. Der körpereigene Wirkstoff Interferon weist nicht nur starke Wirkungen auf das Immunsystem auf, sondern hemmt auch das Wachstum verschiedenster bösartiger Zellen.

Wie verhält es sich nun mit den Mistelextrakten? Welche Wirkungen zeigen sie im Laborversuch und in der therapeutischen Anwendung, und wie können wir ein Verständnis für diese Zusammenhänge gewinnen?

a) Wirkungen auf Krebszellen

Seit den sechziger Jahren haben mehrere Forschergruppen die Wirkung von Mistelextrakten auf Zellkulturen getestet. Die Technik der Zellvermehrung im Reagenzglas mit Zusatz bestimmter Nährlösungen und unter gleichbleibender Temperatur im Brutschrank wurde in dieser Zeit so weit entwickelt, daß sie als Routinemethode in zahlreichen Labors durchführbar wurde. Dabei zeigte sich das Phänomen der potentiellen Unsterblichkeit von Krebszellen, die sich immer weiter teilen, solange sie genügend Nährstoffe zur Verfügung haben. Auf diese Weise werden Krebszellen längst verstorbener Menschen seit Jahrzehnten weltweit in Labors weitergezüchtet, während normale Zellen nur eine beschränkte Lebensdauer in der Zellkultur besitzen.

Die am häufigsten untersuchten Krebszellinien menschlichen Ursprungs sind HeLa-Zellen und Molt-4-Zellen. Man versetzt solche Zellkulturen mit zunehmenden Konzentrationen von Mistelextrakt, mißt die Zellzahl oder die Wachstumsaktivität in den verschiedenen Kulturen im Vergleich zu einer unbehandelten Kontrollkultur und kann hieraus für jeden Mistelextrakt die LD 50 bestimmen (das ist diejenige Dosis, durch die die Hälfte der Zellen abgetötet wird beziehungsweise das Zellwachstum auf die Hälfte vermindert wurde).

Besonders gründliche Untersuchungen sind an der Universität Hohenheim durchgeführt worden:

Zunächst wurde die wachstumshemmende Wirkung eines nicht fermentierten Apfelbaum-Mistelextraktes auf verschiedene gutartige und zwei bösartige Zellinien untersucht. Schon durch 1/100 mg Mistelextrakt pro ml Kulturmedium wurden die bösartigen Zellen um 12 bis 31,5 % gehemmt – 15mal stärker als die gutartigen Zellen!

Weiter zeigte sich, daß die Hemmwirkung je nach Tumorart und Wirtsbaumherkunft des Mistelextraktes unterschiedlich ausgeprägt war. Auf HeLa- und Molt-4-Zellen wirkte die Apfelbaummistel am stärksten, die Tannenmistel am schwächsten. Untersuchte man Krebszellen, die aus Operationsmaterial gezüchtet wurden, so wurde Brustkrebsgewebe durch Kiefernmistel am stärksten gehemmt, Leber- und Dickdarmkrebsgewebe dagegen durch Apfelbaum- und Tannenmistel.

Der Einfluß der Dosierung konnte am besten an den schon erwähnten Molt-4-Zellen untersucht werden – menschlichen Leukämiezellen, die wie alle Blutzellen keinen festen Gewebszusammenhang aufweisen, sondern einzeln in der Nährflüssigkeit schwimmend sich vermehren. Dabei fand sich ein streng dosisabhängiger Effekt, wobei die Zellzahl mit steigender Konzentration des Mistelextraktes gesetzmäßig abnahm. Molt-4-Zellen, die gegenüber bestimmten Zytostatika (chemischen Zellgiften) resistent geworden waren, zeigten auf den Mistelextrakt ein gleich gutes oder sogar ein verstärktes Ansprechen. Dies war ein Hinweis darauf, daß die zellteilungshemmende Wirkung der Mistelextrakte auf einem anderen Wege erfolgt als bei den üblichen Zytostatika. Hier stellte sich nun die Frage, auf welche Weise Mistelextrakte eine Wachstumshemmung beziehungsweise eine Abtötung von Tumorzellen bewirken. Dies versuchte man in Hohenheim durch radioaktive Markierung von Vorstufen des Eiweiß- und Nukleinsäurestoffwechsels zu beantworten. Dabei stellte sich heraus, daß durch 0,1 mg eines wäßrigen Apfelbaummistelextraktes die Neubildung der Desoxyribonukleinsäure (DNA, «Erbsubstanz») um 15 % und die Eiweißneubildung um 42,8 % verringert wurde. Demnach beruht der Hemmeffekt von Mistelextrakten auf Tumorzellen hauptsächlich auf einer Hemmung der Eiweißneubildung, wie sie auch für die Mistellektine nachgewiesen wurde. Daneben aber kommt es auch bei Mistelgesamtextrakten zu einem Abbau der DNA, wie sie für den programmierten Zelltod (Apoptose) charakteristisch ist.

Daß tatsächlich die Mistellektine ganz überwiegend für die beschriebene Zellgiftwirkung verantwortlich sind, wird durch verschiedene andere Experimente bewiesen. Zum einen konnte die Hemmwirkung von Mistelextrakten durch Zugabe bestimmter Zucker, an die sich die Mistellektine spezifisch binden (Laktose, Galaktose, N-Acetylgalaktosamin), deutlich verringert werden. Dies erklärt sich dadurch, daß diese Zucker die Zuckerbindungsstelle der Lektin-B-Kette besetzen und damit die Bindung des Mistellektins an entsprechende Zucker der Zellmembran verhindern. Zum anderen wird die Hemmwirkung von Mistelextrakten auf Molt-4-Zellen durch spezifische Antikörper gegen Mistellektin fast vollständig aufgehoben. Solche Antikörper lassen sich aus dem Blut von mit Mistellektin geimpften Tieren oder aus dem Blut mit Mistelpräparaten behandelter Patienten gewinnen.

Es kommt aber nicht nur auf den meßbaren Lektingehalt eines Mistelpräparates an, sondern auf die komplexen Wechselwirkungen zwischen Mistellektinen und anderen Inhaltsstoffen im Gesamtextrakt. Dies wird durch zahlreiche interessante Versuche verdeutlicht, die durch das Carl-Gustav-Carus-Institut in Öschelbronn veranlaßt wurden:

Mistelextrakte von verschiedenen Wirtsbäumen (Apfelbaum, Eiche, Tanne) wurden an Tumorzellkulturen getestet, die aus 44 verschiedenen operativ entfernten menschlichen Tumoren gezüchtet wurden. Obwohl Lungen-, Brust- und Keimdrüsentumoren sowie Melanome (spezieller Krebstyp aus den schwarzen Pigmentzellen der Haut) in der Regel stärker gehemmt wurden als Magen-Darm-Tumoren, zeigten sich doch große individuelle Unterschiede in der Wachstumshemmung von Tumor zu Tumor, auch wenn die Tumoren aus dem gleichen Organ stammten. Trotz eines erheblich geringeren Lektingehaltes erwies sich die Tannenmistel als ähnlich wirksam wie die Apfelbaummistel.

Weitere Untersuchungen konzentrierten sich auf einen einzigen Tumorzelltyp, ein kleinzelliges Lungenkarzinom, der in verschiedenen Versuchsansätzen mit Mistelextrakten von neun verschiedenen Wirtsbäumen behandelt wurde. Das Eichenmistelpräparat, das den höchsten Lektingehalt hatte, wirkte dabei schwächer wachstumshemmend als die Präparate aus Birken-, Mandel- und Weißdornmistel, obwohl die Weißdornmistel nur ein Fünftel des Lektingehaltes aufwies. Es bestand demnach keine gesetzmäßige Beziehung zwischen Lektingehalt und Wachstumshemmung.

Schließlich wurden an der Universität Greifswald Zellkulturen von operativ entfernten Mundhöhlentumoren von 15 verschiedenen Patienten mit der jeweils gleichen Konzentration von Eichen-, Tannen- und Kiefernmistelextrakt versetzt. Obgleich der Eichenmistelextrakt den weitaus höchsten Lektingehalt aufwies, zeigte er nur auf sechs Kulturen die stärkste Wirkung, während bei fünf Kulturen Tannenmistel und bei vier Kulturen die sehr lektinarme Kiefernmistel am effektivsten war.

Daraus läßt sich schließen, daß die ganz spezielle, vom Wirtsbaum abhängige Zusammensetzung eines Mistelextraktes die wachstumshemmende Lektinwirkung wesentlich modifiziert. Tumorzellen aus individuellen menschlichen Tumoren sind durch eine erstaunliche Variabilität ihrer biologischen Eigenschaften gekennzeichnet, die der Vielfalt der Mistelextrakte von verschiedenen Wirtsbäumen entspricht, so daß sich für jeden Tumor ein Mistelwirtsbaum finden läßt, der auf diesen Tumor die stärkste wachstumshemmende Wirkung zeigt. Der Hinweis Rudolf Steiners, daß sich die Mistelwirkung durch die Wahl des Wirtsbaums gezielter auf einen bestimmten Organtumor ausrichten läßt, erhält durch diese Experimente eine unerwartete Bestätigung.

Welche Bedeutung kommt dieser in der Zellkultur nachweisbaren tumorhemmenden Wirkung für die Misteltherapie beim Menschen zu? Sind diese experimentellen Befunde auf die komplexen Verhältnisse des menschlichen Organismus überhaupt übertragbar?

Wir wissen heute, daß der tumorwachstumshemmende Effekt einen direkten Kontakt zwischen Tumorzelle und Mistellektinen voraussetzt. Wie schon im Kapitel über die Toxizität von Mistelextrakten ausgeführt, wird dieser direkte Kontakt durch Bindung der Mistellektine an Glykoproteine des Blutes oder des Gewebes verhindert. Schon in der Zellkultur läßt sich der wachstumshemmende Effekt durch Zugabe von Blutserum deutlich herabsetzen. Ähnliches geschieht im menschlichen Organismus, wenn Mistelextrakte subkutan (unter die Haut) oder direkt intravenös (in die Vene) injiziert werden: Der Großteil der Lektine wird sofort gebunden und wirkt dann nicht mehr giftig.

Hinzu kommt, daß das menschliche Immunsystem die Mistellektine als Fremdeiweiß erkennt und schon wenige Wochen nach Therapiebeginn Antikörper gegen die Mistellektine bildet, durch die deren Zellgiftwirkung weitgehend aufgehoben wird. Dies kann als Indiz dafür gewertet werden, daß der Organismus sich gegen die ihm fremden Mistellektine immunologisch «wehrt», so daß diese dann im Organismus ganz anders wirken als außerhalb desselben in der Zellkultur. Erst dadurch, daß die Zellgiftwirkung der Lektine ausgeschaltet wird, kommt die fördernde Wirkung des Mistelextraktes auf die Vermehrung und Aktivität von Immunzellen voll zum Tragen. Dies wird im folgenden Kapitel über die Wirkungen der Mistel auf das Immunsystem genauer ausgeführt.

Unter Berücksichtigung dieser Tatsachen ist mit einer durch Mistellektin vermittelten direkten Tumorhemmung nur unter bestimmten Ausnahmebedingungen zu rechnen:

1. Bei der direkten Injektion von Mistelextrakt in einen Tumor werden Nekrosen (Gewebsuntergänge) hervorgerufen, verbunden mit einer starken Entzündungsreaktion in der Umgebung; dies

kann zu einer vollständigen Rückbildung des Tumors führen. Untersuchungen an der Universität Freiburg an Nacktmäusen, auf die menschliches Tumorgewebe verpflanzt wurde, ergaben bei verschiedenen Tumoren vollständige Rückbildungen durch Injektion von 0,05 bis 0,2 mg Mistelextrakt in den Tumor.

Bislang ist diese spezielle Anwendungsweise von Mistelextrakten nur im Tierversuch gründlich untersucht worden. Es gibt jedoch auch schon einige wenige Berichte über erfolgreiche Anwendungen bei Patienten, die eine operative Tumorentfernung rigoros abgelehnt hatten oder aus anderen Gründen nicht operiert werden konnten.

2. Auch bei Ergüssen im Rippenfellraum, die durch eine Pleuritis carcinomatosa (Ausbreitung von Krebszellen im Rippenfell) bedingt sind, konnten direkte zytotoxische Effekte auf Krebszellen im Mikroskop beobachtet werden, wenn nach Abpunktieren des Ergusses eine hohe Mistelextraktdosis durch die Punktionskanüle in den Rippenfellraum eingebracht wurde. Studien ergaben eine statistisch signifikante Abnahme der Tumorzellzahl im Erguß im Verlaufe einer solchen Behandlung.

3. In Erprobung sind auch Einspritzungen von Mistelextrakt in die Bauchhöhle bei malignem Aszites (Wasseransammlung im Bauchraum durch Ausbreitung von Krebszellen im Bauchfell) oder in die Harnblase bei oberflächlichem Krebs der Blasenschleimhaut; auch unter diesen Bedingungen scheint der direkte krebshemmende Effekt von Mistelextrakten nutzbar zu sein.

Dabei ist zu beachten, daß durch diese Anwendungen nicht nur Tumornekrosen hervorgerufen werden, sondern gleichzeitig eine starke entzündlich-immunologische Reaktion, die zur Auflösung des verbliebenen Tumorgewebes führen und dadurch wesentlich zur Heilung beitragen kann. Hierdurch rückt das von Rudolf Steiner vorgegebene Ziel, die Mistel solle das Messer des Chirurgen ersetzen, in greifbare Nähe.

Bei der üblichen subkutanen Mistelextrakt-Injektion und auch bei hochdosierten Infusionen, bei deren Anwendung zum Teil auch tumorhemmende Effekte beobachtet wurden, kann freilich dieser direkte tumorhemmende Effekt aus den schon beschriebenen Gründen nicht zum Tragen kommen. Hierbei ist mit einer indirekten Tumorhemmung durch die Anregung körpereigener Abwehrvorgänge zu rechnen.

b) Wirkungen auf das Immunsystem

Das Immunsystem hat die Aufgabe, durch Unterscheidung zwischen körpereigenem und fremdem Eiweiß, zwischen eigenen und fremden Zellen, letztlich also durch Unterscheidung zwischen dem biologischen «Selbst» und «Nicht-Selbst», die Unversehrtheit des Organismus zu erhalten. Es schützt nicht nur vor Infektionen, sondern vermag auch von Viren befallene Körperzellen und auch Krebszellen als «fremd» zu erkennen und abzutöten. Dabei spielt der entwicklungsgeschichtlich weit ältere Teil, den man als unspezifisches oder angeborenes oder *natürliches Immunsystem* bezeichnet, eine größere Rolle im Abwehrgeschehen gegen Krebs als das *erworbene spezifische Immunsystem*. Letzteres ist zwar hochspezialisiert und dadurch äußerst effektiv, benötigt aber eine längere Anlaufzeit, bis es nach erstmaligem Kontakt mit einem Fremdstoff seine volle Funktionstüchtigkeit gewinnt. Die primitiven Krebszellen entziehen sich leicht diesem komplizierten System der spezifischen Abwehr, da ihr «Fremdcharakter» oft nur schwach ausgeprägt ist und sich mit der Zeit sogar ändern kann. Dagegen können sie durch die wenig spezialisierten Zellen des natürlichen Immunsystems sofort erkannt und aufgelöst werden. Es handelt sich dabei um die neutrophilen, eosinophilen und basophilen Granulozyten («Kleine Freßzellen»), die Makrophagen («Große Freßzellen») und vor allem die Natürlichen Killerzellen, die den Großteil der weißen Blutkörperchen in unserem Blut ausmachen, aber auch ins Gewebe auswandern und dort aktiv werden können. Dabei besteht eine enge Beziehung zu den Fibroblasten – Bindegewebszellen, die Fasern und Grundsubstanz bilden und zur Eingrenzung und Abkapselung eines Tumors beitragen können. Zum unspezifischen Immunsystem gehören außer den genannten Zellen auch lösliche Substanzen wie das Komplementsystem, das in einer Art Kettenreaktion zur Auflösung von Tumorzellen führen kann. Das spezifische Immunsystem besteht aus spezialisierten weißen Blutkörperchen: den T-Lymphozyten, die für die Abwehr «fremder» Zellen verantwortlich sind, und den B-Lymphozyten, die spezifische Antikörper gegen körperfremde Substanzen bilden.

Beide Systeme ergänzen sich sinnvoll und sind durch ein kompliziertes Netzwerk verschiedener Botenstoffe – Zytokine genannt – miteinander verbunden, wie überhaupt alle Einzelelemente des Immunsystems zwar ihre speziellen Aufgaben und Eigenschaften haben, aber in Form einer «konzertierten Aktion» zusammenwirken.

Als Rudolf Steiner 1920 erstmals die Mistel als Krebsheilmittel darstellte, gab es noch kaum wissenschaftliche Erkenntnisse über das Immunsystem. Steiners Schilderungen der Polarität von Tumor und Entzündung nahm inhaltlich die moderne Tumorimmunologie um Jahrzehnte voraus, auch wenn sie natürlich nicht die heutige wissenschaftliche Terminologie benutzen konnte. Andererseits war die von Steiner gestellte Aufgabe, die Mistel solle Fieber erzeugen und einen «Wärmemantel um den Tumor» bilden, ein ständiger Ansporn für anthroposophisch orientierte Forschergruppen und Ärzte, die Wirkungen von Mistelpräparaten auf das Immunsystem genauer zu erforschen.

Mittlerweile sind hierüber weit über 100 wissenschaftliche Arbeiten veröffentlicht worden. Sie zeigen, daß Mistelextrakte vor allem die natürliche Abwehr, aber auch das spezifische Immunsystem beeinflussen, und zwar nicht nur im Laborversuch, sondern auch bei der therapeutischen Anwendung beim Menschen. Was die natürliche Abwehr betrifft, so steigt nach Injektion eines Mistelpräparates nicht nur die Zahl der neutrophilen Granulozyten, sondern in der Folge auch häufig die Zahl der für die Tumorabwehr bedeutenderen Eosinophilen. Zudem wird die Phagozytose-Aktivität der Granulozyten und Makrophagen gesteigert, das heißt ihre Fähigkeit, Fremdkörper in den Zelleib aufzunehmen und zu verdauen. Besonders gut untersucht ist die Wirkung von Mistelextrakten auf die Natürlichen Killerzellen, die ebenfalls in ihrer Zahl und Aktivität gesteigert werden. Auch die zytotoxische Komplement-Aktivität, die zur Auflösung von Tumorzellen führen kann, wird durch Mistelextrakt deutlich beeinflußt. Außerdem steigen die sogenannten Akutphasenproteine, die gemeinsam mit dem Komplement eine wichtige Rolle in der natürlichen Abwehr spielen, in der Anfangsphase einer Misteltherapie meßbar an.

Im Hinblick auf das spezifische Immunsystem konnte im Tierversuch eine deutliche Vergrößerung der Thymusdrüse mit einer Beschleunigung der Zellvermehrung und der Ausreifung der Thymuszellen beobachtet werden. Beim Menschen fand man unter Misteltherapie eine Vermehrung der T-Helfer-Zellen im Vergleich zu den T-Suppressor-Zellen im Blut sowie eine Aktivitätssteigerung der Lymphozyten. Außerdem werden bei allen Patienten, die mit Mistellektin-haltigen Mistelpräparaten behandelt werden, nach wenigen Wochen spezifische Antikörper gegen Mistellektin gebildet, als Ausdruck der Reaktion des spezifischen Immunsystems auf das als Fremdstoff erkannte Mistellektin.

Die Stimulierung der genannten Immunzellen geht einher mit einer vermehrten Freisetzung von Botenstoffen des Immunsystems, die zum Teil im Patientenserum, zum Teil aber auch im Laborversuch im Überstand einer Lymphozyten-Zellkultur bestimmt werden können. Durch Analyse dieser Botenstoffe läßt sich feststellen, welcher Immunzelltyp im konkreten Fall durch Mistelextrakt aktiviert wurde. Einer der bekanntesten Botenstoffe ist zum Beispiel das gamma-Interferon, das eine wichtige Rolle in der Tumorabwehr zum Beispiel durch die Stimulierung der Killerzellen spielt und auch in der Schulmedizin als isolierte Substanz zunehmende Verwendung findet. Bei Mistelinfusion, zum Teil auch bei subkutaner Misteltherapie, steigt die Interferon-Konzentration im Blut deutlich an, zusammen mit dem Botenstoff Interleukin 2, was auf die Aktivierung einer bestimmten Untergruppe der T-Helfer-Zellen hinweist, die über die zytotoxischen T-Zellen die spezifische zelluläre Tumorabwehr fördert. Die vermehrte Freisetzung der Zytokine Interleukin 4, Interleukin 5 und Interleukin 6 spricht dagegen für die Aktivierung einer anderen Untergruppe von T-Helfer-Zellen, die wiederum die B-Lymphozyten, die spezifische Antikörperbildung und die eosinophilen Granulozyten aktiviert. Die Zytokine Tumornekrosefaktor, Interleukin 1 und 6 weisen auf eine Aktivierung von Makrophagen hin und spielen eine wichtige Rolle im akuten Entzündungsgeschehen. Der Tumornekrosefaktor kann, wie der Name schon sagt, zum Absterben von Tumorzellen führen.

Weitere wichtige Botenstoffe, die unter Misteltherapie aus Lymphozyten freigesetzt werden, sind GM-CSF und Beta-Endorphin: GM-CSF fördert die Vermehrung und Ausreifung von Knochenmarkzellen, so daß die Zahl der Leukozyten im Blut ansteigt. Auf diese Weise läßt sich die Knochenmark-stimulierende Wirkung der Misteltherapie und ihr günstiger Einfluß auf das Blutbild im Falle verminderter Leukozytenzahlen nach Chemotherapie erklären. Das von T-Helfer-Zellen gebildete Beta-Endorphin stellt – wie schon der Name sagt – ein endogenes, das heißt vom Körper selbst produziertes Morphin dar, dessen Anstieg im Blut mit einer verminderten Schmerzwahrnehmung einhergeht. Die vermehrte Endorphin-Freisetzung könnte das Korrelat für die bekannte günstige Wirkung der Misteltherapie auf Tumorschmerzen sein.

Diese aktuellen Forschungsergebnisse über den Einfluß der Mistel auf die Ausschüttung bestimmter Botenstoffe des Immunsystems haben letztlich noch zu der überraschenden Entdeckung geführt, auf welche Weise die im vorigen Kapitel beschriebenen zytotoxischen Effekte und die hier beschriebenen immunologischen Effekte der Mistel zusammenhängen. Die zytotoxische Wirkung von Mistellektinen und Mistelextrakten erstreckt sich nämlich nicht nur auf Tumorzellen, sondern auch auf normale menschliche weiße Blutkörperchen. Hohe Misteldosen, die zur Auflösung weißer Blutkörperchen führen, setzen gleichzeitig große Mengen von Tumornekrosefaktor und Interleukinen frei, die wiederum eine starke entzündlich-immunologische Reaktion und letztlich auch eine Neubildung weißer Blutkörperchen hervorrufen. Dies erklärt, warum eine hochdosierte Misteltherapie gleichzeitig zytotoxische und immunstimulierende Wirkungen zeigt, während niedrige Misteldosen ausschließlich immunstimulierend wirken.

Dies trifft jedoch nur für die Anfangsphase einer Misteltherapie zu, in der noch keine oder kaum Antikörper gegen die toxischen Mistellektine gebildet wurden. In einer späteren Therapiephase, in der diese Antikörper in hoher Konzentration im Blut vorhanden sind, treten vollständig andere Verhältnisse ein, wie ausführliche Untersuchungen an der Universität Tübingen gezeigt haben: Jetzt sind auch hohe Misteldosen ohne Schädigung normaler Lymphozyten anwendbar. Außerdem sind unter dieser hohen Dosierung neue immunologische Effekte in Form einer verstärkten Zellteilung und Aktivierung von Lymphozyten durch Mistelextrakt nachweisbar, die in der Anfangsphase der Misteltherapie nicht vorhanden waren.

Diese Entdeckung wirft wiederum ein Licht auf zwei andere Teilgebiete der immunologischen Mistelforschung: auf die Mistelinhaltsstoff-Forschung – genauer gesagt, auf die derzeit äußerst aktuelle Lektinforschung – und auf die Chronobiologie der Immunantwort auf Mistelinjektionen, die sich mit den Veränderungen der Immunreaktion im zeitlichen Verlauf einer Misteltherapie befaßt.

Zweifellos sind die Lektine die derzeit am besten untersuchten Mistelinhaltsstoffe. Vielfach werden sie von Wissenschaftlern und auch in der populär-wissenschaftlichen Presse als Hauptwirkstoff der Mistel angesehen, so daß oft fälschlich vereinfachend von «Mistellektinen» statt von Mistelextrakten gesprochen wird. Diese Auffassung ist naheliegend, wenn man die bedeutende Rolle der Mistellektine für die direkte zytotoxische Mistelwirkung ins Auge faßt. Befunde, daß isolierte Mistellektine ähnliche immunologische Effekte zeigen wie Gesamtextrakte, was die Steigerung der Phagozytose-Aktivität und der Zellzahl sowie der Aktivität der Natürlichen Killerzellen betrifft, haben diese Einstellung verstärkt. Der endgültige «Beweis» wurde damit geführt, daß immunologische Wirkungen des Mistelextraktes nicht mehr nachweisbar waren, nachdem man die Mistellektine aus dem Extrakt entfernt hatte. Dabei hatte man jedoch die Tatsache übersehen, daß aufgrund der bekannten Wechselwirkungen zwischen Mistellektinen, Viscotoxinen und Polysacchariden nicht nur die Mistellektine, sondern auch andere wichtige Inhaltsstoffe aus dem Extrakt entfernt werden, so daß man das, was übrigbleibt, eigentlich nicht mehr als Mistelextrakt bezeichnen darf.

Zwei weitere wichtige Experimente sprechen gegen den «Alleinvertretungsanspruch» der Mistellektine und für die Bedeutung des Gesamtextraktes als weisheitsvolle Komposition der Natur, verstärkt durch die Kunst des Pharmazeuten:

Ein praktisch lektinfreier Kiefernmistelextrakt, der auch keinerlei toxische Wirkung auf Lymphozyten zeigte, bewirkte eine wesentlich stärkere Stimulation der Lymphozyten und Freisetzung von Zytokinen als reines Mistellektin oder andere lektinhaltige Mistelextrakte, wobei jeweils die optimale Dosierung ermittelt wurde. Die Autoren schlossen daraus, daß nicht das Lektin, sondern andere Komponenten des Mistelextraktes für diesen immunstimulierenden Effekt verantwortlich sind.

Daß Mistellektine nur in der allerersten Therapiephase, in der noch keine Lektinantikörper gebildet werden, wirksam sind, nicht aber unter Langzeittherapie, wird durch die Tatsache klar, daß Mistellektin Antikörper die lektin-vermittelte Zytokinfreisetzung aus weißen Blutkörperchen vollständig blockieren. Im Gegensatz dazu konnte demonstriert werden, daß auch bei Patienten unter Langzeittherapie trotz der Gegenwart von Lektinantikörpern eine Zytokinfreisetzung möglich ist, allerdings erst bei höheren Dosen. Dies hat zur Konsequenz, daß zu Beginn einer Misteltherapie niedrig dosiert werden muß, um dann, wenn die Konzentration an Mistellektin-Antikörpern zu steigen beginnt, die Dosis schrittweise zu erhöhen. Genau diese Vorgehensweise wird schon seit Jahrzehnten – rein aus der Erfahrung heraus – praktiziert, da eine Überdosierung in der Anfangsphase übermäßige immunologische Reaktionen in Form einer starken lokalen Entzündung an der Einspritzstelle sowie in Form von Fieber, Abgeschlagenheit und Krankheitsgefühl zur Folge hätte. Es hat sich deshalb eingebürgert, die Misteldosis individuell so einzustellen, daß die immunologische Antwort des Patienten – gemessen an der entzündlichen Lokalreaktion an der Einspritzstelle, an der Temperaturreaktion sowie am Blutbild und Immunstatus – weder zu schwach noch zu stark ausfällt.

Genauere Untersuchungen der zeitlichen Veränderungen immunologischer Reaktionen unter Misteltherapie ergaben, daß in den ersten Wochen nach Therapiebeginn vor allem ein Anstieg der neutrophilen Granulozyten, der Akutphasenproteine und der Natürlichen Killerzellen stattfindet. Ab der dritten Woche steigen die Antikörper gegen Mistellektine, die Eosinophilen sowie die Aktivität der Lymphozyten, während die entzündliche Lokalreaktion an der Einspritzstelle in der Regel allmählich abklingt und schließlich nicht mehr nachweisbar ist. Hieraus ergeben sich Konsequenzen für die Immunkontrolle der Misteltherapie, die in der Anfangsphase andere Parameter berücksichtigen muß als im späteren Verlauf.

Eine weitere wichtige Mistelwirkung auf Immunzellen des Blutes bleibt noch nachzutragen: Zytostatika (zellteilungshemmende Mittel) wie Cyclophosphamid oder auch radioaktive Strahlen schädigen die Erbsubstanz der Zellen, was entweder zum Zelltod oder aber zu einer Mutation, das heißt einer Erbänderung der Zelle führt. Infolge solcher Mutationen können Zweittumoren (z.B. Leukämien) als Chemotherapie- oder Strahlenfolge entstehen. Systematische Untersuchungen einer immunologischen Arbeitsgruppe an der Technischen Hochschule Aachen zeigten, daß durch Mistelextrakt die schädigende Wirkung der Chemotherapie nicht nur auf die Erbsubstanz, sondern auch auf die Immunfunktion drastisch verringert werden kann. Ergänzend hierzu fand eine andere Arbeitsgruppe am Kantonspital in Basel, daß Mistelextrakt eine Reparatur der durch Zytostatika oder radioaktive Strahlen bewirkten DNA-Strangbrüche anregt, vermittelt durch eine verstärkte Produktion des Lymphozyten-Wirkstoffs gamma-Interferon. Durch diese Untersuchungen finden die langjährigen ärztlichen Beobachtungen, daß Krebspatienten eine Chemo- oder Strahlentherapie besser vertragen, wenn sie gleichzeitig mit Mistelextrakt behandelt werden, eine verständliche Erklärung.

Wirksamkeitsnachweis in klinischen Studien

Die bisher besprochenen Forschungsergebnisse zeigen, daß Mistelextrakte zweifellos starke Arzneimittelwirkungen aufweisen, die eine Anwendung bei Krebspatienten zur Tumorwachstumshemmung und zur Anregung der Immunabwehr rechtfertigen. Der Nachweis solcher Wirkungen sagt jedoch noch nichts über die therapeutische Wirksamkeit beim Krebspatienten aus. Bedeutet die nachgewiesene Beeinflussung des Immunsystems tatsächlich einen Nutzen für den Patienten in Form einer Besserung der Lebensqualität oder einer Verbesserung der Überlebenschancen? Für Ärzte, die langjährige Erfahrungen mit Mistelextrakten besitzen, ist diese Frage klar beantwortet, weil sie an vielen Patientenschicksalen die Wirksamkeit der Misteltherapie selbst erleben konnten. Solche Einzelerfahrungen sind aber noch kein allgemeingültiger Beweis für die Wirksamkeit der Misteltherapie. Zwar gewinnt die ärztliche Erfahrung an Gewicht, wenn zahlreiche Ärzte unabhängig voneinander zu gleichen Ergebnissen kommen, die auf gut dokumentierten Behandlungsverläufen gründen, oder wenn Umfragen bei einer Vielzahl von Ärzten zu einer weitgehenden Übereinstimmung der Antworten führen; auf diese Weise hat die Kommission C im früheren Bundesgesundheitsamt in Berlin die Erfahrungen der anthroposophischen Ärzteschaft ausgewertet und in Form von Monographien schriftlich zusammengefaßt. Doch dem skeptischen, naturwissenschaftlich ausgerichteten Beurteiler ist dies alles für den Beweis der Wirksamkeit nicht ausreichend. So hört man immer wieder die Forderung, daß die Mistelpräparate in randomisierten Doppelblindstudien auf ihre Wirksamkeit geprüft werden müßten. Das Grundprinzip der Arzneimittelprüfung in einer klinischen Studie ist, daß eine größere Patientengruppe mit dem Prüfmedikament und eine gleichgroße Kontrollgruppe mit einem anderen Medikament oder einem Scheinmedikament (Placebo) nach einem genau festgelegten Plan behandelt und untersucht werden. Das Behandlungsergebnis muß durch exakte Zahlen ausdrückbar sein, damit ein statistischer Vergleich zwischen den beiden Gruppen möglich wird. Damit die beiden Patientengruppen wirklich vergleichbar sind, wird eine Zufallsverteilung der Patienten auf die beiden Gruppen durch sogenannte Randomisation gefordert, das heißt, es entscheidet das Los, in welche Gruppe ein Patient kommt und mit welchem Medikament er behandelt wird. Da die Erwartungshaltung von Arzt und Patient das Ergebnis ebenfalls beeinflussen kann, wird als Ideal außerdem eine doppelte Verblindung der Studie gefordert, das heißt, weder Arzt noch Patient wissen, ob das Prüfmedikament oder ein Placebo angewendet wird.

Zur Prüfung der Misteltherapie, die in Form subkutaner Injektionen durchgeführt wird, ist eine Verblindung schon deshalb nicht möglich, weil durch die typische entzündliche Lokalreaktion an der Einspritzstelle sofort erkennbar ist, ob ein Patient mit Mistel oder mit einem anderen Medikament behandelt wird. Außerdem gibt es ethische und methodische Bedenken, die H. Kiene in seiner *Kritik der klinischen Doppelblindstudie* zusammengefaßt hat. Auch die Randomisation ist ethisch nicht unproblematisch, führt sie doch dazu, daß einem Teil der Patienten die Misteltherapie vorenthalten wird, die sich außerhalb der Studie vielleicht für eine Misteltherapie entschieden hätten, und umgekehrt andere Patienten eine Misteltherapie erhalten, die dies gar nicht wollen. Auch Ärzte, die an randomisierten Mistelstudien teilnahmen, bedauerten oft, daß ein Patient, dem nach ihrer bisherigen Erfahrung die Misteltherapie sehr gut getan hätte, durch den Zufallsentscheid nicht in die Mistelgruppe kam. Dadurch, daß nicht der Arzt nach bestem Wissen und Gewissen über die Therapie entscheidet, sondern das Los, wird das Arzt-Patienten-Verhältnis empfindlich gestört. Aus diesen Gründen heraus war die Mehrzahl der Mistelstudien nicht randomisiert, zumal sie an anthroposophischen oder naturheilkundlichen Krankenhäusern durchgeführt wurden, deren Patienten eine Misteltherapie ausdrücklich wünschten, so daß weder eine unbehandelte Kontrollgruppe im gleichen Krankenhaus noch eine Randomisierung zumutbar war.

Trotz all dieser Schwierigkeiten und Bedenken wurden bis zum Jahre 1991 41 klinische Studien zur Misteltherapie bei den verschiedensten Tumorarten durchgeführt. In der überwiegenden Mehrzahl der Studien wurde überprüft, ob durch Misteltherapie die Überlebenszeit verlängert beziehungsweise die Überlebensrate (das ist der Anteil der zu einem bestimmten Zeitpunkt, z.B. fünf Jahre nach Operation, noch lebenden Patienten) erhöht werden kann. In manchen Studien wurde auch der Einfluß der Misteltherapie auf die Lebensqualität oder das Tumorwachstum beurteilt.

Dabei ist bemerkenswert, daß bis auf zwei Ausnahmen alle

Studien ein positives Ergebnis für die Misteltherapie erbrachten, das heißt, die mit Mistel behandelten Patienten hatten ein besseres Ergebnis als die Kontrollgruppe ohne Misteltherapie. Nur in zwei Studien war kein Unterschied feststellbar.

Zu Recht wird von Kritikern immer wieder auf die mangelnde methodische Qualität der meisten Mistelstudien hingewiesen. Da die Universitätskliniken und andere große Krankenhäuser es lange Zeit ablehnten, sich mit einer «Außenseitermethode» wie der Misteltherapie zu befassen, mußten engagierte Ärzte solche Studien in eigener Regie durchführen; so ist der Mangel an Professionalität in vielen Studien nicht verwunderlich.

Dennoch ergab eine kritische Analyse von H. Kiene, daß bei 35 auswertbaren kontrollierten Studien in 12 Fällen eine Aussagekraft, in 13 Fällen eine statistische Signifikanz der Ergebnisse und in 9 Fällen beides gemeinsam gegeben war. Aussagekraft wurde einer Studie dann zugestanden, wenn eine Bevorteilung der Mistelgruppe gegenüber der Kontrollgruppe eindeutig ausgeschlossen werden konnte, entweder durch Randomisation oder durch eine sorgfältige Analyse aller bekannten Prognosefaktoren, die den Krankheitsverlauf beeinflussen können. Für die Wirksamkeit der Misteltherapie spricht auch, daß die Ergebnisse um so vorteilhafter für die Misteltherapie ausfielen, je sorgfältiger die Studien durchgeführt wurden.

Zur Zeit werden neue randomisierte Studien nach modernsten methodischen Kriterien an schulmedizinischen Kliniken durchgeführt. Es wird sich zeigen, ob die Misteltherapie auch dann noch ein positives Ergebnis aufweisen kann, wenn sie – losgelöst von einem umfassenden, ganzheitlichen Therapiekonzept – von in dieser Therapieform wenig erfahrenen Ärzten schematisch nach Studienprotokoll verabreicht wird. Theoretisch sind schlechtere Ergebnisse zu erwarten als in den Kliniken, wo die Misteltherapie von engagierten, erfahrenen Ärzten zusammen mit künstlerischen Therapien bei aktiv mitarbeitenden Patienten angewandt wird. Aber dies entspricht ja dem Konzept der klinischen Studie, daß die Wirksamkeit des «Arzneimittels an sich», völlig losgelöst von den Einflüssen von Arzt und Patient, überprüft wird. Da dies sehr wenig mit der therapeutischen Wirklichkeit zu tun hat, ist es ratsam, sich in dem Bemühen um wissenschaftliche Anerkennung der Misteltherapie nicht auf die klinische Studie zu beschränken, die als Instrument zur Wirksamkeitsbeurteilung schulmedizinischer Arzneimittel entwickelt wurde, sondern eigene Studienmethoden zu entwickeln, die dem Wesen der anthroposophisch erweiterten Medizin angemessen sind. Hierzu gehört neben dem Gruppenvergleich zwischen schulmedizinischer und anthroposophisch erweiterter Krebstherapie unbedingt auch die Entwicklung des Konzeptes einer Einzelfallstudie, die dem individuellen Ansatz der Misteltherapie besser gerecht wird als die üblichen Kollektivstudien.

Auch fehlen noch geeignete Dokumentationsbögen zur Beurteilung der Lebensqualität, die die Wirksamkeit der Mistel auf den ganzen Menschen einschließlich der Lebensprozesse und Körperrhythmen, der seelischen und geistigen Dimension umfassen. An all diesen Aufgaben wird derzeit intensiv gearbeitet.

Literatur

Becker, H. / Berg, P.A. / Scheer, R. (Hrsg.): *Mistelextrakte in der Tumortherapie – Stand des Wissens von Forschung und therapeutischer Anwendung.* Hippokrates Verlag Stuttgart, in Druck.

Kiene, H.: Klinische Studien zur Misteltherapie karzinomatöser Erkrankungen – eine Übersicht. *Erfahrungsheilkunde* 40, 1991, S. 222–227.

Kiene, H.: *Kritik der klinischen Doppelblindstudie.* MMW Medizin Verlag, München 1993.

Leroi, R. (Hrsg.): *Misteltherapie. Eine Antwort auf die Herausforderung Krebs.* Verlag Freies Geistesleben, Stuttgart 1987.

Luther, P. / Becker, H. (Hrsg.): *Die Mistel.* Springer Verlag, Berlin–Heidelberg–New York 1987.

Matthiessen, P. / Tröger, W.: Die Misteltherapie des Krebses. In: Wrba, H. (Hrsg.): *Kombinierte Tumortherapie.* Hippokrates Verlag, Stuttgart 1995.

Salzer, G.: Die Misteltherapie solider Tumoren: Immer noch eine Therapie ohne gesicherte Wirksamkeit? Eine Bestandsaufnahme. *Forschende Komplementärmedizin* I, 1994, S. 115–119.

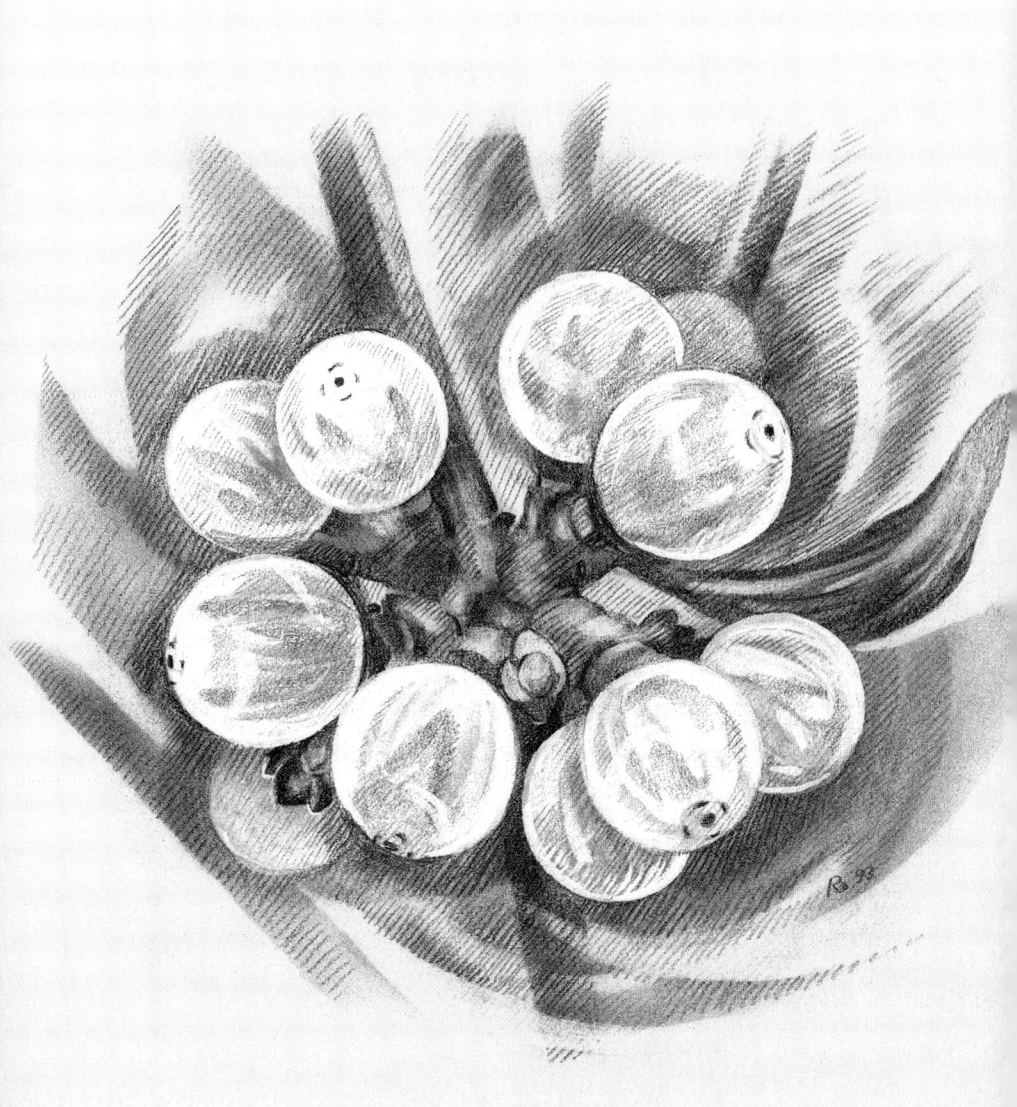

Der Mistelembryo

Die Entfaltung der pflanzlichen Gestalt erreicht ihren Höhepunkt, wenn sich die zarten, farbigen Blütenblätter öffnen und der feine Blütenstaub sich vom fest an einen Ort gebundenen Pflanzendasein löst und in die Weite des Raumes verteilt. Alles darauf folgende Bilden und Gestalten führt die Pflanze nach innen. Sie zieht sich zusammen, in das Innere der Frucht zurück. Dort kommt sie als Embryo, umhüllt von der Samenschale, an ihr Ziel und zur Ruhe. Sie zieht sich aus Raum und Zeit zurück, um zu ihrer Zeit an einem neuen Ort wieder neues Leben zu entfalten.

Auch die Mistel strebt, sobald Blätter und Blüten entfaltet sind, in das Innere der Frucht. Die Bestäubung der Blüte im Spätwinter sowie das Verschmelzen von Pollenkern und Eizelle sind die Grundlage dafür, daß eine Frucht entstehen und darin ein Embryo heranwachsen kann. Bis Ende Juni ruhen dessen Anfänge – unscheinbar klein und ohne sichtbare Bildeprozesse zu vollziehen – im Innern der Frucht und im Zentrum des sich fortwährend mehrenden Nährgewebes.

Erst wenn nach Johanni die Sonne ihren höchsten Stand überschritten hat und ihre Lichtesfülle allmählich wieder abnimmt, beginnt der Mistelembryo seine Entwicklung. Bereits wenige Wochen später, Anfang August, sind seine Konturen im grünen Mistelkern deutlich auszumachen. Ein dunkelgrünes, schlankes Stielchen streckt sich vom Zentrum des Nährgewebes bis an dessen Peripherie, betastet die Grenze und versucht sie bald zu dehnen. Es ist der Keimstengel, der – wie in der übrigen Pflanzenwelt –, indem er sich streckt, den Sproßpol und den Wurzelpol auseinanderschiebt und zugleich die Verbindung zwischen den getrennten Polen aufrecht erhält. Die bis an den Rand des Mistelkernes ragende Spitze des Keimstengels ist dem Wurzelpol des Pflanzenkeimes vergleichbar. Sie ist mit zahlreichen Papillen besetzt, an denen Leimtröpfchen haften, die nur darauf warten, den Mistelkeim im folgenden Winter an die Rinde eines Wirtsbaumes zu heften. Im Zentrum des Nährgewebes zeichnen sich, wenngleich weniger deutlich, zwei kleine Keimblättchen ab, zwischen denen bald auch der Wachstumspunkt zu erkennen ist, der später alle Sproßbildungen der Mistel hervortreiben läßt.

Mistelembryonen entwickeln sich meist einzeln, oft aber auch zu zweit und zuweilen zu dritt oder gar zu viert in einer Frucht. Allen Mistelfrüchten ist jedoch gemeinsam, daß die in ihrem Kern heranreifenden Embryonen stets so orientiert sind, daß die „Wurzelpole» ihrer Keimstengel gleichmäßig verteilt in die Peripherie der Frucht weisen, während die Keimblätter und die Sproßwachstumspunkte im Zentrum von Kern und Frucht angeordnet sind.

Das Nährgewebe scheint, wenn im Juli die Entwicklung des Embryos einsetzt, keine starre Verbindung mehr mit der mütterlichen Fruchtstandachse zu haben, sondern mehr oder weniger frei im zunehmend wäßrig-verschleimenden Fruchtfleisch zu schweben. Einzig ein Bündel aus Leitgefäßen, vergleichbar etwa einer Nabelschnur, hält eine lose Verbindung zur Mutterpflanze aufrecht.

Anfang Oktober, gut drei Monate nach dem Beginn seiner eigentlichen Entwicklung, ist die Reifung des Mistelembryos abgeschlossen. Die folgenden, kühleren und lichtärmeren Wochen, während derer sich die Reife der Frucht vollendet, stimmen ihn nun ein auf eine Art winterlicher Ruhe.

Charakteristisch für den Mistelembryo ist, daß er sich nicht in ein Samenkorn einschließen läßt. Viele Pflanzen können als Samen lange Zeit hindurch ohne Wasser, Wärme und vor allem Licht überdauern. Nicht so der Mistelkeim. Nur wenige Tage oder Wochen ohne genügend Licht würden für ihn den Tod bedeuten. Der ihn nährende Kern bleibt stets grün, und da er nicht von einer harten, für das Licht undurchlässigen Samenschale abgeschlossen wird, bleibt der Mistelembryo den Winter hindurch in ein mildes Sonnenlicht eingebettet, das durch Fruchthülle und Fruchtfleisch hindurchflutet und ihn sicher geborgen in das kommende Frühjahr trägt. Dann wird die zunehmende Kraft der Sonne ihn aus seiner Ruhe hervorlocken und in ihm den Drang wecken, ein neues Mistel-Leben zu gründen.

Die Mistel – ein Homunkulus im Pflanzenreich 237

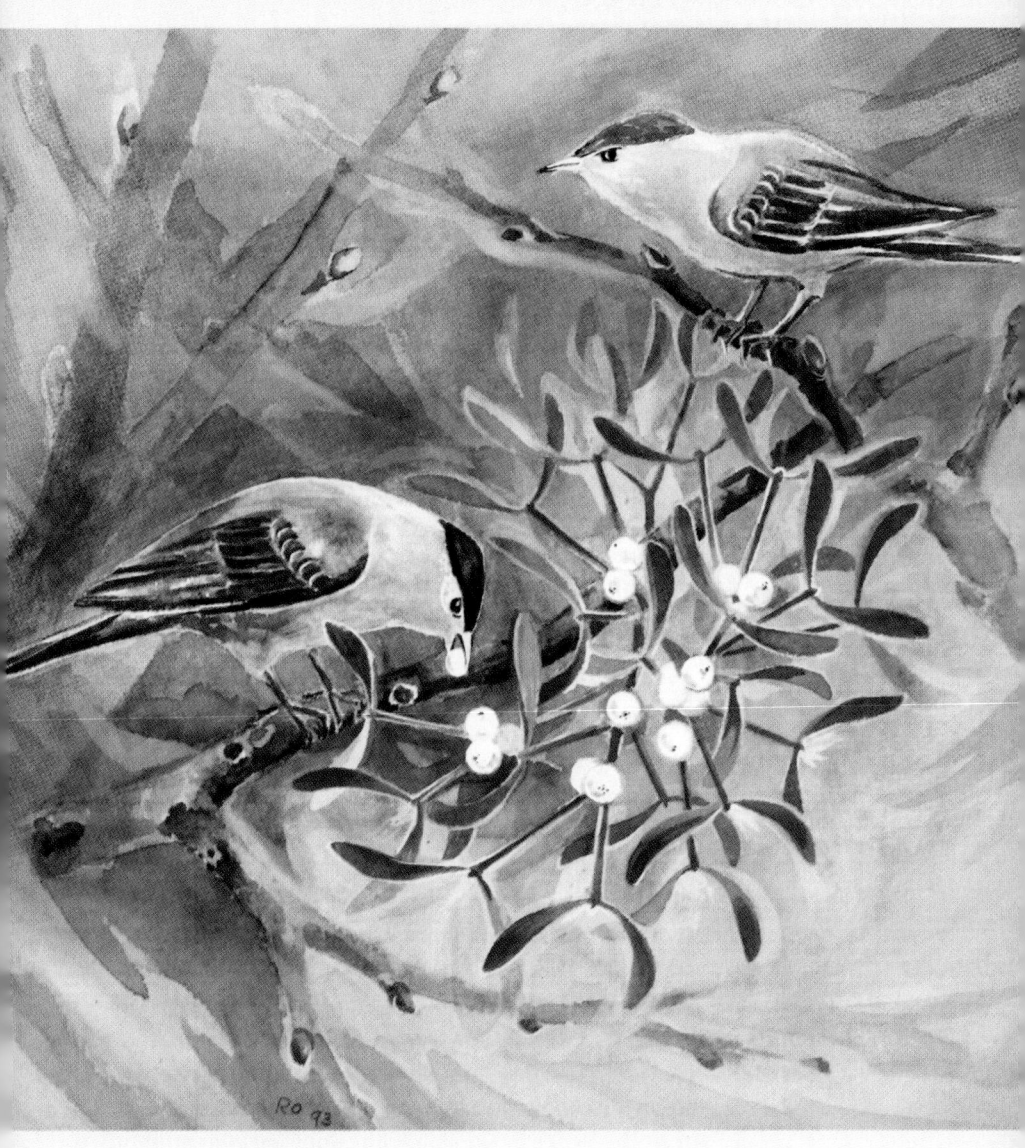

Die Mistel – ein Homunkulus im Pflanzenreich

Pflanzenkeime vermögen meist ohne fremde Hilfe aus ihrem Samenkorn herauszukommen und in ihren zukünftigen Wurzelgrund zu gelangen. Reife Früchte fallen aus der Höhe herab auf die Erde, und keimende Samen öffnen leicht ihre Schale, indem sie quellen und sie mit Enzymen auflösen.

Anders ist das für den jungen Mistelkeim. Die Frucht, in deren Innern er im Herbst herangereift ist und deren gedämpfte Lichtessphäre ihn durch den Winter getragen hat, erweist sich im Frühling bald als eine Art durchsichtiges Gefängnis. Sie bleibt lange, zuweilen bis in den Hochsommer am Mistelbusch und hoch oben im Baum haften.

Doch selbst wenn sie herabfiele, wäre dem Mistelkeim eine neue Existenz keineswegs gesichert. Denn die wasserabweisende und trockene Fruchthaut bliebe auf keinem Zweig haften; sie würde geradewegs herunterfallen auf den Erdboden, in dessen mineralischer Sphäre die junge Mistel nicht bestehen könnte und alsbald vergehen würde. Mehr noch: Der Mistelkeim gelangt aus eigener Kraft gar nicht erst aus der zäh umhüllten Frucht; er kann die ledrige Fruchthaut, die Mauer seines Gefängnisses, nicht durchbrechen. Selbst also, wenn eine herabfallende Frucht in die Nische einer Astgabel rollen und dort liegen bleiben würde, der Mistelembryo bliebe gefangen und weiterhin ungeboren.

So betrachtet erscheint der junge Mistelembryo wie verwandt mit jenem Wesen, das Goethe in seiner Faust-Dichtung als Homunkulus auftreten läßt. Faust begehrt die in Helena personifizierte Schönheit aufzusuchen, und auf dem Weg in die Welt der griechischen Mythologie wird Homunkulus ihm zum Führer. Homunkulus selber wurde auf geheimnisvolle Weise von Wagner, einem Schüler, und Mephistopheles, dem Versucher und Verführer des gelehrten Doktor Faust, ins Dasein gerufen. Er ist jedoch noch nicht richtig geboren. Ausgestattet zwar mit höchsten geistigen Fähigkeiten, vermag Homunkulus *dennoch nicht in der irdischen Welt zu bestehen und lebt eingeschlossen in eine durchsichtige Glaskugel. Sie schützt ihn vor irdischen Einflüssen, und in ihr bewegt er sich schwebend von Ort zu Ort. Doch Homunkulus hat einen unwiderstehlichen Drang nach irdischem Dasein. Als er von Thales, dem griechischen Philosophen, entscheidenden Rat auf seine Fragen erhält, findet er in Proteus, dem Gott der Verwandlung, seinen Erlöser. Proteus führt ihn in das Meer, und am vorbeiziehenden Muschelwagen der Meeresgöttin Galatea kann Homunkulus nun sein gläsernes Gefängnis zerschellen lassen. Befreit taucht er in die Fluten des wäßrigen Elementes unter, das – so Thales – am Anfang alles lebendigen Seins steht.*

Auf durchaus vergleichbare Weise kommt die Mistel frei. Denn was für den Homunkulus der Kalk des Muschelwagens, das ist für die Mistel der verhornte Schnabel verschiedener Vögel, die in enger Beziehung zu ihr leben. Misteldrossel, Mönchsgrasmücke und Seidenschwanz warten nur darauf, daß im November die Mistelbeeren reif werden, und verzehren fortan große Mengen dieser köstlichen Früchte. Allerdings behalten sie nur das süßlich schmeckende äußere Fruchtfleisch für sich und lassen den Mistelkeim unversehrt, wenn sie die weiße Beere aufbrechen. Der Mistelkern gelangt auf diesem Wege aus der Frucht ins Freie, und der Leim, der im inneren, mit dem Kern verbunden bleibenden Fruchtfleisch besonders angereichert ist, heftet ihn innerhalb weniger Tage fest an die Rinde des Zweiges, auf dem er zu liegen gekommen ist. Jetzt kann, sofern es sich um einen der Mistel geneigten Wirtsbaum handelt, eine neue Mistelpflanze ihren Weg ins Erdendasein beginnen.

Klaus Dumke

Die Krankheit – Schicksal und Wandlung

Menschen stehen zueinander oft in ganz individuellen, aber zugleich auch in urbildlichen Beziehungen. Typen solcher urbildlicher Menschenbeziehungen sind zum Beispiel die zwischen Mann und Frau, Mutter und Kind, Lehrer und Schüler, Priester und Laie, aber auch die zwischen *Patient* und *Therapeut.* Alle diese Beziehungen haben verschiedene sowohl äußere wie innere Aspekte: rechtliche, wirtschaftliche, soziale und auch ganz individuelle. Der innerlichste Aspekt ergibt sich wohl beim Blick auf die schicksalhafte Wirkung und Gegenwirkung von Menschen untereinander, ganz besonders im therapeutischen Verhältnis unter Menschen. So kennt jeder Therapeut das Erlebnis, wie ihm oftmals erschreckend deutlich wird, welche tiefen Eingriffe in das Schicksal derer er tat, die sich ihm anvertraut haben.

Will man das therapeutische Grundverhältnis beschreiben, unbeeinflußt von den heute üblichen Beeinträchtigungen durch sozialmedizinische Organisationen und Maßnahmen, das heißt also rein, ungetrübt durch Fremdes, so ist es nicht mehr und nicht weniger als die Begegnung zweier Menschen. Diese Begegnung ist jedoch nicht eine gleichgültige, es eröffnet sich durch sie kein «Kamingespräch» über Beliebiges. Sie ist hilfesuchend und hilfebietend – eine der Urformen sozialer Begegnung unter Menschen. So wird sie eingeleitet – zum Beispiel in der sogenannten «Sprechstunde» – durch die rein menschliche, fachlich nicht eingeengte Frage: «Wie geht es dir?» Es ist die Parzivalfrage an Amfortas: «Oheim, was wirret dir?», in der die christliche Frage nach dem Schicksal des anderen schon anfänglich aufleuchtet. Diese Frage wird vom Patienten zumeist beantwortet durch das, was wir die

Die Krankheit – Schicksal und Wandlung 241

«Klage» nennen. In jeder Klage wird stummes Leid sprechend. In der Klage drückt sich das Befinden, das «Leiden» aus, soweit es der Mensch in Worte zu fassen vermag. Alle weiteren Fragen und Antworten in diesem therapeutischen Eingangsgespräch gehen dann in die Richtung der menschenkundlichen Konkretisierung sowohl der therapeutischen Teilnahme wie der geklagten, leidenden Befindlichkeit. So entrollen sich nach und nach vor den beiden – vor Patient und Therapeut – die Krankheitssymptome und die kranke Befindlichkeit als das «Thema» im Gespräch beider.

Ein zweiter Schritt in diesem therapeutischen Grundereignis des Gesprächs zielt auf die Befragung der sogenannten «Vorgeschichte» (Anamnese). Wohl ist diese Vorgeschichte zunächst eingeengt auf die Biographie der Leibeszustände und Krankheiten. Doch weiß jeder Therapeut, daß sein anamnestischer Blick bei dieser Vorgeschichte um so ergiebiger sein wird, je weiter er über die Geschichte der Leibeszustände und Krankheiten hinausgreift und das Ganze des Lebensweges, die gesamte Biographie umfaßt. Das Zeitpanorama der Krankheiten eines Menschen sollte so angeschaut werden, daß sie eingebettet erscheinen in das Gesamtablaufbild seiner Biographie.

Ein dritter Schritt auf dem Wege zur Therapie ist die Untersuchung. Wie das Gespräch Einblick gibt in das Befinden, so ermittelt die Untersuchung den sogenannten Befund. Wir wissen, daß der kundige Arzt wichtige Elemente dessen, was man den Befund nennt, bereits aus dem Gespräch mit dem Patienten entnimmt. Das Gespräch, das vorangeht, hat schon teilweise diagnostischen Charakter. Oft, freilich nicht immer, ist der Befund ein körperlicher Befund. Doch ist er immer eingebettet in den «Gesamteindruck», den uns der Mensch vermittelt und der durch das vorangehende Gespräch aufscheint. Der körperliche Befund wird durch das, was wir dann Inspektion (Besichtigung), Palpation (Abtastung) und Auskultation (Abhören) und so weiter nennen, ermittelt. Alle diese natürlichen und unmittelbaren leiblichen Untersuchungen können und müssen zumeist noch durch technische Mittel (Blutuntersuchung, Endoskopie, Röntgen usw.) ergänzt werden.

Je tiefer das vorangehende therapeutische Gespräch hereinführte in die Begegnung zweier Menschen, desto mehr ist solche Untersuchung geschützt vor der Gefahr der Veräußerlichung. Denn ohne diese vorangehende Gesprächsbegegnung wird der Leib in der Untersuchung rasch zum bloßen «Gegenstand». Diese Begegnung kann zwar kurz sein, ja sie kann sogar – beim bewußtlosen Patienten – geradezu verhindert erscheinen. Doch wird der seiner eigenen Menschlichkeit bewußte Therapeut selbst den Bewußtlosen nicht als bloßen Gegenstand behandeln. Eine besondere Situation bietet sich, wenn der Therapeut dem Kinde begegnet. An dieser Begegnung wird seine intuitive Einfühlung geprüft. Für manches bei dieser Begegnung bedarf er der Mithilfe von Erwachsenen (Eltern, Betreuern), doch wird es entscheidend darauf ankommen, auf wort- und begriffslosen Wegen das Vertrauen des Kindes zu erwerben; denn das Kind lebt sich selbst durch eine solche wort- und begriffslose Vertrauenskraft in seine jeweilige Umgebung, sein Gegenüber ein.

Am Ende dieser drei Schritte – Beschwerdebild, Anamnese und Befunderhebung – steht dann das, was wir die Diagnose nennen. In ihr durchdringen sich die zur Intuition denkend umgewandelten Erfahrungen des Therapeuten mit dem, was er jetzt und hier – durch und am gegenwärtigen Patienten – erfahren hat. Diese Intuitionskraft für die Diagnose, die sich nach außen nur als Fachwissen und Fachurteil darstellt, erwächst, von innen gesehen, doch nur aus der «Kernkraft» jedes Menschen, die wir «Ich» nennen; das ist das Zentrum seiner individuellen Menschlichkeit. Wahre therapeutische Diagnose ist so niemals kalte «Feststellung», sondern erkennende, durch-schauende Anteilnahme von Mensch zu Mensch.

Eine solche Diagnose hat immer nur eine annähernde Vollständigkeit. Die Durch-Schau, Dia-Gnosis, ist niemals glasklar. Deshalb lernt es der Therapeut, auch mit vorläufigen Diagnosen handlungsfähig zu bleiben, das heißt helfen zu können, auch wenn er den erwünschten Grad möglicher Erkenntnis noch nicht erreicht hat. Damit hängt auch zusammen, daß der Prozeß therapeutischer Wahrnehmung und diagnostisch-therapeutischen Denkens sich durch alle Begegnungen als ein nie abgeschlossener Erkenntnis-

Die Krankheit – Schicksal und Wandlung 243

vorgang hindurchzieht. Wir erfahren in jeder Begegnung wieder etwas Neues, zum Beispiel aus der Vorgeschichte, entdecken einen neuen Befund, weil der bisherige sich geändert hat, stellen neue diagnostische und therapeutische Erwägungen an.

Dadurch auch unterscheidet sich die Medizin von den sogenannten exakten Naturwissenschaften, daß ihr «Gegenstand» solche Totalerkenntnis nicht zuläßt. Jeder Mensch ist dem Wesen nach eine Unendlichkeit. Und diese komplexe Unendlichkeit verlangt andere Formen der Erkenntnis, als sie durch eine diskursive Forschung, wie sie in den Naturwissenschaften üblich geworden ist, mit einem gewissen eingeschränkten Recht angewendet werden. So wird auch die Vermenschlichung der naturwissenschaftlichen Medizin nur dann erreicht werden können, wenn das Verhältnis des Therapeuten zu seinem «Gegenstand», eben dem Patienten, auch wissenschaftlich auf eine neue Basis gestellt worden ist. Damit erst beginnt «Human-Medizin».

Die Diagnose des Therapeuten ist aber auch deshalb nur eine vorläufige, begrenzte, weil sie zunächst nicht einzudringen vermag in den schicksalhaften Hintergrund des Leidens, das der Patient uns darbietet, für das er um unsere Hilfe bittet. Denn ein bestimmtes, ganz und gar individuelles Schicksal hat diesen Menschen in die gegenwärtige Situation hereingeführt, in der er uns gegenübertritt und um unseren therapeutischen Rat fragt. So erhebt sich die Frage: Gibt es über die biographische und Krankheitsvorgeschichte hinaus eine umfassendere Schicksals-Anamnese, und gibt es über die handwerklich-technische Untersuchung hinaus eine Schicksals-Untersuchung? Könnten wir durch solche Erkenntniserweiterung zu einer Diagnose kommen, die nicht nur eine medizinische, sondern eine Schicksals-Diagnose mit umfaßt?

Das sind die beiden Fragerichtungen, an denen sich eine immer mehr zu vermenschlichende Medizin für die Zukunft orientieren muß, wenn sie nicht nur die heute mit Recht bestaunte und bewunderte Erweiterung auf physisch-technischem Felde anstrebt, sondern Vertiefung und damit Vermenschlichung sucht. Nachstehend sollen – allerdings nur skizzenhaft – einige Aspekte solcher Vertiefung auf der Grundlage der anthroposophischen Geisteswissenschaft entwickelt werden. Es geschieht mit dem Bewußtsein, daß wir heute mit einer solchen Human-Medizin noch in den allerersten Anfängen stehen. Das hat viele sehr verschiedene Gründe und hängt mit der menschlichen Bewußtseinsentwicklung der Neuzeit insgesamt auf das engste zusammen, was hier nicht im einzelnen ausgeführt und begründet werden kann. Unabhängig von dem gegenwärtigen Stand der Entwicklung einer Human-Medizin sollen hier erste Leitlinien, die nach allen Richtungen hin ergänzungsbedürfig sind, entwickelt werden.

Was ist Schicksal?

Für das gewöhnliche Alltagsbewußtsein und die durch dieses reflektierte alltägliche Lebenserfahrung ist «Schicksal» die Gesamtheit aller derjenigen Lebensereignisse, welche absolut irrationalen Charakter haben. Mit irrational ist hier alles gemeint, was ungeplant, unvorhergesehen, das heißt mehr oder weniger überraschend und vor allem unbeeinflußbar in unser Leben eintritt. Es wird deshalb gemeinhin als schicksalhaft empfunden. Man kann unter solchen Gesichtspunkten die Fülle der Ereignisse und Erlebnisse eines Lebens folgendermaßen gliedern:

– Geplante, das heißt rational vorbereitete, willentlich beabsichtigte Vorgänge und Handlungen. Diese bilden das «Skelett» unseres bewußten Lebens. Sie ziehen sich als willentlich bewirkte Gestaltungsstrukturen durch unser tägliches Leben, aber auch durch unsere Berufs- und Lebensplanung, durch alles menschliche Wirken, vom Kleinsten bis zum Umfassendsten. Die – relative – Verläßlichkeit solcher Strukturen gibt dem Alltags-Ich Stütze und Sicherheit wie ein Knochenskelett dem Leib.

– Jene ungeplanten, ungerufenen, aus undurchschaubaren Tiefen der welthaften und der leiblichen Existenz auftauchenden Ereignisse und Tatsachen, die uns bei ihrem Auftreten zunächst ganz fremd vorkommen, mit denen wir uns allerdings früher oder später doch arrangieren und schließlich sogar identifizieren müssen. So wird letztlich Schicksal zum Bestandteil unserer

Existenz. Wir nennen diese Ereignisse oftmals neutral «Zufall». Haben sie für unser Alltags-Ich einen positiven Akzent, so sprechen wir von «Glück», von «Pech» dagegen oder «Unglück» bei negativen, belastenden oder gar destruktiven Ereignissen.

Das Panorama solcher Schicksalsereignisse und -erlebnisse dehnt sich in zwei zunächst ganz verschiedene Richtungen. Wir stehen als Schicksalsträger demgemäß an zwei getrennten, ja sogar polaren Fronten: an der Front des *Umweltschicksals* und an der des *Leibesschicksals*. Gegenüber dem Umweltschicksal, das von außen auf uns zukommt, besteht zumeist ein größerer, freierer Handlungsspielraum als gegenüber dem Leibesschicksal, das uns aus den Tiefen der Organisation bedrängt. Dem Umweltschicksal kann man – zwar nicht immer, doch bisweilen – ausweichen, sich ihm anpassen, man kann es verweigern oder annehmen. Es bleibt ein gewisser Freiheitsgrad der Stellungnahme und Verarbeitung. Beim Leibesschicksal gibt es zunächst kaum ein solches «Gegenüber», weil der dazu nötige Abstand fehlt. Lediglich in medizinischen Entscheidungsfragen bei Operationen oder ähnlichen Situationen bleibt ein, meist jedoch auch nur scheinbarer, Freiheitsspielraum des «Für und Wider».

Lernen und Handeln

In der Auseinandersetzung des Menschen mit seiner biographischen Umwelt beobachten wir die Auswirkungen zweier menschenkundlicher Grundkategorien: Lernen und Handeln. Im Lernen verdaut der Mensch die Welt. Solches Lernen geht immer durch die Stufen der Aneignung von Eindrücken der Sinne und deren Verarbeitung. Mit jeder Wahrnehmung tritt «Welt» in uns ein. Das Wahrgenommene wird vorgestellt und dadurch auch in das Gedächtnis aufgenommen. Es wird so auf einer zweiten Stufe mehr oder weniger dauernder «Besitz» für uns. Erst auf einer dritten Stufe wird es einer intellektuellen Bearbeitung unterworfen. Es wird beurteilt, das heißt aber abwägend, vergleichend dem bereits vorhandenen inneren Weltbild eingeordnet. Das geschieht oft mit dem Akzent positiver Bejahung oder negativer Ablehnung, vor allem aber in dem Prozeß einer fortschreitenden Differenzierung, durch die sich unser Urteilsbild von der Welt gliedert und vermehrt. Eine letzte, vierte Stufe des Lernprozesses erreicht unser Seelen- und Geistesleben, wenn das von außen Aufgenommene zur Fähigkeit umgewandelt, in dieses Leben eingeschmolzen ist. Damit ist der seelisch-geistige Verdauungsprozeß vollendet; die Welt ist vom und im Ich angeeignet, wenn sie menschliche Fähigkeit geworden ist. Alle Welteindrücke müssen letztlich vollständig in den aus ihnen aufgesaugten Fähigkeiten des Ich verschwinden.

Solche Lernprozesse ziehen sich durch das ganze Leben. Im Vordergrund stehen zunächst die intellektuell-technischen Aneignungen. Wir lernen lesen, schreiben, radfahren, klavierspielen, kochen und vieles andere mehr. Durch Lernprozesse auf solchen Gebieten werden wir nach und nach, durch Kindheit und Jugend hindurch, ein «Mensch, der was kann». Darüber hinaus gibt es andere Lernvorgänge. Sie vermitteln mehr die ästhetischen und moralischen Fähigkeiten des Menschen. Während der Zuwachs an intellektuell-technischen Fähigkeiten meßbar, examinierbar ist, werden die ästhetischen und moralischen Hintergrundsfähigkeiten einer Persönlichkeit durch das Leben geprüft, sie können nicht gemessen werden, aber sie werden an ihr erlebt. Was ein Mensch im Leben an Geschmack, an Takt im Umgang mit seinen Mitmenschen, an Einfühlung und Geduld, an Mitleid, Liebeskraft, an Treue, Demut und Opfersinn erwirbt, macht ihn zu einem Menschen, der sich durch das Leben verwandelt hat. Mit den erlernten intellektuell-technischen Fähigkeiten passen wir uns der rationalplanbaren Lebenswelt an, greifen durch sie ein in das von uns und anderen strategisch entworfene Lebensgefüge. Durch das ästhetisch-moralische Lernen erwirbt sich dagegen der Mensch Fähigkeiten zur Bewältigung gerade der irrationalen Ereignisse und Schicksalserlebnisse. Er wird ein durch das Schicksal Lernender.

Keineswegs alle Erlebnisse, die an uns herankommen, werden bis in das Innerste des Ich, bis zur beherrschten Fähigkeit eingeschmolzen und umgewandelt. Wie nicht alle, die Geige üben, auch Meistergeiger werden, so werden auch nicht alle, die Schweres im Leben durchmachen, zu «Heiligen». Wir beobachten, daß auf dem Wege vom ersten Erleben in der leiblichen Wahrnehmung bis zur letzten Einschmelzung im Fähigkeitskern des Ich viele Eindrücke entweder halbverdaut oder ganz unverdaut liegenbleiben. Entweder berühren ein Sinneseindruck oder im Verlaufe des Lebens sogar viele solcher Sinneseindrücke nur unsere ganz periphere Sinnessphäre, eine Impression wird also gar nicht bewußt perzipiert, oder Erlebnisse werden zwar bewußt aufgenommen, aber nur dem Gedächtnis einverleibt. So kommt es nicht bis zur kritisch-urteilenden Stellungnahme, bis zur Erkenntnis im Sinne einer abwägenden Einordnung in das innere Weltbild. So tragen wir mit unserem Gedächtnisschatz Undurchschautes in einer gewissen Naivität ein Leben lang herum. Oder wir tragen die Urteile anderer als angelernte Vor-Urteile mit uns, sie bilden die – oftmals nicht mehr veränderbaren – Urteilsinstrumente, mit denen wir auf gebundener Marschroute durchs Leben gehen. Ebenso können aber auch die selbstgebildeten Vorurteile, die wir nicht immer wieder neu geprüft und umgeschmolzen haben, als autonom gewordene Urteilskomplexe, in sich abgeschlossen und verhärtet, unsere seelische Elastizität im Umgang mit der Welt versteifen. Sie stellen sich dem Lernprozeß, der bis zur erworbenen Fähigkeit gehen soll, hindernd in den Weg.

Bei all diesen komplexen Vorgängen der Aneignung des Erlebten, die wir hier zusammenfassend mit dem Worte «Lernen» bezeichnen, spielt der Schlaf des Menschen und zugleich mit ihm das Vergessen eine wichtige Rolle. Das am Tage Erlebte wird eigentlich erst in der Nacht «verdaut», das heißt den tieferen Schichten des menschlichen Wesens einverleibt und umgewandelt. Das Vergessen ist ein psycho-somatisches Verdauen, dessen Gewinn in der Aneignung des jeweils Aktuellen durch die in unserer Vergangenheit herangewachsene Persönlichkeitssubstanz alles Erlebten liegt.

Man kann die Gesamtheit dessen, was in der lernenden Auseinandersetzung des Ich mit der Welt undurchdrungen und halbverdaut in den Tiefen der psycho-physischen Organisation des Menschen liegenbleibt, Komplexe nennen. Diese Komplexe verhärten sich, schon ehe sie in die freie Verfügbarkeit unseres autonomen Ich gelangen, und können so nicht bis zur Fähigkeitsstufe eingeschmolzen werden. Es sind die im Leben und aus den Lebenserlebnissen zurückbleibenden, das spätere Schicksal mitbestimmenden Faktoren; sie werden meist erst in späterer Zukunft lebenswirksam.

Im Handeln dringen wir als Ich in die Welt ein, verändern sie. Nun muß die Welt unsere Handlungen verdauen, wie wir im Lernen die Welt verdauen. Welche Triebfedern und Motive bestimmen unser Tun und Handeln? In jede Handlung gehen die Triebfedern mit ein, die in uns liegen, insofern wir sie aus unserer gelebten Biographie in die aktuelle Situation mitbringen. In der Umweltsituation dagegen, auf die unsere Handlung zielt, liegen die Beweggründe (Motive), die die Triebfedern zur Handlung herausfordern. In der erkennenden Auseinandersetzung mit dieser Umweltsituation, zum Beispiel in der Welt des Therapeutischen, werden die Motive, die Handlungsanweisungen und Beweggründe entdeckt. Je eindringlicher und umfassender diese Situationserkenntnis, desto angemessener, weltgerechter werden die Motive sein, die durch Handlungen auf eben diese Weltsituation Antwort geben. Den Motiven aus der Welt kommen die Triebfedern aus dem Menscheninneren entgegen. Jeder tritt mit einem «Paket» von persönlichen Fähigkeiten oder Unfähigkeiten in eine gegebene aktuelle Situation ein. Diese Fähigkeiten und Unfähigkeiten haben nicht nur in der vorausgehenden überschaubaren Biographie ihre Quelle. Würde der Mensch nur aus der diesmaligen Biographie, ihrem Lerngang und Fähigkeitserwerb in eine Lebenssituation eintreten, so wären zum Beispiel sogenannte «geniale Menschen» undenkbar. Denn gerade an ihnen zeigt sich die vor aller gegenwärtigen biographischen Lernbemühung erworbene, wie perfekt erscheinende, eben die geniale Fähigkeit, die wir oft als «spielerisch», als «mühelos», oder als «angeboren» bezeichnen. Solche und andere Lebenserfahrungen ermöglichen einen ersten rationalen Zugang zu den anthroposophisch-geisteswissenschaftlichen Erkenntnissen von der Wiederverkörperung des Menschengeistes und den Schicksalszusammenhängen in wiederholten Erdenleben

Die Krankheit – Schicksal und Wandlung 249

(Karma). Diese Erkenntnisse können hier nicht ausgeführt, sie müssen daher für die in diesem Zusammmenhang angestrebte pathologisch-therapeutische Betrachtung des Krankheitsschicksals des Menschen vorausgesetzt werden.

In das, was wir die Triebfeder der menschlichen Handlungen genannt haben, geht natürlich zuallererst ein, was wir als intellektuell-technische Fähigkeit in diesem Leben erworben haben. Wir antworten aber in unseren Handlungen auf die Motivationsanforderungen der jeweiligen Weltsituation nicht nur als intellektuell-technische «Automaten», wir antworten als Gesamtmenschen, nicht nur als «Kopfmenschen». Unsere Antwort entspringt nämlich auch aus unseren ästhetisch-moralischen Tiefenfähigkeiten, mit denen wir komplexe Situationen «bewältigen», oder aber wir antworten auch mit den Schwächen, mit den seelischen Unfähigkeiten, durch die wir in gegebenen Situationen versagen können. Die vollkommene Handlung, bei der sich die Triebfeder mit dem Weltmotiv vollständig identifiziert, bei der das handelnde Ich sich selbst für die Aufgabe, die die Welt ihm stellt, so einsetzt, daß es sich im Handeln ganz vergißt, ist selten. Bei ihr bedarf es keiner «Verdauung» durch die geistige Ökonomie der Welt. Denn wer allein aus den Anforderungen der Umstände heraus handelt, handelt weltgerecht. Er hat seine Triebfedern, das heißt seine inneren Persönlichkeitskräfte so verwandelt, daß sie ganz in den Motiven aufgehen, die die Umwelt ihm zum Handeln, zur menschlichen Gestaltung anbietet. Man kann in einem solchen Menschen den Typus des «Heiligen» erkennen. Heilige sind selten. Doch immer, wenn wir durch Schicksal lernen, sind wir auf dem Wege zu solchem Menschheitsziel.

So wie die Welteindrücke beim verinnerlichenden Lernen nicht vollständig in Fähigkeiten verwandelt werden können, sondern auf dem Wege dahin teilweise unverwandelt und als innere Hemmungen und Hindernisse liegen bleiben, so auch beim Handeln. Bilden die beim Lernen erst entstehenden Hindernisse und autonomen Einschlüsse unseres Wesens die Zukunftsdispositionen für unser Schicksal, so bilden die in unsere Handlungen miteingehenden Schicksalskomplexe dessen Vergangenheitsdisposition. Im unvollständigen Lernen entsteht neues Schicksal, in dem nicht weltgerechten Handeln lebt sich gegenwärtig altes Schicksal aus. Nur bei wenigen Taten des Menschen also gelingt es, die Triebfeder aus den Vergangenheitsbindungen ganz in das Weltmotiv hinein zu befreien. Vielmehr gehen in viele Handlungen mindestens teilweise mit den unverwandelten Triebfedern alle die Eigenwilligkeiten, das sind aber die autonomen Schicksalskomplexe mit ein, die aus vergangenem Erdenleben stammen. Sie sind als «karmische Kraftkomplexe» in diese Inkarnation mitgebracht worden und bestimmen nun weitgehend unser moralisches Leben, soweit es sich gerade in den Handlungen auslebt. Sie wirken aus dem Schlafe heraus, aus dem Nachtmenschen in die Tageserlebnisse herein und tingieren diese, indem sie den Schicksalshintergrund unserer Handlungen bestimmen. Fassen wir die Gesamtheit solcher karmischen Vorbedingungen, mit denen wir in dieses Leben eintreten, zusammen, so sehen wir sie als eine Geist-Seelen-Gestalt vor uns. Wir begegnen in ihr unserem «Doppelgänger». Er ist nichts anderes als die Gestalt unseres gesamten vergangenen Karmas, des unaufgelösten, unverwandelten Schicksals. Diese Doppelgängergestalt setzt sich aus all den autonomen Schicksalskomplexen zusammen, die in ihrer Gesamtheit unser Leben von der Vergangenheit her mit Notwendigkeit bestimmen und denen wir nicht entrinnen können, es sei denn durch «Wandlung». Erst die Instanz, die zu verwandeln vermag, unser eigentliches Ich, das menschliche Kernwesen, vermag auch Schicksal zu wandeln. Es wird sich zeigen, daß dieses Wandlungsmotiv dasjenige Motiv ist, welches jedes therapeutische Tun als tiefsten Sinn durchzieht.

Von der Karmatechnik der Verschiebungen – das Krankheitsschicksal im Leibe

Die Weltverdauung unserer Taten geschieht mit Langmut. Sie beginnt erst nach dem Tode, wenn der Mensch erlebend dem Doppelgänger, das heißt der Gesamtgestalt seiner Unvollkommenheiten gegenübersteht. Angesichts dieser Gestalt, in der er sich selbst

Die Krankheit – Schicksal und Wandlung 251

in seinen ausgelebten Eigenwilligkeiten und in seinem Egoismus erkennt, faßt er einen starken «negativen Affekt» gegen sich selbst. Ihn erfaßt der Impuls zur *Wandlung*. Geistwesen, die über dem Menschen stehen, helfen ihm, indem sie Bilder kompensatorischer Ausgleichshandlungen entwerfen. Es sind das Bilder solcher Taten, die die verfehlten des vergangenen Lebens «wiedergutmachen» können. Alles irdische, ethisch-moralische Denken reicht nicht aus, diese Entwürfe schicksalhafter Taten und Handlungen zu denken, denn ihre «Logik», ihre «Moral» hat kosmische Dimensionen. Sie sind zudem durchsetzt von einer Art umfassender moralischer «Phantasie», aus der ihre Bilder jedesmal neu, immer anders, wenngleich nicht willkürlich entworfen werden. Von solchen Bildern durchdrungen lebt der Verstorbene auf ein nächstes Erdenleben zu. Andere, noch machtvollere Geistwesen bewirken die Umsetzung dieser Bilder in die irdische Wirklichkeit der nächsten Inkarnation.

Diese Bilder umfassen nun allerdings nicht nur Handlungsentwürfe, sondern auch Lebenssituationen, Zustände und vor allem Dispositionen und Konstitutionen der Leibesorganisation für das nächste Leben. Das ist notwendig, weil ein Teil des Umweltschicksals und unserer Handlungen in ihm aus dem vergangenen Leben transformiert wird in das Leibesschicksal des nächsten Erdendaseins. Was wir der Welt antaten im vergangenen Leben, kommt uns so im nächsten Leben in seinen allerdings stark verwandelten Folgen teils aus der Umwelt, teils aus dem eigenen Leibe als Leibesschicksal entgegen. Unser früheres Tun ist zum Habitus, zur Organisation, zur Disposition transformiert. Bei dieser Transformation wirkt eine Gesetzmäßigkeit, die man die «Karmatechnik der Verschiebungen» nennen kann. Wie kann man das verstehen?

Jede Handlung, die nicht nur reflexartig-somatische Ursachen hat, findet im Entscheidungsraum des wachen Bewußtseins ihren Quellgrund, ihren initiativen Anfang. Mögen in ihr – wie wir schon sahen – noch so undurchschaute, eigenwillige Triebfedern wirksam sein, der Entschluß muß durch eine, wenn auch noch so schmale und kurzfristige Entscheidungszone hindurchgehen, in der sich Umweltmotiv und Triebfeder miteinander vereinigen, um dann handelnd wirksam zu werden. Wird nun eine solche Handlung nach der umfassenden Weltbeurteilung in der nachtodlichen Sphäre zum Konstitutionselement eines nächsten Lebens, so findet eine Ebenenverschiebung statt. Der Karma-Komplex, der vorher zur freien Entscheidung im Bewußtsein anstand, wird nun, weil er nicht aufgelöst, eingeschmolzen und damit in eine neue Fähigkeit verwandelt werden konnte, auf eine nächsttiefere konstitutionelle Ebene «verschoben». Er wird so aus dem Entscheidungsbewußtsein auf die Ebene der seelischen Konstitution transformiert. Damit wird das Seelische habituell; es steht nicht mehr zur freien Verfügung. Die Symptomatik solcher psychopathologischen Zustände sind zum Beispiel Zwangs- und Angstzustände aller Art, ferner Verhaltensstörungen, Erscheinungen der Psychopathie, zum Beispiel Querulantentum, und manche andere habituelle seelische Abartigkeiten.

Die Therapie solcher Zustände und Verfassungen ist zumeist schwierig und am ehesten lebenspädagogisch. Wie die Erfahrung lehrt, kann hier, wenn überhaupt, nur die Pädagogik der Tatsachen und ihre korrigierende Wirkung einen Wandel schaffen oder zumindest einleiten. Insofern ist in diesen Fällen jeder Mitmensch und damit die gesamte Umwelt dem auf diese Weise schicksalhaft Kranken ein Therapeut.

Wird der karmische Komplex auf eine nächste Stufe, in die Konstitution der Lebensleiblichkeit verschoben, so treten andere Symptome auf. Anstelle rein psychischer treten mehr leiblich empfundene Beschwerden auf. Sie betreffen das, was wir unser leibliches *Befinden* nennen. Mißbefinden und Mißbehagen im Leibe, meist von lang anhaltender Dauer, Schwächezustände, an Organe gebundene oder auf diese projizierte Irritationen mit einer reichgetönten Skala von Mißempfindungen komponieren das Beschwerdebild solcher Patienten. Es ist das, was wir, medizinisch höchst unzulänglich, als «vegetative Dystonie» oder ähnliches umschreiben, was aber mehr das Ganze der Lebensleiblichkeit und ihr Erleben umfaßt. Diese «Verfassung» zieht sich zumeist durch das ganze Leben, und wir beobachten mit Staunen, daß

Menschen, die mitunter lebenslang klagen, dennoch schließlich sehr alt werden. Während bei den Störungen der seelischen Konstitution die soziale Auswirkung meist einen deutlich negativen Akzent hat, das heißt der Sozialkontakt und das Miteinanderleben solcher Patienten oft schwer gestört sind, ist dies hier anders. Fällt es uns bei der ersten Gruppe von Kranken oft schwer, Mitleid zu empfinden, so erregt der Patient der zweiten Gruppe doch immer auch Mitgefühl, wir leiden mit ihm mit, wenngleich wir langfristig doch ahnen, daß seine Leiden mit seinem Wesen in einem gewissen, jedoch zunächst verborgenen Zusammenhang stehen.

Die Therapie dieser Störungen besteht zunächst vor allem in der Aktivierung, besonders der Anregung zu sozialem Engagement, zu künstlerischer Produktivität, zum Interesse-Nehmen an den Leiden anderer, überhaupt der aktiven Ablenkung von sich selbst und den eigenen «Zuständen». Dieses Feld ist aber auch die Domäne einer anthroposophischen Arzneitherapie.

Wird der vorgegebene Schicksalskomplex auf Wegen, die wir oben nur andeuten konnten, auf die unterste Ebene der physischen Leibeskonstitution verschoben, so treten die eigentlichen Organkrankheiten, vor allem Entzündungen, Sklerosen aller Art, Geschwülste und viele andere mehr auf. Wir haben es jetzt mit der «Körper-Medizin» im engeren Sinne zu tun. Im Vordergrund steht nun nicht eine seelische Verfassung oder eine Mißbefindlichkeit, sondern der feststellbare medizinische Organ-Befund. Dieser *Befund* ist eine Naturtatsache beziehungsweise ein Naturereignis und wird «objektiv» festgestellt; hier ist die Domäne der naturwissenschaftlichen Medizin.

Die Therapie besteht, kurz gesagt, in dem Arsenal einer modernen chirurgischen oder Arzneitherapie und in der Pflege des Kranken.

Lernen durch Krankheitsschicksal?

Überblickt man die Folgen der karmatechnischen Verschiebungen, wie sie vorangehend skizziert wurden, so lassen sich diese zusammenfassend kennzeichnen: Mit den Transformationen aus dem moralischen «Entscheidungsbewußtsein» in die konstitutionelle Organisation verläßt der karmische Kraftkomplex die Ebene der moralischen Bewertung. Wir bewerten das Handeln eines Menschen solange moralisch, wie eine freie Entscheidung im «verantwortenden Bewußtsein» möglich ist. Das ist auch die Grundlage des alltäglichen Rechts. Ist jedoch der Triebfeder-Komplex verschoben, ist er habituell geworden auf seelischer, leiblicher oder gar körperlicher Ebene, so ist er auch jeder moralischen Wertung entrückt. Aus dem Handeln ist ein zwanghaftes Verhalten oder ein Leidens-Zustand, letztlich ein Krankheits-Befund geworden. Der Verlust des Freiheitsspielraumes geht mit einer bemerkenswerten Realitätsverdichtung einher. Im Entscheidungsbewußtsein ist der Vorgang noch vergleichsweise «luftig», «unverbindlich». Nach der Verschiebung nimmt seine Dichte, aber auch seine Eigenständigkeit zu. Gegenüber der Person des Kranken steigert sich der Fremdheitscharakter des Krankheitskomplexes über die geschilderten drei Stufen immer mehr. Damit nimmt aber auch die Distanz des Ich zu «seiner» Krankheit zu. Ist der Psychopath zumeist noch kaum als Person von seiner Psychopathie abzutrennen, weil sie gewissermaßen wie ein integrierender Bestandteil seiner Gesamtpersönlichkeit erscheint, so erleben wir die Organkrankheit gegenüber der Individualität des Kranken eher als fremd, zumindest aber von ihr deutlich unterschieden. Wir empfinden den dennoch vorhandenen Zusammenhang zwischen beiden als großes Schicksalsrätsel und fragen uns: Warum ist dieser uns so vertraute Mensch mit dieser fremden, seinem Wesen unter Umständen gar nicht entsprechenden Erkrankung behaftet? Das ist die innerhalb eines Lebens oftmals nicht auflösbare schwerwiegende Rätselfrage des Krankheitsschicksals. Unabhängig aber vom Einzelfall einer Krankheit sehen wir zusammenfassend einen Transformationsvorgang vor uns, der ganz in der Innerlichkeit eines menschlichen Bewußtseins beginnt und der dann über die charakterisierten Stufen mehr und mehr an äußerem Weltbestand zunimmt.

Wir sahen, daß der Mensch ein lernendes Wesen ist. Er lernt sowohl an der gegebenen allgemeinen Umwelt wie an seinem individuellen Umweltschicksal. In unserem Zusammenhang muß die Frage entstehen: Vermag der Mensch auch an seinem Leibesschicksal zu lernen? Das Lernen an der Umwelt vollzieht sich unter der Einbeziehung wacher Bewußtseinskräfte. Gibt es auch im unterbewußten Leibesgeschehen einen Lernprozeß? Eine Teilantwort auf diese Frage gibt das Paradigma, welches wir aus unserer Kenntnis der Immunvorgänge des menschlichen Leibes ableiten können. Der Akteur des leiblichen Immunsystems ist das sogenannte «Biologische Ich», dessen immunologisches Lernen sich durch die Stufen der immunologischen (Fremd-)Wahrnehmung, des immunologischen Gedächtnisses, des immunologischen Erkennens (mit der Beurteilung, ob es sich bei dem Wahrgenommenen um «Selbst» oder «Nicht-Selbst» handelt) erstreckt. Der Lernprozeß gipfelt jedoch in der immunologischen Fähigkeit, alles «Fremde» durch sogenannte «Immunologische Verdauung» (= parenterale Verdauung) zu vernichten.

Alle diese Vorgänge des immunologischen Lernens und Könnens, durch die das Biologische Ich seine schon vor der Geburt bestehende leibliche Individualität nachgeburtlich festigt, vollziehen sich, weitab von jeder bewußten Wahrnehmung, in den unbewußten Tiefen unserer leiblichen Existenz.

Ein Kapitel Dreigliederung

Das so skizzierte Denkmodell der heute bis in minutiöse Einzelheiten aufgedeckten Immunvorgänge kann erweitert werden. Denn das Immunsystem des menschlichen Organismus ist selbst nur ein Untersystem dessen, was wir die Dreigliederung des Gesamtorganismus und des in ihm fortdauernd sich ereignenden Zusammenspiels dieser drei Glieder nennen. Dieses «System» als lebendige, dreigliedrige Funktionseinheit unseres Leibes kann hier nur in Kürze skizziert werden. Diese Skizze ist jedoch erforderlich, um zum Verständnis schicksalhaften Lernens durch Krankheit beizutragen. Dreigliederung ist keine Drei-Teilung. Sie ist zunächst rein funktionell zu verstehen. Und erst von dieser dreigliedrigen Funktionseinheit her sind die aus ihr hervorgehenden organisch-morphologischen Verdichtungen und räumlich umschriebenen Verortungen (Organe und Gewebe) verständlich.

In dem so rein funktional zu verstehenden ersten Glied, dem *Nerven-Sinnes-System*, verortet in den Sinnesorganen und im gesamten zentralen und peripheren Nervensystem, herrscht als Generalfunktion Welt-Repräsentanz. Das meint die Kommunikation der organischen Binnenwelt mit der natürlichen Umwelt durch «Information». Information als solche ist substanzlos, sie besteht rein aus Qualität und/oder Struktur. Man könnte auch sagen, sie ist Form ohne Substanz. Der «Informationswechsel» zwischen Umwelt und Binnenorganismus – vermittelt durch Sinnesorgane und Zentralnervensystem – ist insofern gleichsam stofflos-übersinnlich und führt zur Repräsentation der Außenweltinformationen sowohl im Bewußtsein des Menschen wie auch in den inneren Leibesvorgängen. Denn in diese prägen sich auf diesen Wegen fremdartige Außenweltstrukturen ein. Als eindrucksvollstes Beispiel für diese Vorgänge nennen wir das Auge, dessen Bau durch die Natur des Lichtes «von außen» her in den Organismus ein-gebildet ist. Insofern die Außenwelt eingeprägt wird, ist der Mensch im Nerven-Sinnes-System organisch «selbstlos» veranlagt. Darunter soll nicht eine bewußte moralisch-seelische Qualität, sondern ein Konstitutionselement des Leibes verstanden werden. Diese «konstitutionelle Selbstlosigkeit» des Nerven-Sinnes-Systems hat Bedingungen. Denn seine Funktion ist daran geknüpft, daß in diesem Bereich des Organismus dessen Vitalität hochgradig reduziert ist. Das prägt sich unter anderem in der «Vita minima» all derjenigen Gewebe aus, die dieser Funktion der Selbstlosigkeit dienen, zum Beispiel der Hornhaut, der Linse des Auges oder in anderer Art im Teilungsverlust der für die eigentliche Nervenfunktion zuständigen Zellen, der Neurone im Zentralnervensystem, spätestens ab dem zweiten extrauterinen Lebensjahr.

Die Krankheit – Schicksal und Wandlung 257

Genau die polar entgegengesetzte Funktion finden wir im *Stoffwechsel-Gliedmaßen-System*. Dieses dient der Selbstrepräsentanz des Ich, das gerade in diesem Bereich mit Recht das «Biologische Ich» genannt wird. Im Stoffwechsel vollzieht sich lebenslang die organische Selbstverwirklichung dieses Ich, das heißt des individuellen Menschen, jeder in seinem ihm eigenen Leibe. Jeder Mensch baut sich gleichsam selbst aus den Stoffen der Nahrung oder anfänglich auch aus dem ihm vererbten Leibe seinen eigenen organischen Leib auf als ein biologisches Territorium, auf dem er dann absoluter Souverän sein *muß*, um nicht krank zu werden. Aber nicht nur das. Indem diese Souveränität im Leibe über die dem Stoffwechsel benachbarten und in ihn eingegliederten Gliedmaßen in die Welt hinausgreift, erweitert sich der Willensradius des Ich über seinen Leib hinaus in die erreichbare Umwelt, der Mensch wirkt dadurch handelnd in der Welt. Auch dieses Glied des dreigliedrigen Organismus ist in seiner Funktion an Bedingungen gebunden. Wie das Nerven-Sinnes-System seine Funktion der Selbstlosigkeit nur erfüllen kann, indem es von außen durch die Sinne nur substanzlose Information aufnimmt, so kann das Stoffwechselsystem seine ihm obliegenden Funktionen nur erfüllen, indem es informationsfreie Substanz aufnimmt. Und wie das Nerven-Sinnes-System die Welt wahrnimmt, so verdaut seinerseits das Stoffwechsel-Gliedmaßen-System die Welt – in Form der Nahrung. Diese Verdauung verläuft, grob gesagt, in zwei Phasen. Zuerst erfolgt die Entfernung aller vorgeprägten Fremdstrukturen, die der Mensch mit der Nahrung aufnimmt. Diese Leistung des Stoffwechsels in der sogenannten *äußeren Verdauung* überführt die aufgenommene Fremdstofflichkeit in den Zustand «informationsloser Substanz». Hier setzt die zweite Phase ein: Der indifferente Stoff, der niemandem «gehört», kann vom Biologischen Ich in der nun folgenden *inneren Verdauung* umgewandelt werden in eigene Körpersubstanz. So kommt es zur Selbstrepräsentanz des Ich in dem an die Ernährung anschließenden inneren Stoffwechsel. Dabei wird die informations- und strukturlose Substanz der Nahrung von den stofflosen, das heißt den übersinnlichen Form- und Gestaltungskräften des übersinnlichen Wesens des Menschen ergriffen und im Sinne eines Biologischen Ich in den Leibesaufbau überführt. Stoffwechsel ist – wie schon der Ausdruck besagt – ein fluktuierendes Geschehen. Der Umgang des Ich mit dem einverleibten Stoff gerinnt nur scheinbar zur bleibenden Gestalt des Leibes. In Wirklichkeit herrscht im Organismus ein sogenanntes «*Fließgleichgewicht*» (von Bertalanffy), das heißt ein System, in dem sich der strömende nach «innen» gehende *Aufbau* des Organismus, wie er in der vom Biologischen Ich geführten Stoffverwandlung erfolgt, zwar in einem labilen, aber (beim Gesunden) voll beherrschten Gleichgewicht befindet mit dem *Abbau*, der den Substanzstrom wiederum von innen nach außen treibt. Zwischen Aufbau und Abbau besteht demnach ein austariertes Gleichgewicht, das beim Gesunden nur in engen Grenzen schwankt und das vom Biologischen Ich jeden Moment neu hergestellt wird, um dessen Selbstrepräsentanz im Leibe nicht nur einmal, sondern jederzeit und ununterbrochen funktionell zu sichern. Der Organismus des Menschen erscheint also nur nach außen und makroskopisch als eine bleibende Gestalt, hinter dieser scheinbaren Bleibegestalt verbirgt sich jenes Fließgleichgewicht («steady state») einer von der Geburt bis zum Tod nie ermüdenden «Unruhe», die wir ganz elementar *Leben*, in diesem Falle, da von einem Ich beherrscht, menschliches Leben nennen.

Für das hier vorliegende Problem der Krebskrankheit ist von fundamentaler Bedeutung, daß diesen Vorgängen von Aufbau und Abbau nicht nur ein gestaltloser Substanzstrom zugrunde liegt. Vielmehr geschieht das gleiche auch mit den geformten, nur im Mikrobereich sichtbar werdenden Zellen und Zellstrukturen. Auch diese sogenannten Elementarbausteine des physischen Leibes sind nicht konstant, sie unterliegen – wie der Wechsel des Stoffes, das heißt der Stoffwechsel – einem entsprechenden Zellwechsel, das heißt, sie bilden sich ständig neu (durch Zellteilung) und werden ständig aufgelöst, ihre Trümmer werden fortgeschafft. Es gibt ebenso ein Fließgleichgewicht der Zellen wie der formlosen Stofflichkeit des Organismus. Und das Biologische Ich erhält dieses Gleichgewicht nicht nur im flüssigen (humoralen) Bereich seiner Leiblichkeit, sondern eben auch im zellulär gegliederten

Die Krankheit – Schicksal und Wandlung 259

Bereich seiner Mikrostruktur. Die Intensität und Geschwindigkeit des Stoffwechsels wie auch des Zellwechsels sind von Organ zu Organ, von Gewebe zu Gewebe sehr verschieden. Organe mit rasch ablaufendem Stoffwechsel, zum Beispiel die Leber, haben auch einen vergleichbar raschen Zellwechsel. Organe und Strukturen dagegen mit geringer Vitalität tauschen den Stoff und die Zellen langsamer oder gar nicht aus. So gehört das Zentralnervensystem zu den Organen, die, wie wir schon oben sahen, ihre speziellen Funktionszellen (hier die Neurone) lebenslang nicht mehr wechseln beziehungsweise austauschen. Ein gleiches gilt für gewisse zelluläre Strukturen in den Sinnesorganen, zum Beispiel die Zellen der Augenlinse. Daneben allerdings verfügt das Zentralnervensystem über einen lebhaften energiereichen Spezialstoffwechsel, der sich freilich auf die Kohlehydrate beschränkt. Dieser hochenergetische Kohlenhydratstoffwechsel vollzieht sich hier jedoch an und in einer Zellstruktur mit einem entsprechend sehr trägen Eiweiß- und Fettstoffwechsel, wodurch die geschilderte *Zellkonstanz* gewährleistet ist.

Zwischen dem hier kurz skizzierten Nerven-Sinnes-System, das heißt der Organisation der Weltrepräsentanz, und dem Stoffwechsel-Gliedmaßen-System, das der Selbstrepräsentanz dient, muß es eine organisierte Vermittlung geben, die den Organismus nach innen nicht nur ins Gleichgewicht bringt, sondern durch eine Tätigkeit beherrscht, die das Auseinanderfallen in die entgegengesetzten Pole verhindert. Der Organismus als ganzer und in der vollen Polarität von Wahrnehmen und Verdauen muß vom Ich, seinem Souverän, im Gleichgewicht gehalten werden. Dazu dient das *Rhythmische System*. Es durchdringt – wiederum zunächst funktionell – den gesamten Organismus, verdichtet sich aber in Organen, in denen sich diese Funktion des leibübergreifenden Gleichgewichts zentriert, in Herz und Lungen. Insofern versteht man, daß das Rhythmische System der organische Garant für *Gesundheit* ist. Denn das Rhythmische System gleicht die polaren Einseitigkeiten der Funktionen im Nerven-Sinnes-System einerseits und im Stoffwechsel-Gliedmaßen-System andererseits aus. So kommt die übergreifende Tätigkeit des alle Einseitigkeiten im

Organismus ins Gleichgewicht bringenden Ich im Rhythmischen System in hervorragender Weise zum Ausdruck. Sie, die sonst im Verborgenen, in den Tiefen des organischen Geschehens verläuft, wird hier anschaubar, in Puls und Atem überprüfbar. Diese Anschauung ergibt, daß Gesundheit eines Menschen kein stationärer Zustand, sondern das integrale Ergebnis aller rhythmischen Prozesse des Organismus ist. Gesundheit wird vom Ich als integrale Harmonie jeden Augenblick neu hergestellt, sie ist labil und insofern auch jederzeit gefährdet.

Skizze einer Krankheitslehre

Vom dreigliedrigen Organismus her können krankhafte Erscheinungen verstanden und gegliedert werden. Auch hier ist nur eine Skizze solcher Dreigliederungs-Pathologie möglich.

Dazu blicken wir nochmals auf das dargestellte Intensitätsgefälle von Stoff- und Zellwechsel. Das Stoffwechsel-Gliedmaßen-System ist überall da im Zentrum seiner Funktionalität, wo der Stoff- und Zellwechsel am intensivsten konzentriert ist, zum Beispiel in der Leber. Umgekehrt erfährt das Nerven-Sinnes-System seine höchstmögliche Konzentration da, wo dieser Stoff- und Zellwechsel am langsamsten stattfindet oder völlig ruht. Dort aber ist das Zentrum der Bleibegestalt des Organismus. Denn hier führt der Stillstand der Stoffbewegung bis zur Stoffruhe und damit zur bleibenden Gestalt. Würde nun der Stoff aus seiner lebhaften Umwandlung (Stoff-Wechsel!) bis zu dieser Stelle örtlich fixierter (vorübergehender) Stoffruhe ununterbrochen von der übersinnlichen Form- und Gestaltkraft des Ich geführt werden, ehe er «eingelagert» wird, so würde er auch in der (eingelagerten) Form in den oben erwähnten Strukturen des Nerven-Sinnes-Systems seine ihm vom Ich aufgeprägten Formen behalten können, das heißt, die Gestalt, in der er aufträte, wäre bis in die letzten Verzweigungen hinein eine menschliche Gestalt. Gelingt diese «Führung» nicht, das heißt, ereignet sich aus den allerverschiedensten Gründen der entweder leise (Alterung!) oder gesteigerte Rückzug des Ich

(Krankheit!) von seiner Führungsrolle im Stoffgeschehen, so beginnt damit die Sklerose. Das bedeutet aber: Die Eigengestaltungskräfte der Stoffe, zum Beispiel ihre außenweltlichen, physisch-mineralischen Formkräfte, setzen sich durch – mitten im Organismus, der doch das absolute Hoheitsgebiet des Ich sein sollte. Die damit charakterisierte Sklerose ist hier natürlich so umfassend gemeint, daß unter diesem Begriff mehr verstanden werden muß als nur die Arteriosklerose. Das heißt, zu dieser umfassenden Sklerose als gesamthaftem Erkrankungstypus zählen alle Verhärtungskrankheiten, aber auch zum Beispiel Diabetes mellitus, die Zuckerkrankheit, bei der im Zentrum die geschwächte Ichführung des Kohlehydratstoffwechsels steht.

Aus dem Zusammenhang der Dreigliederung läßt sich auch die «Gegenkrankheit» ableiten, die Entzündung. Bei allen entzündlichen Erkrankungen, ob generalisiert oder lokalisiert, ob mit oder ohne Fieber, schießt die auflösende verdauende Tendenz des Stoffwechsels über das Ziel hinaus. Was im Darmkanal (Enteron) die normale Funktion ist – Auflösung und Zerstörung der hereingenommenen Fremdstrukturen –, dehnt sich nun auf das eigene leibliche Hoheitsgebiet des Ich aus, überschreitet gleichsam die Grenzen des Darmes und wirkt nun «jenseits» – parenteral. Der Körper unterliegt als ganzer (z.B. bei Sepsis) oder lokalisiert (Organentzündung, Abszeß-, Eiterbildung) der Auflösungs- und Verdauungskraft des zu tief eintauchenden Ichwesens (parenterale Verdauung gleich Entzündung).

Welchen Platz nimmt in einem so gefaßten Pathologie-Konzept die Krebskrankheit ein?

Das kann am besten verständlich werden, wenn wir nochmals auf den Aufbau des Organismus in den beiden großen Kompartimenten, dem des *humoralen Stoffwechsels* sowie dem des *zellulären Aufbaus* durch Zellwechsel, zurückblicken. Bei den humoralen Stoffveränderungen können wir uns vorstellen, wie jedesmal, wenn ein definierter Stoff durch biochemische «Umsetzung» in seine nächste chemische Verwandlungsstufe übergeht, das Biologische Ich diesen Vorgang führen muß. Denn an diesen in unendlicher Vielfalt sich in jedem Augenblick ereignenden fließenden

Übergängen kann jede Art von Entgleisung eintreten, die verhindert werden muß. Sie würde sonst Krankheit (mindestens im Anfangsstadium) bedeuten. Die integrale Total-Entgleisung aller dieser Stoffwechselwege tritt im Tode ein, wenn das Ich abwesend ist. Es finden sich also im Stoffwechsel Myriaden von solchen *«Gelenkstellen»*, an denen jeweils die Ichkraft tiefer eingreifen muß, um dem Stoffwechselgeschehen die richtige Richtung zu geben – die Richtung zum ichhaften Gesamt-Leib.

Ein gleiches gilt nun für das zelluläre Kompartiment unseres Leibes. Jede Zelle, die sich teilt, ist an einer solchen Gelenkstelle ihrer jeweiligen Entwicklung, an der sie in die Gefahr gerät, den Form- und Gestaltkräften des Biologischen Ich zu «entwischen». Denn das Ich allein ist in der Lage, dem zellulären Aufbau des Organismus zeitlebens die «richtige» Richtung zu geben, die Richtung zu der menschlichen Gesamtgestalt durch «Differenzierung». Wie sich das Ich in der Sklerose aus der Stofführung des humoralen Stoffwechsels zurückzieht, so in der Geschwulstkrankheit aus der Führung des zellulären Aufbaus. Die Krebs- oder Geschwulstkrankheit ist also der Sklerose verwandt. Nur handelt es sich bei der Sklerose um ein pathologisches Geschehen, das im humoralen, bei der Tumorkrankheit im zellulären Bereich des Organismus vor sich geht. In beiden Fällen jedoch macht das sich zurückziehende Ich den Platz frei für außermenschliche und fremdartige Bildekräfte, die nun den Stoffstrom beziehungsweise den Zellstrom gestalten; im Falle der Sklerose sind es die dem allgemeinen Verständnis von Sklerose entsprechenden Eigengestaltungskräfte der Mineralien. Sie treten bei den sogenannten «Verkalkungen» als amorphe Ablagerungen und als Einschlüsse im Gewebe auf. Allerdings stellen sie nur die Enderscheinungen einer Sklerosekrankheit dar; ihre Vorstadien können hier nicht geschildert werden. Es können aber in diesem Sinne auch pflanzliche oder sogar tierische Gestaltungskräfte sein, die auftreten. Entscheidend ist, daß die Stoffgestaltung nicht aufsteigt bis zur Menschenform beziehungsweise bis zum menschlichen Stoffwechsel. Das gleiche gilt entsprechend für die Geschwülste, bei denen die Zellwucherung in eine – das ist graduell unterschiedlich – unvoll-

Die Krankheit – Schicksal und Wandlung

ständige, halbfertige Organgestalt einmündet oder gar vollständig ausbleibt. Der chaotische, ebenfalls amorphe Zellhaufen eines besonders bösartigen Tumors ist, so gesehen, nur noch eine formlose, «entdifferenzierte» physische Masse.

Von daher kann nun auch ein Blick zurückgeworfen werden auf jenen eigenartigen Sonderbereich innerhalb des menschlichen Organismus, den wir oben schon erwähnten, die Sinnesorganisation. Hier ist der Organismus so gebildet, daß das Ich im Bereich dieser Sinnesorgane auch zurückweicht, um den außermenschlichen und fremdartigen Bildekräften Platz zu machen, die diese Organe bilden. Das ist erforderlich, um die oben geforderte Weltrepräsentanz durch die Sinne überhaupt möglich zu machen. Von daher verstehen wir die Tumorkrankheit auch als «disloziertes Sinnesorgan» (Steiner). Denn sie hat den Rückzug des Ich aus den organischen Gestaltungsvorgängen und das fremdartige, unter- oder außermenschliche ihrer Gestalt mit den Sinnesorganen gemeinsam. Disloziert ist sie jedoch insofern, als eine solche Gestaltdynamik statt im Sinnesbereich gerade im Stoffwechselbereich auftritt, in dem gesunderweise die Bildekraft des Ich alleiniger Souverän sein soll. Alle Gewebe, die an der zeitweiligen oder dauernden Zellruhe beteiligt sind – die Neurone des Zentralnervensystems, die Linsenfaserzellen des Auges und einige andere –, können keine Geschwülste bilden. Nur eine Zelle, die sich teilt, kann auch entarten, worin sich die elementare Logik des zellulären Aufbaus, aber auch seine kritische Bedrohung ausspricht.

Auf die Erkrankungen, die auf Störungen im *Rhythmischen System* beruhen, kann hier nicht eingegangen werden. Es sind in erster Linie alle Arten von Krankheiten, bei denen die rhythmischen Vorgänge im Organismus gestört sind. In diesem Sinne zählen hierzu auch gerade alle anfallsartig auftretenden Krankheiten.

Wenn wir also die zuletzt genannten Krankheiten im hier vorliegenden Zusammenhang außer acht lassen, ergibt sich zusammenfassend das Bild von zwei großen, polar entgegengesetzten Krankheitstypen:

- die entzündlichen Krankheiten, mit und ohne Fieber;
- die degenerativen Krankheiten, zu denen wir neben allen Sklerosen auch die Geschwülste rechnen können.

Man kann die ersteren volkstümlich auch die *«heißen»* Krankheiten nennen, während die degenerativen Erkrankungen im Grundsatz *«kalte»* Krankheiten sind. Bei den heißen, entzündlichen Krankheiten liegt eine sich krankheitsbedingt verstärkende organische *Selbstbehauptung* vor. Das Biologische Ich kämpft mit allen im Organismus zur Verfügung stehenden Mitteln der humoralen und zellulären Abwehr gegen das in den Organismus eingedrungene Fremde. Es verteidigt damit seine Souveränität im Hoheitsgebiet seines Leibes mit gesteigertem Kraftaufwand. Man hat so förmlich eine existentielle «Leibesübung» zur Verstärkung der Ich-Kräfte vor sich. Sie kann so stark sein, daß sie sich dabei bis zur Selbstauflosung von Organen oder der Selbstzerstörung des ganzen Organismus nach Art der «Strategie der verbrannten Erde» steigert. Hier ist zu fragen, ob der Lernprozeß bei den entzündlichen Krankheiten nicht nur biologisch, sondern auch karmisch zur Ich-Stärkung führt. Geht die Individualität aus der Krankheit gestärkt hervor?

Ein völlig entgegengesetztes Geschehen finden wir bei den kalten Krankheiten. Insbesondere die Geschwulstkrankheiten lassen sich als eine krankhafte Steigerung der organischen *Selbstlosigkeit* verstehen. Organisch selbstlos ist normalerweise unser Organismus nur in den Sinnesorganen. Denn dort muß er, um Eindrücke von außen aufnehmen zu können, seine eigenen Lebensprozesse, das heißt die Prozesse der organischen Eigenwilligkeit zurücknehmen. Das Auge nimmt «Welt» wahr, weil in seinem Bereich das Biologische Ich zugunsten eben dieser Welt zurückweicht, weil das Auge im Sehen «selbstlos» wird. Wird der Organismus in solchen Bereichen, die gesunderweise der Selbstbehauptung des Biologischen Ich dienen, zum Beispiel im Bereich des Stoffwechsels, zum «Sinnesorgan», so entsteht dort der Tumor. Denn eine Geschwulst ist ein Leibesgebiet, in dem kein Biologisches Ich als «Souverän» wirken kann. So ist der Tumor eine Enklave des Fremden mitten im eigenen «Hoheitsgebiet» unseres Leibes. Was also von der Pathogenese her als eine Krankheit imponiert, ist – karmisch gesprochen – eine vom Schicksal aufgegebene existentielle Leibesübung zur Selbstlosigkeit. Da findet kaum ein Kampf statt, eher nur Rückzug, fast ohne Defensive. Solche Vorgänge sehen wir bei Geschwulstkrankheiten, aber auch schon bei den Sklerosekrankheiten, bei denen ebenfalls Gewebegebiete des menschlichen Körpers dem lebendigen Besitz des Ich entfallen und in Verhärtung oder Mineralisation, das heißt in außenweltähnliche Fremdheit übergehen.

Vom karmischen Gewinn

Es muß in unserem Zusammenhang gefragt werden: Bedeutet das Durchmachen einer Erkrankung der organischen Selbstlosigkeit, zum Beispiel einer Tumorerkrankung, etwas für das eigentliche menschliche Ich, für den «inneren Menschen», für die Individualität, die durch den Tod geht und nachtodlich die für sie wesentlichen Ereignisse und Erlebnisse ihres Lebens überblickt, sammelt und zu neuer Kraft verdichtet? Mag eine Tumorerkrankung ja immer auch eine solche existentielle Leibesübung zur Selbstlosigkeit sein, mag eine schwere fieberhafte Erkrankung, zum Beispiel ein Typhus oder eine Lungenentzündung, eine existentielle Übung zur Selbstbehauptung sein. Aber welche Bedeutung haben solche «Übungen», das heißt die schweren Anstrengungen des Ich, die sich im Leibe ereignen? Was bedeuten sie für die geistig-seelische Individualität ganz unabhängig vom Dasein im Leibe? Wächst wirklich der innere Mensch durch eine dieser Leibeskrankheiten? Wo ist die Wirklichkeit dieses Wachsens aufzufinden?

Daß wir durch äußeres Lernen Fähigkeiten erwerben, ist Grundlage aller Zivilisation und Kultur. Daß wir auch intimere ästhetisch-moralische Lernprozesse durchmachen können, die uns verändern, wissen viele Menschen oft am Ende ihres Lebens, wenn sie auf den Lebensgang, seine Ereignisse und Erlebnisse, das heißt also auf ihr *Umweltschicksal* zurückblicken. Sie haben vom Leben gelernt, sie wissen, das Leben hat sie verändert, hat sie vielleicht freundlicher, liebevoller, demütiger, geduldiger, besonnener gemacht. Selbst wenn dies nicht immer eintritt und manche Lebensläufe sogar das Gegenteil zu belegen scheinen, ist das erstere doch eine allgemeine Erfahrung. Der Mensch vermag sich im Leben zu wandeln, manchmal sogar zu verwandeln. Dieses Geschehen, das an unser Umweltschicksal anknüpft, ist dabei in einem hohen Grade an das Bewußtsein gebunden, es ist ein Geschehen, an dem das bewußte Ich durch seine Reflexionen, sein Gewissen, seine Reue, durch Vorsätze, Demut und Liebe, aber auch durch Freude und Glück auf das intensivste beteiligt ist. Stumpfheit und Gleichgültigkeit müssen solche Verwandlungen verhindern.

Alle diese Bewußtseinserlebnisse, die an das Umweltschicksal anknüpfen, gehen nachts im Schlafe durch eine Phase der inneren Abklärung und «Verdauung». Erst im Unterbewußtsein des Schlafes, des scheinbaren Vergessens gelingt es dem Menschen im Verein mit den Geistigen Mächten, in deren Weltgebiet er im Schlafe weilt, diese langsame und allmähliche Wandlung, das Wachstum seiner Ichfähigkeiten aus den Tages- und Lebenserlebnissen heraus zu bewirken. Das bewußte geistige «Stellungnehmen» am Tage und das unbewußte «Geprüftwerden» durch Geistige Mächte in der Nacht bewirken erst gemeinsam die Wandlung des Menschen durch sein Schicksal, das Wachsen der Individualität in der Schicksalsreife des Lebens. Und was da wächst, ist das Ich, in dem die Kräfte für seine eigene Zukunft reifen. Die Karmakräfte der Zukunft erwachsen uns aus bewußter Lebensbewältigung.

In den Krankheiten mit ihren auf verschiedenen Ebenen auftretenden Dispositionen handelt es sich jedoch – wie wir schon früher sahen – um die Karmakomplexe vergangenen Lebens, die nun eine existentielle Manifestation im Leibe angenommen haben. Wir stehen nicht bewußten Ereignissen und Erlebnissen gegenüber, die uns aus der Umwelt entgegenkommen, sondern wir selbst sind tief eingetaucht in ein leibgewordenes altes Schicksal. Weil das Krankheitsschicksal ein dem bewußten Leben entglittenes, transformiertes Schicksal ist, vermag sich hier eine Wandlung weitgehend nur in der Sphäre des Schlafes, das heißt im Unbewußten der Leibesexistenz zu ereignen. Darüber hinaus gibt es in der Krankheit nur mehr oder weniger hilflose Befindlichkeitssignale wie Schwäche, Schmerz und Mißbefindlichkeit, die aus dieser Schicht ins Bewußtsein heraufdringen. Krankheitsschicksal und die mit ihm verbundenen «existentiellen Leibesübungen» sind also zunächst verdächtig auf das Bereinigen und Ausgleichen einer karmischen «Altlast».

Jedoch ebenso wie uns im Umweltschicksal vielfach Vergangenheitsschicksal begegnet, das sich uns in den Weg stellt, um für diesmal ausgeglichen und bewältigt zu werden, so steckt umgekehrt im Krankheitsschicksal bisweilen eine starke Zukunftskomponente. Das – so haben viele heute den geistigen Eindruck – gilt in einem besonderen Maße von der Krebskrankheit. Mehr und mehr begegnen uns Menschen, deren Krebserkrankung ihre karmischen Ursachen nicht im individuellen Karma, in eigenen vergangenen Schicksalsproblemen hat, sondern wo der Zeitgeist unserer Tage, wo die Gesamtsituation unserer Zivilisation und Kultur kanzerogen, das heißt krebserzeugend wirkt. Mit anderen Worten: Es sind umfassende geschichtlich-soziale Vorgänge und deren natürliche Folgen, die insgesamt das Ich aus seinem Leibe verdrängen, es ohnmächtig machen in der Aufgabe, eine bis in die Zellstruktur ganzheitliche Menschengestalt aufzubauen und diese lebenslang zu erhalten. Wir sprechen in diesem Zusammenhang von *Zeitkrankheiten*, wenn wir auf diesen Sachverhalt blicken. Ein Ich, das eine solche Zeitkrankheit, zum Beispiel Krebs, durchmacht, wird mit seinem Tagesbewußtsein, in dem sich sonst das Lebens-Lernen hintergründig entwickelt, in das Krankheitsgeschehen zwar unter Umständen schwer leidend, erkenntnismäßig jedoch meist nur am Rande einbezogen. Der eigentliche Kampf spielt sich im Leibe ab. Es ist ein Kampf oft nur mit ohnmächtigen Rückzugsgefechten; er bleibt als solcher für das Tages-Ich verhüllt. Was daraus an Stärke für das Ich erwächst, hat eine um so größere geistige Potenz. Dadurch daß die Wandlung, das Wachstum des Ich zu neuen Fähigkeiten in der Krankheit dem Bewußtsein und damit auch der Freiheit entzogen ist, ereignet sich Lernen durch Schicksal hier existentiell, jenseits der Schwelle des gewöhnlichen Bewußtseinslebens. Dadurch wird eine Kraft verdichtet, die nicht nur dem Ich dient. Denn das Ich wird durch die genannten Wandlungsvorgänge im Kranksein zur Quelle einer geistigen Kraft, die über seine eigene Existenz hinauswirkt und der Menschheitskultur einverleibt werden kann. Das Ich, besonders in den Krankheiten der organischen Selbstlosigkeit, wird durch sie opferfähig, weil es im Bestehen der existentiellen Leibesübungen Überschußkräfte verdichtet. So muß man den Eindruck haben, daß «Zeitkrankheiten» nicht nur durch äußere Maßnahmen der Hygiene, der Umweltverbesserung, der sozialen Vermenschlichung zu bekämpfen sind. In dem, was Menschen durchmachen und in den «Intensivlehrgängen» solcher Krankheiten verdichten, liegt die Garantie für eine geistige Zukunft der Erdenkultur, die in solcher Intensität nur aus Krankheitsopfern hervorzublühen vermag. In den Wandlungen, die sich an unser Umweltschicksal und den von ihm ausgelösten karmischen Lernprozeß anschließen, bereiten wir uns vor auf unsere eigenen zukünftigen Lebensläufe. Und an dieser Vorbereitung sind wir lebenslang mit unserem seelisch-geistigen Bewußtsein beteiligt. In den Wandlungen dagegen, die sich an das vom Menschen durchgemachte Zeitschicksal und die dadurch ausgelösten Zeitkrankheiten anknüpfen, wird der einzelne Mensch in einen größeren Zusammenhang gestellt. Er wird zum Mitarbeiter am Menschheitsbau. Denn er erwirbt im Innersten seiner Individualität durch «leibhaftig» erfahrene Selbstlosigkeit jene Überschußkraft, die er der Menschheit opfern kann, weil er Opferkraft erworben hat.

Krankheitsschicksal – ein sakramentaler Aspekt des menschlichen Lebens

Krankheit trägt vordergründig und zunächst jenen ausschließlich negativen Aspekt, den sie für den Menschen hat und haben muß. Dieser Tatbestand ist nicht wegzuwischen. Dennoch zeigt sich, daß sich hintergründig ein anderer Aspekt verbirgt. Das ist der Aspekt eines Lernprozesses unseres Wesens in den Tiefenschichten des Schicksalsgeschehens, durch den Krankheit zum Gewinn

Die Krankheit – Schicksal und Wandlung 269

werden kann. Dieser Gewinn ergibt sich aus der Wandlung, die das Ich beim Durchmachen der Krankheit, je nach den Antezedentien als eine Stärkung der Ich-Kraft oder als errungene Selbstlosigkeit davonträgt. Hinter den Kulissen des Bewußtseins des Kranken und seiner menschlichen Mitwelt vollzieht sich diese Wandlung als ein geistiger Kraftgewinn, errungen in den existentiellen Tiefen der leiblichen Schicksalserlebnisse. Der Kranke vermag durch seine Krankheit ein anderer Mensch zu werden. Vollzieht sich das, so erleben wir eine Wesenswandlung, aber hier eingetaucht in das Substanzgeschehen des physischen Leibes.

Hebt man eine solche geistige Wandlung, eingesenkt in ein Substanzgeschehen, herauf in ein bewußtes Bild, so spricht dies bildhaft von «Wandlung» als einer Handlung in Wort und Bildgeste an einem besonderen, aus dem alltäglichen Leben herausgehobenen Ort. Es vollzieht sich ein Altarsakrament – *Transsubstantiation*. Man kann den Vorgang auch umgekehrt verstehen: Was sich am Altar vollzieht als die «Heilige Handlung», als das Sakrament der Wandlung, findet weltweit statt, überall da, wo Menschen im Krankheitsgeschehen die Substanz ihres Leibes verwandeln. So kann man das Krankheitsgeschehen verstehen mit Bildern, die zwar von einem anderen Vorgang hergenommen sind, aber das Gleiche bedeuten. Die Gesetzmäßigkeit des menschlichen Schicksals und die Vorgänge bei der sakramentalen Transsubstantiation sind von gleicher Art. So steht jeder ernstlich Kranke als eine Art von Ich-Priester am Altar seines Leibes und sucht die Wandlung zu vollziehen. Er sucht auf diesem Wege die Lösung seines ihm karmisch aufgegebenen Schicksalsrätsels. Die Krankheit, ihr Verlauf, ihre Heilung oder ihre Unheilbarkeit einerseits sowie der zuvor befragte karmische Gewinn andererseits sind zwar zwei Seiten des gleichen Geschehens, dennoch müssen sie getrennt bewertet werden.

Die Stärkung der Individualität gegenüber dem Eigensinn und der Fremdheit der Karma-Komplexe – sei es durch Verstärkung der Selbstbehauptung oder durch das Erlernen von Selbstlosigkeit – wird von dem Ausgang des Krankheitsgeschehens, ob durch Heilung oder durch Tod, fast nicht berührt. Ob der durch Krankheit verwandelte Mensch durch sein vertieftes Wesen in dieser Inkarnation weiterhin wirken kann, weil ihm das Inkarnationsinstrument seines Leibes für diesmal erhalten blieb, oder ob er nach der Wandlungskrise zu «neuen Ufern» an anderem Lebensschauplatz aufbricht, entscheidet nicht über den Wert des von uns so genannten karmischen Gewinns seiner Krankheit. Denn dieser unterliegt Bedingungen eigener Art, jenseits von leiblicher Fortexistenz oder Tod.

Geburt und Tod

Bei den zuvor genannten Krankheitsformen von Entzündung und Sklerose/Geschwulst erkannten wir vordergründig – medizinisch genauer zu beschreibende – Krankheitsprozesse, hintergründig aber geistig-seelische Lernvorgänge, die zwar weitgehend unbewußt verlaufen, aber gerade deshalb ein um so größeres existentielles Gewicht haben. In ihnen wandelt sich des Menschen Wesen. Über solches schicksalsbedingtes Krankheitsgeschehen hinaus öffnet sich der Blick auf die Urvorgänge von Geburt und Tod.

Mit der Geburt, umfassender gesagt, mit der Inkarnation des vorgeburtlichen geistig-seelischen Menschen in einer vererbten Leibesorganisation kommt eine Urgeste der irdischen Selbstbehauptung zum Ausdruck. Das Ich behauptet ein Feld – die Region seines Leibes –, auf dem es sich, auch schon das kleinste Kind, als unumschränkter «Souverän» darstellt. Der Leib ist so das allernächste «Eigentum» unseres Ich, eine Art Eigentum «ersten Grades», der leibliche «Grund und Boden» unseres Lebens, unbeleihbar und unverkäuflich. Er steht dem Ich um ein vielfaches näher als alles eventuell später zu erwerbende Eigentum, das gewissermaßen nur «zweiten Grades» ist. Diese geist-magische Inbesitznahme und Identifikation des Menschen mit seinem Leibe demonstrieren die Verdauungs- und Immunvorgänge, ja der gesamte biologische Aufbau der kindlichen Existenz. Diese biologische Selbstbehauptung zieht sich durchs ganze Leben, tritt aber, beginnend in der Lebensmitte, ihre anfangs bestehende Vorherrschaft nach und nach an diejenige der Alterungs- und Abbauprozesse ab. Während in der Kindheit, der Jugend und der Zeit des Aufbaus die Selbstbehauptungskräfte vorherrschen, dominieren in der zweiten Lebenshälfte die durch eine langsame Exkarnation zunehmend gesteigerten Prozesse der «Selbstlosigkeit», das heißt aber des Alterns, des Abbaus, der Sklerose. Die höchste Steigerung solcher organischer «Selbstlosigkeit» ist der Tod. Daß der Tod in das Menschenleben integriert ist, bedingt, daß jeder Mensch am Ende seines Lebens und ganz unabhängig von einer Erkrankung «organische Selbstlosigkeit» durchmacht und erringt. Denn der Tod ist der Totalverzicht auf organische Selbstbehauptung, er ist das Abschlußexamen im Lehrgang des lebenslang erübten Selbstverzichts.

Entwicklung des Kindes – Mitte der Kindheit

Zum Verständnis des kindlichen Todes müssen wir innerhalb des Gesamtpanoramas des Lebens zwischen Geburt und Tod den Blick einengend konzentrieren auf die Phase der ersten zwei Jahrzehnte der kindlich-jugendlichen Entwicklung. Man kann diese in den beiden ersten Jahrzehnten selbstverständlich in sehr verschiedener Weise betrachten. Sie ist heute in vielen Richtungen erforscht und in einer großen Fülle von Literatur beschrieben worden. Dabei weichen die Standpunkte der wissenschaftlichen Betrachtung oft stark voneinander ab. Wir nehmen hier – sehr kurz skizziert – den Gesichtspunkt einer «plastisch-musikalischen» Menschenkunde ein, die auf anthroposophischer Forschung beruht.

Die Individualität, das Geistwesen eines Menschen verbindet sich erstmals bei der Konzeption mit dem vererbten Leib. Dabei taucht die Individualität mit ihren schicksalhaften Antezedentien in den Erbstrom ein und entnimmt ihm einen sogenannten «Modell-Leib». Der Erbleib hat insofern Modellcharakter, als er als Grundmodell dient, an dem sich die Individuation vollzieht. Die kindliche Entwicklung besteht so in der durch Jahre gehenden

Aneignung und Durchdringung des vererbten Leibes. Dieser Vorgang, in den die Erlebnisse, besonders die Sinneserlebnisse des Kindes und über sie seine gesamte Umwelt in den frühen Lebensjahren prägend mit eingehen, hat «plastischen» Charakter. Das besagt: Formende Kräfte aus dem Übersinnlichen durchdringen den archetypischen Erbleib mit spezifisch-individuellen, aus karmischer Vorgeschichte hergebrachten Dispositionen. In den ersten sieben Jahren steht die Gestaltbildung des Leibes und seiner einzelnen Organe, die Bio- und Metamorphose des Organismus gegenüber der funktionellen Inanspruchnahme im Vordergrund des Geschehens. Diese Gestaltbildung und ihr Wandel gehen von dem in der Entwicklung zeitlich voraneilenden Kopf aus und erstrecken sich von da aus in den in der Entwicklung zeitlich nachhinkenden übrigen Organismus, bis in das Gliedmaßensystem. Vom Kopf ausgehend, werden die Sinneseindrücke des Kindes in die Gestaltplastik integriert, so daß diese Eindrücke für die kindliche Entwicklung, insbesondere für die innere Plastik des Gehirns, aber auch der übrigen Organe, eine nicht unerhebliche prägende Bedeutung haben. Der Beginn des Zahnwechsels signalisiert einen gewissen, sich allerdings über die ersten Schuljahre des Kindes noch hinziehenden Abschluß dieser Form- oder Gestaltperiode, die man die plastische nennen kann.

Mit dem Ausklingen dieser frühkindlichen organischen Bildeepoche zwischen dem siebenten bis neunten/zehnten Lebensjahr kommt es gleichzeitig zum Vorgang der «Emanzipation». Dieser wichtige menschenkundliche Grundbegriff meint den Rückzug der biologisch-plastischen Bildetätigkeit aus dem Leibe und ihre Freisetzung für die Entwicklung des kindlichen Bewußtseins. Diese Emanzipation ist natürlich keineswegs eine totale, sie erstreckt sich vornehmlich auf das Nerven-Sinnes-System des Schulkindes und den Bereich der oberen Extremitäten mit ihren «Handfertigkeiten». Die Freisetzung von Bildetätigkeit aus der plastisch-organischen, das heißt der unbewußt-naturhaften Wirksamkeit in die erwachende kindliche Vorstellungswelt bewirkt erst, daß diese zunehmend für den pädagogischen Lernprozeß zur Verfügung steht. Das gilt sowohl für die Welt der kindlichen Vorstellungsbilder wie auch für seine malende, zeichnende, schreibende Darstellung und Entfaltung in einer Art von Kultur der oberen Gliedmaßen. Im neunten/zehnten Lebensjahr überschreitet das Kind in seiner Entwicklung eine bedeutende Schwelle. Aus der plastischen Epoche tritt es in eine musikalisch-sprachliche ein. Diese Bezeichnung ist zunächst am pädagogischen Aspekt dieser Entwicklungsphase, die sich bis zum achtzehnten bis zwanzigsten Lebensjahr hinzieht, abgelesen. Das Entwicklungsgeschehen, das dem zugrunde liegt, geht aber darüber hinaus, oder – umgekehrt – der Ausdruck «musikalisch-sprachlich» muß in einem erweiterten Sinne verstanden und gebraucht werden. Es geht um einen Kulturbildeprozeß am und im Kinde beziehungsweise Jugendlichen, der – auf der Grundlage des zuvor plastisch herangebildeten Leibes – nun in seine funktionelle Durchdringung und tätige Dynamik des Lebens übergeht. Der ganze Leib wird vom neunten Lebensjahr an noch einmal ganz neu vom Ich ergriffen, die bis dahin apollinisch herangebildete Gestalt nun von dionysischen, musikalisch-sprachlichen Kräften durchdrungen. Damit greift dieses Ich jetzt, mit dem neunten Lebensjahr allerdings zunächst keimhaft, dann aber in zunehmender Verstärkung und Ausbreitung in den gesamten Stoffwechsel ein. Ging der plastische Bildeprozeß des Kindes vom Haupte aus, so durchfeuert die nun eingreifende musikalisch-sprachliche Kraft den Menschen vom Stoffwechsel her. Die Pubertät ist lediglich ein Signal für das umfassendere Eingreifen dieser Kräfte, die auf dem Ausbreitungswege vom Stoffwechsel zu den Gliedmaßen dabei auch die Organe der Fortpflanzung in zentrifugaler Richtung passieren. Wie der Zahnwechsel für den Abschluß der plastischen Epoche und damit für die beginnende Emanzipation signifikant ist, so die Geschlechtsreife für die mit ihr eintretende umfassendere «Erdenreife». Diese Erdenreife bedeutet gegenüber der Emanzipation geradezu das Gegenteil, nämlich eine tiefere Durchdringung des Leibes mit seelischer Dynamik, als es in der Kindheit möglich ist. Die Pubertät schafft nicht wie in der plastischen Epoche neue Organe, aber sie weckt bereits vorhandene auf, durchdringt sie mit geistig-seelisch-organischer Funktionalität, die vorher in ihnen nur schlummerte. Das ist zwar an den Geschlechtsorganen besonders deutlich wahrnehmbar, gilt aber für den ganzen Organismus. So zeigt sich darin eine neue Stufe in der Beziehung des Heranwachsenden zu seiner Leiblichkeit und durch sie zur Welt. Das Ich, das seinen Leib in der frühen Kindheit noch über das Haupt marionettenhaft, wie «von oben» führte, ist nun mit der Pubertät im Tiefpunkt der leiblichen Inkarnation, das heißt im Stoffwechselbereich angelangt, es ist «erdenreif» geworden. So liegt zwischen dem neunten und vierzehnten Lebensjahre der Abschied von der Kindheit, die Abnabelung von den aus der Vorgeburt noch immer nachwirkenden Himmelskräften und der Beginn des eigentlichen irdischen Schicksalsganges. Der Verlust kindlicher Unschuld – sichtbar bis in die Bewegungen, die ihre im neunten Lebensjahr oftmals auf den Höhepunkt gelangte «Grazie» verlieren –, das Erwachen erster individueller Gewissenskräfte und das Eintauchen in irdischen Irrtum und persönliche Schuld kennzeichnen die Schwelle, über die die Individualität in diesem Alter schreitet.

Der Mensch geht in seinem Leben durch viele Arten von Todeserlebnissen, individuellen und entwicklungstypischen. Dabei muß nicht der physische Tod eintreten, es stirbt aber «etwas» in der Gesamtexistenz, und es lebt etwas Neues auf. So stirbt zwischen dem neunten und vierzehnten Lebensjahr das Kind im Menschen, der Mensch als irdischer Schicksalskämpfer wird konzipiert und geboren. Mit der Konzeption dieses Erden-Ich im neunten Lebensjahr klopft der Mensch an die Pforten der Unterwelt, die in die Tiefen seines Stoffwechsellebens führen, und begehrt dort Einlaß zu einem Gang durch den Orkus, aus dem er erst am Ende des zweiten Jahrzehnts wieder auftaucht. Jugendliche, die den Abschied von der Kindheit und solchen Gang durch die eigene Unterwelt des Leibes fürchten und deshalb verweigern, werden heute immer häufiger. Sie leiden meist an Eßstörungen (Anorexie/Bulimie). Diese sind nur der Ausdruck für die Angst, erwachsen zu werden und mit dem Ich in die organische Unterwelt einsteigen zu müssen. Rudolf Steiner nennt deshalb die Krise, den Schwellengang im neunten Lebensjahr, mit dem sich diese Vorgänge ankündigen, den «Rubikon». Dieses vergleichsweise unbedeutende Flüßchen in Oberitalien war die Schwelle, die Caesar überschritt, um die Macht in Rom an sich zu reißen. Einen solchen Kraftakt zur Erlangung der unumschränkten Souveränität im Stoffwechselgebiet des Leibes, der Sexualregion und des Gliedmaßengebrauchs, muß jeder Mensch in diesem Alter aufbringen, um von der Kindheit zur Jugend aufzusteigen, um erdentüchtig zu werden.

Der Schwellengang zwischen dem neunten bis vierzehnten Lebensjahr kann alle Grade kritischer Gefährdung annehmen, bis hin zum Tod. *Novalis* erkrankte in diesem Alter schwer, überstand die Krise und wandelte sich durch sie von einem verträumten Kind zum frühreifen genialen Denker und Dichter. Zumeist jedoch treten nur vorübergehende Krisen gesundheitlicher Art auf, die den Schularzt beschäftigen. *Mignon*, eine der herrlichsten literarischen Rätselgestalten Goethes, stirbt mit vierzehn Jahren, mit dem Eintritt in das Alter der Erdenreife. Ihre von Himmelsbegabungen wie von schwerem Schicksal durchzogene Kindesseele ersehnt und verweigert zugleich das «gewöhnliche», das irdische Leben. Ihr nur vierzehn Jahre währendes Erdenleben erlaubt nicht, irdische Taten zu tun, aus irdischen Schmerzen den Honig menschlicher Reife zu saugen. Vielmehr ist sie auf einer karmischen Mission begriffen, trägt eine Botschaft herab – engelgleich. Welche Botschaft ist es, die durch solche kindliche Lebensgänge und Tode zu uns kommt?

Vom kindlichen Tod

Wir sahen, daß der Tod des Menschen Ausdruck seiner erworbenen oder immer neu zu erübenden Selbstlosigkeit ist. Tritt aber der Tod statt am Ende des reifen Lebens schon in der Kindheit ein, ist er zudem durch eine Tumor-Erkrankung bedingt, so tritt uns das Sinnmotiv der Selbstlosigkeit besonders mächtig und eindrucksvoll entgegen. Inkarnation und Leibannahme in der Kindheit, das heißt die Selbstverwirklichung der geistigen Entelechie durch einen irdischen Leib, den sie dem Vererbungsstrom entnimmt, die volle Konzentration des zuvor ausgebreiteten kosmischen Daseins auf jene eingeengte Existenz an bestimmtem Ort, zu bestimmter Zeit, in einem winzigen Keim und dem daraus hervorgehenden

Körper – das alles geht aus der Geste irdischer Selbstbehauptung hervor. «Hier bin Ich», sagt das Kind in allen Grundgesten seines Kindesdaseins – ganz ohne Worte. Wird nun mitten in diese kraftvolle Daseinsbehauptung der Tod gepflanzt als ein Zeichen der Selbstlosigkeit, ist er noch dazu durch eine Geschwulstkrankheit als einem zusätzlichen Ausdruck des irdischen Verzichts auf Selbstbehauptung hervorgerufen, so wird mitten in unsere vom Egoismus so übermächtig beherrschte Zivilisation ein um so mächtigeres Zeichen gesetzt. Denn dieses Kind spricht durch sein Schicksal zur Welt in einer Sprache, die jenseits aller Worte durch heilige Zeichen spricht. Das ist seine Botschaft, es ruft uns zu: «Gedenke, o Mensch, daß du ein Geistwesen bist! Gedenke, daß du deinen Leib und durch ihn deine irdische Lebensaufgabe nur um der Welt willen, um anderer Menschen willen ergreifen darfst. Tust du dies, so wirst du immer mehr ein wahrer Mensch werden. Du wirst immer mehr unabhängig werden von deinem Leibesdasein. Wohl verdankst du deinem Leibe das Bewußtsein dessen, daß du ein Ich bist; der Leib hat dir in Äonen das Erlebnis deiner Selbständigkeit und der Unverwechselbarkeit deines Wesens vermittelt. Nun hat er diesen Dienst getan. Fortan wird er dir immer mehr nur als das Instrument dienen müssen für die Erfüllung deiner Weltaufgaben, selbstlos und weltoffen. – Seht auf mich, ich will euch ein Zeichen geben, wie man – zwar schon als Kind, doch aus jahrtausendealtem Reifegang – auf diesen Leib verzichten kann. Denn die innere Kraft und die leibfreie Selbständigkeit begründen das Leben im Geiste. Ich will euch ein Zeichen aufrichten mit meinem Kindestod!»

Der Therapeut im Schicksal des Kranken

In dem Bewußtseinsraum, den wir das moralische Entscheidungsbewußtsein genannt haben, ist der Mensch mit seiner moralischen Verantwortung für seine Taten allein. Das kann nicht anders sein, denn die Freiheit verwirklicht sich nur durch den Einzelnen in seiner Einsamkeit. Und innere Freiheit ist Voraussetzung jeder moralischen Entscheidung. Durch die zuvor geschilderten «Verschiebungen» aus dem Raum der Einsamkeit einer jeden Entscheidung in die Schichten unserer «Organisation», das heißt durch die Verschiebung aus der Sphäre der Freiheit in die kompakte Welt der leiblichen Notwendigkeiten wird der Mensch zum *Sozialfall*. Denn das Entscheidungsproblem wurde aus dem Bewußtsein in die Welt verlagert. Und die Krankheit ist eine Welttatsache. Damit wird das Schicksalsproblem des einsamen Einzelnen zur mitmenschlichen Aufgabe. Krankheit als Welttatsache ist nicht nur eine Angelegenheit des Kranken, sie geht alle an. Jeder Mensch ist in dieser Beziehung der herausgeforderte Therapeut. Steht der Kranke als Ich-Priester am Altar seines Leibes, so wirkt der Therapeut bei der aufgegebenen Wandlung mit als Helfer, als «Ministrant». Doch gelingt solche Wandlung vollmenschlich nur in der Gegenwart eines *Dritten*, des Christus. Denn Christus ist beides, der göttliche Ich-Helfer wie der Weltenheiland. Durch sein Wirken wird die Krankheit geheilt als eine Weltentatsache, die nur krankhaft «verschoben» ist und die wieder an ihren rechten Ort gebracht werden muß. Er hilft aber auch dem Kranken, indem er ihn zu seinem wahren Ich führt. Christus als Weltenheiland wirkt so eine zweifache Heilung: im Ich des Kranken, das eine neue Stufe seiner Autonomie gewinnt, und in der Organisation seiner Leibesglieder, die wieder geordnet werden.

Solche Heilungen sind geschildert im Evangelium. Die letztere Heilungsart findet sich beschrieben als die Heilung der zwei Besessenen (Matth. 8, 28–34). Bei dieser Erzählung geht es nur um die Austreibung der Krankheitsdämonen: dahin, wo sie hingehören, in die Schweine. Weltenkräfte, die an falschem Ort wirken, machen krank; sie müssen wieder an ihre richtige Stelle gerückt werden. Damit ist die Krankheit geheilt – die Konfiguration der Weltenkräfte wiederhergestellt. Deshalb spricht Christus in dieser Geschichte gar nicht mit den Kranken selbst, nur mit den Dämonen. Die Kranken spielen hier nur eine sekundäre Rolle, ihre karmische Problematik wird gar nicht berührt.

Bei der Heilung am Teich Bethesda (Joh. 5, 1–16) geht es nur um den Kranken und sein Ich-Wesen. Hier interessiert allein die

Wandlung im Ich; denn die an diesem therapeutischen Ort sonst wirksamen «Mittel» sind es nicht, die Heilung bewirken können. Allein der Erkenntnisanruf des Christus: «Nimm dein Bett und wandle!» vermag das Schicksal des Kranken zu wandeln. Der Kranke erkennt in Christus sein eigenes höheres Wesen, aus dessen Vollmacht vermag er die Krankheit zu wandeln.

So hat jedes Krankheitsgeschehen diesen Doppelaspekt: der Kranke und die Krankheit. Der Kranke vermag seine Krankheit nur vom Ich her zu wandeln. Dazu bedarf er mehr und mehr der inneren Identifikation mit dem Welten-Ich, einer «Nachfolge Christi» im Sinne des Paulus: «Nicht ich, sondern der Christus in mir.» Der Therapeut dagegen steht in seinem Berufe immer im Auftrage, in der Stellvertretung des Christus als des Weltenheilandes. Das ist sein «Altardienst», die Krankheit als eine Welttatsache zu verwandeln. Er vollzieht – darum wissend oder nichtwissend – Christus-Heilungen. Diesen Auftrag ins volle Bewußtsein zu erheben, dazu fordert die gegenwärtig-zukünftige Bewußtseinsepoche der Menschheit heraus. Das ist auch der tiefere Sinn dessen, was man den Heilerwillen des Therapeuten nennen kann.

Der Mensch und die Mistel 279

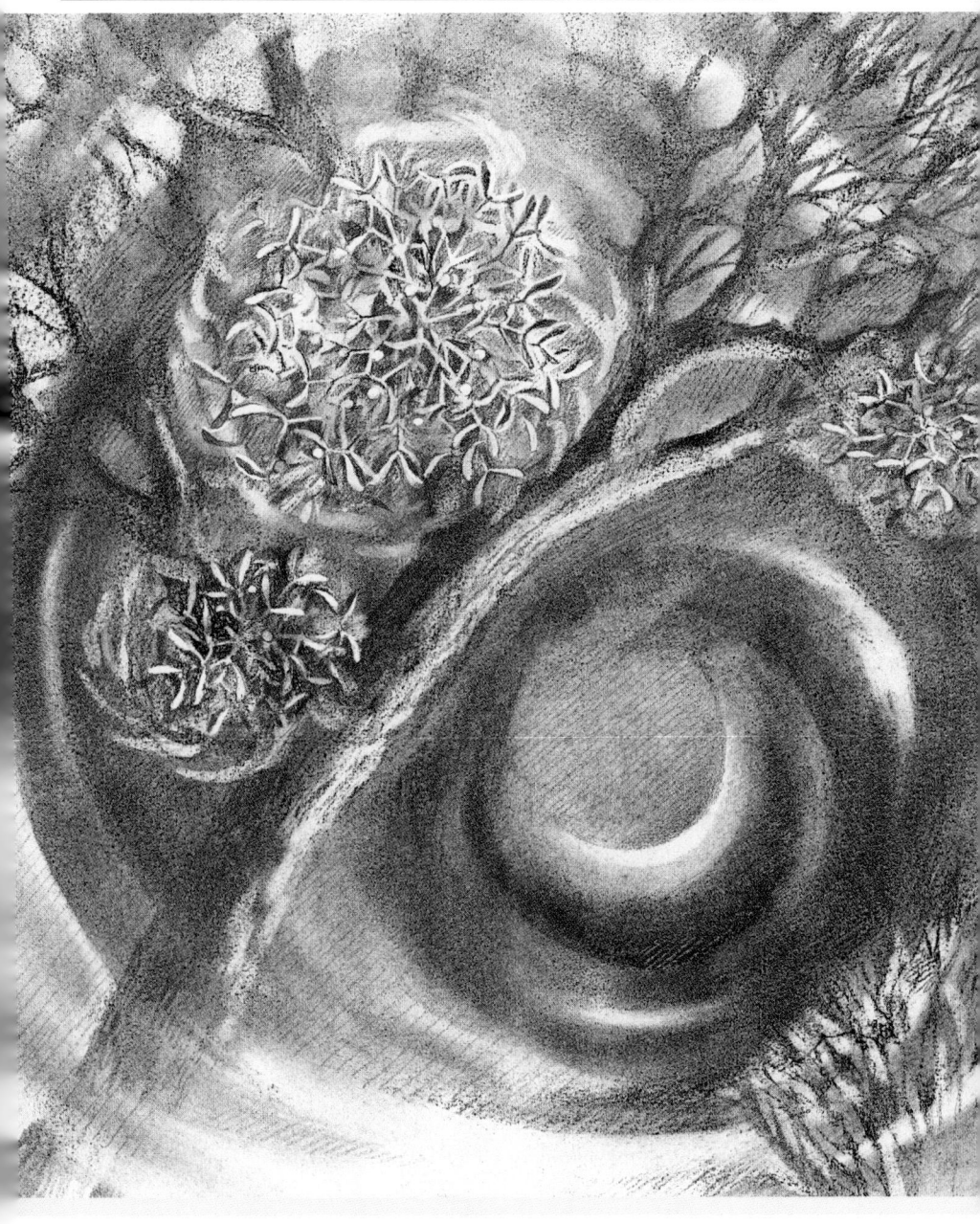

Der Mensch und die Mistel

Im Spätherbst zeigt die Mistel durch Farbe und Reife ihrer Frucht an, daß in deren Innern ein Keim bereit ist, sich auf den Weg zu Neuem zu begeben. Vögel befreien die Mistelkerne aus der Frucht, verteilen sie auf benachbarte Bäume und werden dafür mit nahrhaftem Fruchtfleisch belohnt.

Auch Menschen wissen Mistelkeime aus der Frucht zu befreien. Sie pflanzen Misteln auf Bäume, die in der Natur gar nicht oder nur selten als deren Wirte vorkommen. Ihnen aber ist die Mistel nicht als Nahrung, sondern als Heilpflanze wertvoll.

Den keltischen Völkern galt die Mistel als die «Allesheilende», zumal wenn sie auf der als heilig betrachteten Eiche wuchs. In feierlichen Zeremonien schnitten ihre in weiße Gewänder gekleideten Druidenpriester mit goldenen Sicheln die Mistelzweige. Bestimmte Konstellationen zwischen Sonne und Mond zeigten ihnen an, daß in der Mistel wirksame kosmische Einflüsse in einem solchen Verhältnis zueinander standen, daß ihre heilenden Kräfte sich besonders gut zu entfalten versprachen. Und mit den entsprechenden kultischen Verrichtungen wurde die Heilkraft der Mistel zudem noch gesteigert.

Die Druiden sahen an der Kugelgestalt des Mistelbusches und dessen geheimnisvoll fremden Wachstumsgesten, daß die Mistel ein Pflanzenwesen ist, das die Erde noch nie berührt hat. Sie waren deshalb stets besorgt, daß sie auch in ihren Händen nicht mit dem Irdischen in Berührung kam. Sie wußten, daß die Mistel, wie ein kaum geborenes Kind, noch jene kosmische Reinheit und Unschuld in sich trägt, die jedes Wesen zu verlieren in der Gefahr steht, sobald es einen irdischen Leib annimmt und sein Leben auf der Erde antritt. Der Heiltrank aus der Mistel weckte in den Menschen die Erinnerung an ihre kosmische Heimat und stärkte sie auf diese Weise in sich selbst.

Das Keltentum, dessen hochstehende Kultur vor allem durch Berichte römischer Schreiber überliefert ist, pflegte kultische Gebräuche, die der vorchristlichen Zeit angemessen waren. Seine Bedeutung begann unter dem Einfluß des sich ausbreitenden römischen Reiches in dem gleichen historischen Moment zu schwinden, als sich weiter südlich, in Palästina, dasjenige Ereignis in der Menschheitsgeschichte vollzog, das fortan als deren Wendepunkt gilt: der Tod des Christus Jesus, den dieser am Kreuz für die ganze Menschheit erlitt. Als der Christus in den geheimnisvollen Vorgängen zwischen Karfreitag und Ostermorgen sein lichtes Sonnenwesen mit der Finsternis der Erde und deren Innerem verband, wurde die Erde eine andere, als sie vorher gewesen war. Der Mensch ist seither dem Irdischen nicht mehr hilflos und ungeschützt ausgesetzt: Durch die Allgegenwart des Auferstandenen kann ihm nun an jedem Ort und zu jeder Zeit Hilfe und Erlösung zuteil werden.

Hat nicht dieser im Innern der Erde vollzogene Wandel auch Bedeutung für die Mistel? Ist nicht ihr fortwährendes Festhalten an der kosmischen Heimat, ihr ständiges Zurückweichen vor der Erdensphäre und ihre eigenwillige Tendenz, sich in sich selbst zu bewahren, ein unzeitgemäßes Relikt, das auch der Verwandlung bedürftig ist?

Wie ein Zeichen solch beginnenden Wandels erscheint, daß die Mistel seit dem Beginn dieses Jahrhunderts von der «Allesheilenden» zu einer Pflanze geworden ist, deren Kräfte sich nunmehr vor allem der Heilung der Krebskrankheit verpflichten. In diesem Licht betrachtet können die Handlungen, die der Pharmazeut und der Arzt – aus Einsicht in das Wesen der Mistel und in das Wesen der Krebserkrankung – an und mit der Mistel vollziehen, auch erlebt werden als die der Gegenwart entsprechend verwandelten kultisch-feierlichen Handlungen der Druidenpriester.

Doch bedarf die Mistel nicht zuletzt, um selbst im Innern ihres Wesens ganz bereit zu sein für den ihr entsprechenden Weg, auch dessen, daß wir Menschen ihr entgegengehen und in unserem Verhältnis zu ihr eine Wandlung vollziehen? Ist es am Ende nicht der Mensch selber, der in seinem Innern dasjenige Tor bereiten und öffnen kann, durch das die Mistel in ihr neues und zugleich ihr höheres Leben eintreten kann?

Michaela Glöckler

Wie kann der Krebserkrankung vorgebeugt werden? Erweiterung der Präventivmedizin durch Anthroposophie

Krankheitsvorbeugung – eine Wissenschaft von der Gesundheit
Die Sozial- und Präventivmedizin der Gegenwart gliedert sich in drei Bereiche:
 1. Primäre Krankheitsvorbeugung (Prävention): Vermeiden oder Ausschalten der für den Ausbruch der Krankheit mitverantwortlichen Faktoren. Im Hinblick auf die Krebserkrankung sind dies beispielsweise beim Lungenkrebs Tabakrauch und andere Schad- und Schwebestoffe in der Luft, deren Kanzerogenität, das heißt krebserzeugende Wirkung nachgewiesen sind. Beim Magenkarzinom sind es Faktoren wie Unterernährung (insbesondere Eiweißmangel), chronische Entzündungen und andere Vorerkrankungen. Auch werden auslösende Faktoren in bestimmten Konservierungsverfahren von Nahrungsmitteln diskutiert, zum Beispiel Pökeln und Räuchern. So wird auch beim Dickdarmkrebs angenommen, daß die infolge des hohen Anteils an tierischem Fett, Protein und raffinierten Kohlehydraten veränderte Mikroflora im Darm mitverantwortlich ist für eine Veränderung im Gallen-Säure-Stoffwechsel des Darmes, die zur Abspaltung karzinogener, das heißt krebserzeugender Gallensäureabkömmlinge führen kann. Auch in der verlangsamten Darmpassage als Folge der Ballaststoffarmut unserer Nahrung wird ein begünstigender Faktor gesehen, indem vorhandene krebserzeugende Stoffe länger einwirken können. Ebenso wird die Cholesterinaufnahme als kanzerogener Faktor diskutiert. Bei Karzinomerkrankungen wie Brustkrebs, Gebärmutter-

krebs und Prostatakrebs ist eine primäre Prävention nicht möglich, da die auslösenden Risikofaktoren nicht bekannt beziehungsweise nur vage Anhaltspunkte für eine Begünstigung der Erkrankung gegeben sind. Bei der Leukämie hingegen sind als begünstigende Faktoren in erster Linie ionisierende Strahlen sowie Chemikalien wie Benzol und Chloramphenicol bekannt.

2. Sekundäre Prävention: Früherfassung beziehungsweise Früherkennung der verschiedenen Krebserkrankungen durch regelmäßige Vorsorgeuntersuchungen oder gute Selbstbeobachtung. Hier spielt auch die Aufklärung eine wichtige Rolle, zum Beispiel das Ernstnehmen von Magenbeschwerden oder das Wahrnehmen geänderter – früher so noch nicht beobachteter – Stuhlbeschaffenheit, zum Beispiel zunehmender Wechsel von Durchfall und Verstopfung als mögliche Anzeichen eines sich entwickelnden Dickdarmkarzinoms.

3. Tertiäre Prävention: Behandlung der bereits ausgebrochenen Erkrankung, deren Ziel es sein muß, ein Fortschreiten der Erkrankung oder ein Wiederauftreten so weit als irgend möglich zu vermeiden und den Erkrankten mit genauen Anweisungen für seine Lebensführung und Vorsorgemaßnahmen zu versehen.

Über diese drei Bereiche der Prävention liegt inzwischen eine umfangreiche Literatur vor. Was jedoch bisher noch nicht beschrieben wurde, ist die individuelle Gesundheitsdisposition des Menschen, die bewirkt, daß zum Beispiel Tabakrauch beim einen Menschen zur Bildung von Bronchialkrebs führt und beim anderen nicht. Was Gesundheit eigentlich ist und welche Gesetzmäßigkeiten ihr zugrunde liegen, ist noch wenig erforscht. Und so wundert es nicht, daß diesbezüglich in den letzten Jahrzehnten vermehrt Ansätze zur Bearbeitung gemacht wurden. Dabei zeigt sich jedoch unmittelbar, daß die Gesundheit des Menschen nicht nur ein körperliches Problem ist, sondern entscheidend beeinflußt wird von seiner seelischen und geistigen Verfassung (vgl. den Beitrag von Klaus Dumke). Die moderne Psychosomatik, die psychoneuro-immunologische Forschung und die Psychoonkologie haben – insbesondere im englischen Sprachraum – schon hinreichende Forschungsergebnisse zutage gefördert, die deutlich machen, daß die Gesundheits- und Krankheitsforschung erst weiterkommt, wenn die seelischen und geistigen Kräfte des Menschen genauso ernstgenommen werden in Prophylaxe und Therapie wie die Laborparameter und körperlichen Befunde. So formulierte Meinrad Scher beispielsweise schon zu Beginn der achtziger Jahre: «Was bislang in der Diskussion um die Krebsentstehung noch sehr am Rande behandelt wird und im Bereich der Prophylaxe überhaupt noch nicht integriert ist, sind die Theorien, welche die psychosozialen Komponenten der Krebsäthiologie [Krebsentstehung] betonen. Da aber zunehmend die Forderung nach einer ganzheitlichen Betrachtung des kranken Menschen gestellt wird, ist zu hoffen, daß auch aus diesen, heute noch als Randgebiete der Medizin geltenden Bereichen Ansätze für die Prophylaxe, Früherkennung und Therapie der Malignome gefunden werden.»[1]

Damit ist aber auch deutlich, daß die Gesundheits- und Krankheitsdisposition des Menschen etwas signifikant Individuelles ist und den Vergleich zwischen zwei Menschen nur auf einer relativ hohen Abstraktionsebene möglich macht. Ein Beispiel möge dies verdeutlichen: Wenn zwei Frauen im Alter von 44 Jahren an Brustkrebs erkranken, so ist dieser Tatbestand vergleichbar. Wie vieles in der Biographie der gesamten Entwicklung und im Schicksalsumkreis ist auch vergleichbar? Welche körperlichen, seelischen und geistigen Eigenschaften stimmen ebenso überein? Je genauer die Prüfung, desto deutlicher treten die Unterschiede hervor.

So ist auch unmittelbar einleuchtend, daß sich in den letzten beiden Jahrzehnten im Bereich der Therapie die psychologische Beratung, Psychotherapie und Biographiearbeit für die längerfristige Behandlung als ebenso wichtig erwiesen haben wie Operation und Bestrahlung im Rahmen der Akutversorgung. Auf dem Felde der Krankheitsvorbeugung findet dies alles jedoch noch wenig Beachtung. Hier Ansätze zu entwickeln, wie eine psychosoziale Krankheitsvorsorge aussehen könnte, erscheint jedoch um so dringlicher, je mehr erkannt wird, wie begrenzt die therapeutischen Möglichkeiten für viele Krebsarten immer noch sind. Von Fachleuten wird auf Kongressen immer wieder die «ernüchternde Bilanz» gezogen: «Trotz erheblicher wissenschaftlicher Fortschrit-

Wie kann der Krebserkrankung vorgebeugt werden? 285

te ist ein entscheidender Durchbruch im Kampf gegen die gefürchtete Krankheit bislang ausgeblieben. Müßten sich die Bemühungen statt auf Diagnose und Therapie, vielmehr auf Vorsorge konzentrieren?»[2] Die Krebskrankheit ist in den westlichen Industrienationen die zweithäufigste Todesursache und kommt gleich nach den Herz-Kreislauf-Erkrankungen. Jährlich sterben an ihr in den USA derzeit mehr als eine halbe Million Menschen und in Deutschland mehr als 200.000. Dabei zeigen die Statistiken aus den USA, daß die seit 1971 gesetzlich eingeleiteten Kampf- und Vorsorgemaßnahmen gegen den Krebs die dort herrschende Sterblichkeitsrate nicht zu senken vermochten. Im Gegenteil, sie steigt seit 1950 kontinuierlich an. Für Deutschland zeigt das entsprechende Diagramm die erstaunliche Tatsache, daß die Krebssterblichkeit bei Männern kontinuierlich ansteigt, bei Frauen jedoch seit 1950 kontinuierlich absinkt (vgl. Tim Beardsley).

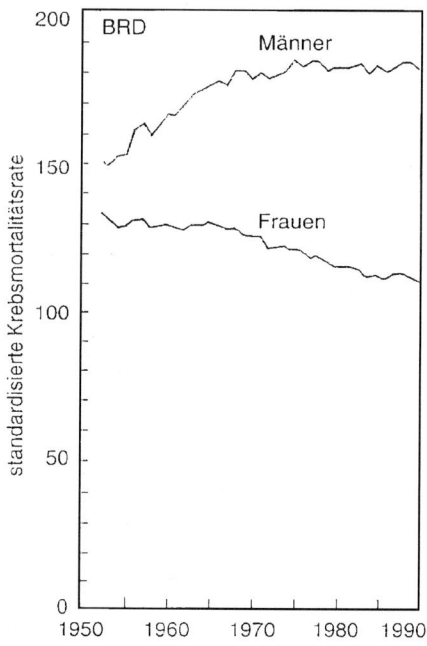

In der Bundesrepublik ist die – wiederum standardisierte – Gesamtmortalitätsrate für Krebs im gleichen Zeitraum bei Frauen stetig leicht gefallen, bei Männern zunächst gestiegen, aber seit Mitte der siebziger Jahre annähernd konstant.

Tim Beardsley in: *Spektrum der Wissenschaft,* März 1994, Seite 49.

Hängt dieses kontinuierliche Absinken der Sterblichkeit bei den Frauen damit zusammen, daß den Frauen in der heutigen Gesellschaft mehr Möglichkeiten für eine befriedigende und freiere Lebensgestaltung eingeräumt werden?

Gesichtspunkte zu erarbeiten, die die Entstehungsbedingungen der Krebskrankheit verständlich machen und helfen, an deren Überwindung zu arbeiten, ist die Aufgabe und auch das Anliegen dieses Beitrags zur Präventivmedizin. Denn Anthroposophie versteht sich primär als Wissenschaft vom gesunden Menschen und seinen Entwicklungsbedingungen. Sie kann von hier aus wesentliche Gesichtspunkte in die präventivmedizinische Debatte einbringen. Einige davon seien in den folgenden Abschnitten skizziert. Es sei dies in Anknüpfung an einen modernen Forscher auf dem psychosozialen Gebiet getan, dessen Auffassung repräsentativ für viele verwandte Bestrebungen ist, die in den letzten Jahren auf diesem Gebiet hervorgetreten sind. So schreibt Rolf Verres in seinem Buch zu Krebsrisiko und Psyche[3] folgendes:

«Nach meinen Erfahrungen kennen 80 bis 90 % der erwachsenen Bevölkerung mindestens einen Krebsbetroffenen persönlich: in der eigenen Familie, in der Nachbarschaft, unter den Kollegen oder im Freundeskreis. Etwa jeder zweite Erwachsene kennt mehrere Krebsbetroffene. Was Menschen über Vorsorge, Früherkennung, Behandlung und die psychosozialen Folgen von Krebserkrankungen denken, wird ganz wesentlich dadurch geprägt, was die Mitmenschen eines Krebsbetroffenen durch das Miterleben seines medizinischen und psychosozialen weiteren Lebenslaufes mittelbar, also ‹stellvertretend› dazulernen. Das stellvertretende Lernen ist ein wesentlicher Weg des Aneignens von Wissen, Meinungen und Motiven. Die Gedanken über Krebsvorsorge, Früherkennung und Therapie werden stark von Erinnerungen an den Krankheitsverlauf von Krebsbetroffenen, die man kennt, geprägt.» Verres fordert daher mit Recht die Einrichtung psychoonkologischer Forschungsinstitute, die sich mit den Zusammenhängen zwischen Prävention und Nachsorge konzeptionell befassen. Er formuliert seine Forderung in neun Thesen, die auf eine breite allgemeine Aufklärung und verbesserte Kommunikation zwischen

Ärzten, Therapeuten und Betroffenen abzielen. Dabei wird besonders betont, wie wichtig die Wiederbelebung der Fähigkeiten von Menschen sei, den Umgang mit chronischen Krankheiten und Sterbenden in der Familie selber zu pflegen und nicht an die professionelle Medizin zu delegieren.

Rudolf Steiner hat bereits 1920 die Ärzte aufgefordert, «hygienische Lehrer» der Menschen ihres Umkreises zu werden und so zu einer Volksaufklärung beizutragen, die schließlich zu einer «Demokratisierung des Gesundheitswesens» führen kann. Den gefährlichsten Feind echter Volksaufklärung sah Steiner in der sich überall als Autorität gebärdenden wissenschaftlichen Medizin, die den einzelnen bezüglich des Umgangs mit seiner Krankheit entmündigt, anstatt den Kranken selbst als den Hauptakteur und Verantwortlichen im Gesundungsprozeß anzusprechen. Auch ist das partnerschaftliche Gespräch zwischen Arzt und Patient über unheilbare Krankheiten und absehbaren Todeseintritt im ärztlichen Selbstverständnis und Rüstzeug noch wenig fundiert und verankert. Selbsthilfegruppen und Hospizbewegungen haben hier schon weit mehr getan und wirken positiv und anregend zurück auf die notwendige Weiterbildung der Mediziner in diesem Bereich. Steiner hingegen wendet sich primär an die Urteilsfähigkeit jedes einzelnen und fordert die Ärzte auf,[4] mitzuhelfen, daß sich in der Bevölkerung ein Wissen vom gesunden Menschen und seinen Entwicklungsbedingungen immer mehr ausbilden kann und Pflege findet.[5] Er sah im Wissen um die Entwicklungsbedingungen der Gesundheit ganz grundsätzlich den Nerv jedweder Krankheitsvorsorge. So markiert die Einrichtung der Waldorfschule im Jahr 1919 in Stuttgart mit ihrem ganz konsequent an der gesunden Entwicklung des Kindes orientierten Lehrplan bereits die entscheidende Wende in der Geschichte der Präventivmedizin. Erstmals wird primäre Prävention zum Grundkonzept der allgemeinen Schulbildung. Prävention wird so zur allgemeinen Förderung der Gesundheitsdisposition und beruht nicht mehr nur auf dem Erkennen und Ausschalten bestimmter gesundheitsschädigender Stoffe und Prozesse. Auch wenn diese pädagogisch-psychologische Prävention nicht leicht zu verwirklichen ist, sind die bisher beobachtbaren positiven Auswirkungen doch schon so weit sichtbar, daß schwierige oder bereits kranke Kinder von Ärzten gern an Waldorfschulen empfohlen werden, in der Meinung, dort könnten sie besser gedeihen.[6] Es wird jedoch sicher noch geraume Zeit dauern, bis dasjenige, was heute weltweit in den inzwischen mehr als 500 Waldorfschulen und über 1000 Waldorfkindergärten angestrebt wird, in seinem präventivmedizinischen Charakter anerkannt und auch in andere Schulformen so weit als möglich übernommen werden wird.

Verres fordert: «Während man in frühen psychoonkologischen Forschungen vor allem das Krankheitsverhalten von Menschen als ein *Reagieren* auf Belastungen untersucht hat, könnte die gegenwärtige Tendenz, stärker auf das *zielgerichtete und planende Gesundheitshandeln* zu achten, langfristig vielleicht zu einem Paradigmenwechsel führen: das ist, das Wissen von Menschen über Gesundheit und Krankheit als Element einer übergreifenden ‹Lebenskunst› zu verstehen, zu differenzieren und zu vertiefen.» Steiner hat diesen Paradigmenwechsel, von der wissenschaftlichen Welt bisher unbemerkt, theoretisch bereits 1907 eingeleitet mit seiner Schrift *Die Erziehung des Kindes vom Gesichtspunkt der Geisteswissenschaft* und diesen Ansatz zwölf Jahre später mit der Begründung der Waldorfschule in der Praxis verifiziert. Seine Auffassung war: Erziehen ist ein leises Heilen, ist selbst ein Heilprozeß. Erziehung hat die Aufgabe, Gesundheit für das ganze Leben zu veranlagen und nicht nur Wissen und Fähigkeiten zu vermitteln. Pädagogik wird so zur Wissenschaft vom gesunden Menschen und will nicht nur die seelisch-geistige, sondern auch die körperliche Entwicklung unterstützen.

Menschenkundliche Grundlagen zum Verständnis der Gesundheit

Rudolf Steiner hat in seinen Vorträgen zur Pädagogik und Medizin immer wieder auf die grundlegende Tatsache aufmerksam gemacht, daß das körperliche und seelisch-geistige Leben einander nicht parallelgehen im Sinne eines psycho-physischen Parallelismus, sondern daß es sich bei den Seelenkräften des Menschen in Form von Denken, Fühlen und Wollen um eine Metamorphose der primär in Wachstum und Regeneration tätigen Kräfte des Organismus handelt. Diese Tatsache soll im folgenden erläutert werden als Grundlage zu einem genaueren Verständnis dessen, wie es möglich ist, daß seelische Einflüsse den Körper kränken können und umgekehrt die richtige Erziehung und Pflege des Körpers grundlegende Voraussetzung für ein ungestörtes Sich-Entfalten des Seelischen und Geistigen im Leben des Menschen sind.

Die Metamorphose der Wachstums- und Regenerationskräfte in Gedankenkräfte

In seinem zusammen mit der Ärztin Ita Wegman verfaßten Buch *Grundlegendes für eine Erweiterung der Heilkunst* führt Steiner aus: «Es ist von der allergrößten Bedeutung zu wissen, daß die gewöhnlichen Denkkräfte des Menschen die verfeinerten umgewandelten Gestaltungs- und Wachstumskräfte sind. Im Gestalten und Wachsen des menschlichen Organismus offenbart sich ein Geistiges. Denn dieses Geistige erscheint dann im Lebensverlaufe als die geistige Denkkraft.»[7] Klaus Dumke und Hans Werner haben in ihren Beiträgen bereits auf dieses grundlegende Forschungsergebnis Rudolf Steiners hingewiesen. Die nachfolgende Gegenüberstellung möge dazu anregen, dieses Forschungsergebnis an der Beobachtung des eigenen Gedankenlebens zu überprüfen und sich selber ein Urteil darüber zu bilden, inwieweit diese Aussage Steiners zutrifft und hilft, den Zusammenhang körperlicher, seelischer und geistiger Funktionen und Kräfte besser zu verstehen. So wie der Körper primär nur einer äußeren Beobachtung und Untersuchung zugänglich ist, so das seelisch-geistige

Leben nur einer inneren, denkenden und empfindenden Betrachtung. Zwischen beiden Gebieten liegt derjenige Abgrund, der sich zunächst immer – wenn auch normalerweise wenig beachtet – zwischen Wahrnehmung und Begriff auftut. Er kann durch die Einsicht überbrückt werden, daß dieselben Gesetze, die die Sinneswelt mit all ihren Naturerscheinungen hervorbringen, auch im Denken walten – ja das Gedankenleben selbst ausmachen. Der Mensch ist das einzige Naturwesen, bei dem die Intelligenz als selbstbewußtes, eigenverantwortliches Denkvermögen in abstrakter Form auftritt. Bei den Tieren ist die Intelligenz ganz und gar eingepaßt in ihr instinktiv und ökologisch geregeltes individuelles und soziales Verhalten. Der Mensch hingegen ist auf lebenslanges Lernen angewiesen. Seine körperliche instinktgebundene sensomotorische Intelligenz reicht für die Lebensführung nicht aus und bedarf ständiger Ergänzung durch bewußte Reflexion und Übung. Der Mensch hat als abstrakte Intelligenz zur Verfügung, was beim Tier in Vollkommenheit als leibgebundene Intelligenz durch instinktive Weisheit wirkt.[8]

Mit dieser für die freie Denktätigkeit zur Verfügung stehenden Wachstumskraft hängt für den Menschen die Möglichkeit zusammen, krank zu werden – aber auch Überschußkräfte an Gesundheit zu erringen, die dann als heilende Kräfte von ihm ausgehen können und auch das besondere Leben der sogenannten Heiligen oder der großen Heiler verständlich machen. Auch läßt ein solcher psychosomatischer Ansatz Therapien zu, wo physische und geistige Heilweisen bis hin zu meditativen Übungen aufeinander bezogen und abgestimmt werden können.

Im Beitrag von Peter Heusser wurde schon auf die besondere Funktionsweise des Lebendigen als Ausdruck der Tätigkeit des Ätherleibes hingewiesen. Dieser Ätherleib kann studiert werden, wenn man die komplexen Gesetzmäßigkeiten der von ihm besorgten Lebenstätigkeit in Wachstum und Regeneration verfolgt. Entsprechend kann er aber auch studiert werden in seiner Eigenschaft als Träger des Gedankenlebens. Es soll dies hier anhand einiger Beispiele geschehen, die der Leser leicht durch Mitdenken nachvollziehen kann und die helfen, dieses genannte Forschungsergebnis Steiners so weit als möglich für das eigene Verständnis zu verifizieren.

Funktionsweisen des Gedankenlebens

Im gewöhnlichen Gedankenleben wirken vier deutlich verschiedene Arten der Gedankenbildung und -tätigkeit zusammen. Da ist zunächst die Bildung fester Vorstellungen, mit klar umrissenen Inhalten aus Sinnes- und Lebenserfahrung. Dann die nur begrifflich faßbaren Gedanken, die bildlos sind und denen nichts in der Sinneswelt entspricht; zum Beispiel ist der Begriff «Blume» nirgendwo als «*die* Blume schlechthin» sichtbar – vielmehr gibt es nur abertausende von ganz bestimmten Blumen, die vorstellbar sind, nicht aber das unvorstellbare, nur rein begrifflich – beweglich – denkbare Prinzip «Blume». So wie die feste Vorstellung festen Formen entspricht, so das begriffliche Denken dem Prinzip des Flüssigen, Vermittelnden, das im Falle des Begriffs Blume zur Erklärung und Verdeutlichung jedweder Blütenerscheinung herangezogen werden kann. Dem Luftförmigen entspricht als drittes das plötzliche Aufleuchten einer Idee, eines «Einfalls», der wie von außen zu kommen scheint und wie ein- und ausgeblasen auch rasch wieder verschwinden kann. Den Wärmeprozessen hingegen – das ist die vierte Gedankenart – entspricht das Denken und Erfassen von Idealen, die begeistern und das ganze Gedankenleben anspornen, orientieren, bewegen und durchwärmen können.

Im Denken wirken auch Werden und Vergehen zusammen wie in den Zeitprozessen des Lebendigen. Vorstellungen veralten ständig. Was heute sichtbar und damit vorstellbar war, kann morgen schon verschwinden oder als Irrtum erkannt sein. Hingegen können Begriffe nicht veralten. Sie machen vielmehr die gedankenschöpferische Tätigkeit in der Gegenwart aus, wo immer wieder neue begriffliche Verarbeitung des Wahrgenommenen und Vorgestellten stattfindet. Neues, Zukünftiges, Werdendes hingegen kommt erst durch Ideen und Ideale in das Denken herein. Das Gedankenleben integriert und beherrscht so Vergangenheit, Gegenwart und Zukunft. So wie sich die Gesetzmäßigkeiten der Aggregatzustände sowohl in den festen, flüssigen, gasförmigen und Wärmeverhältnissen des Körpers finden und auch, wie angedeutet, im Denken als basale Funktionsweisen zur Verfügung stehen, so ist dies auch mit allen anderen Organfunktionen des Körpers der Fall. Entsprechend den Abbauvorgängen der Verdauung haben wir auf der Gedankenebene das analytische Denken, das kritisch auseinandernimmt, bis nichts mehr unbedacht ist. Ebenso haben wir entsprechend den Synthese- und Aufbauleistungen des Organismus das aufbauende, synthetisch-konstruktive Denkvermögen. Unbrauchbare Gedanken oder Irrtümer werden «gesichtet» und gegebenenfalls «ausgeschieden», das für richtig Erkannte hingegen in das Gedankenleben integriert. Auch lassen sich bei den Gedankenabläufen Prozesse der Abgrenzung bis hin zu «allergischen Reaktionen» bestimmten Gedanken gegenüber klar unterscheiden von solchen, die unmittelbar angenommen und als zum übrigen Gedankenleben passend erlebt werden. Hier zeigt sich auf der Gedankenebene, was auf körperlicher Ebene als Immunkompetenz erscheint.

Diese Beispiele mögen in Ergänzung zu dem, was Klaus Dumke in seinem Beitrag angeführt hat, genügen, um die Kongruenz dieser beiden Wirkrichtungen des ätherischen Organismus aufzuzeigen.[9]

Abschließend sei bemerkt, wie sehr auch die Umgangssprache voll von Anklängen an diesen geschilderten Zusammenhang ist. So wird beispielsweise von geistiger Verdauung gesprochen, von geistiger Befruchtung, von der Hervorbringung neuer Gedanken bis hin zur Wiedergeburt im Geiste, wenn ein Mensch sich selbst neu erkennt und erlebt als ein Wesen, das er vorher nicht kannte beziehungsweise nicht bemerkte.

Naturgesetze und Gesetze der Kunst – ihr Zusammenwirken im menschlichen Organismus und in den Seelentätigkeiten von Denken, Fühlen und Wollen

Bei der Bildung der Organe und Gewebe im Mutterleib wirken insbesondere zwei Grundprozesse, genau aufeinander bezogen, zusammen: *Proliferation* (das heißt das Aussprossen und Wachstum der Zellen) und *Differenzierung* der Zellen zur speziellen Organgestaltung sowie die Rückbildung von für die Ausgestaltung der Organe nicht benötigtem Zellmaterial und die Umbildung und Weiterentwicklung von bereits anders angelegten Organen. Steiner hat angesichts dieser Tatsache darauf hingewiesen, daß es sich bei der Proliferation um die plastisch-bildende Fähigkeit des Organismus handelt, die den künstlerischen Gesetzmäßigkeiten der bildenden Kunst entspricht. Die differenzierende, gliedernde Tätigkeit hingegen ist nach Zahlengesetzen geordnet, die denen der Musik entsprechen. Der Arzt und Forscher Armin Husemann ist diesen Hinweisen nachgegangen und hat einen ersten Entwurf einer musikalischen Menschenkunde geschrieben.[10] Der Bau des menschlichen Körpers wird nach den Gesetzmäßigkeiten der Symmetrie[11] sowie denen der Proportion, Verhältnisbildung und Differenzierung geordnet. Beispielsweise haben wir in der rechten Seite des Brustkorbes drei Lungenlappen und in der linken Hälfte zwei. Das Verhältnis 2:3 jedoch entspricht auf musikalischem Gebiet genau dem Intervall der Quinte. Es ist das Verdienst Rudolf Steiners, die Gesetzmäßigkeiten der bildenden und musikalisch-sprachlichen Künste in die naturwissenschaftliche Betrachtung des menschlichen Organismus eingeführt zu haben. Er sprach von vier Gesetzeszusammenhängen, die sich in Bau und Funktion des menschlichen Körpers durchdringen und aufeinander abgestimmt wirksam sind. Die physischen beziehungsweise physikalischen Gesetze, die in Statik und Dynamik des physischen Leibes zum Ausdruck kommen, bilden, in ihrer Gesamtheit aufeinander abgestimmt, den eigentlichen physischen Leib und entsprechen den Formprinzipien und Gesetzen, die sich in der Baukunst und ihrer Geometrie der Wölbung (entsprechend der Hauptesform und dem

Brustkorboval) und Linien (entsprechend der Gliedmaßenstrekkung und Beugung) wiederfinden. Dieser physisch-architektonische Leib ist durchgestaltet von der bildenden Lebenstätigkeit, die sich in den künstlerischen Gesetzmäßigkeiten der plastischen Kunst wiederfindet sowie in den schon erwähnten konstruktiven Gesetzen der Denktätigkeit. Diese bildende Tätigkeit jedoch ist wiederum durchdrungen und durchzogen von den Gesetzmäßigkeiten der Analyse, der Proportionen und Differenzierung, wie sie künstlerisch in der Musik zum Ausdruck kommen, seelisch jedoch in der Tätigkeit und den Ausdrucksmöglichkeiten des Gefühlslebens. Dieses erlebt der Mensch ganz und gar musikalisch als «Seelenstimmung», als Spannung und Entspannung, als Verhältnis, Beziehung, als Harmonie oder Disharmonie. Seelisch-gefühlsmäßig bestimmt so jeder Mensch sein Verhältnis zu sich, zu anderen Menschen und zur Umwelt. Gefühle haben musikalischen, Gedanken hingegen bildenden, konstruktiven Charakter. Träger dieser Gesetzmäßigkeiten ist der Astralleib (vgl. den Beitrag von Peter Heusser).

Neben diesen plastischen und musikalischen Gesetzen, wie sie in Wachstums- und Gedankenleben, in der Differenzierungs- und Verhältnisbildung des Gefühlslebens vorliegen, gibt es noch einen weiteren Bereich künstlerischer Gesetzmäßigkeiten; sie kommen in den Gesetzen der Sprache und der Dichtkunst zum Ausdruck. Hier handelt es sich um die Gesetzmäßigkeiten plastisch-musikalischer Integration. So wie die Prozesse von Wachstum und Differenzierung aufeinander abgestimmt in die endgültige Gesamtgestalt integriert werden, so werden Lautbildungen und Tonfall der Sprache in den Sinn- und Stimmungszusammenhang der sprachlichen Aussage integriert. In der Bildung der Konsonanten einerseits und der Musikalität im Vokalbilden andererseits wird deutlich, daß hier sowohl die plastisch bildende als auch die musikalische Gesetzmäßigkeit wirksam sind. Diese sprachlich integrierende Gesetzmäßigkeit gibt dem Organismus die ganz individuelle Prägung und letztendliche Form und Gestalt, so daß sich der Mensch durch seine «Körpersprache» und Lautsprache ganz unverwechselbar als Individualität äußern kann. Sie ist demnach Ausdruck der Tätigkeit des vierten Wesensgliedes des Menschen, der Ich-Organisation. Im Laufe des Wachstums werden also schrittweise diese drei leibbildenden Tätigkeiten und Gesetzmäßigkeiten des Plastisch-Musikalisch-Sprachlichen von der Arbeit am Körper befreit und metamorphosieren sich in die bewußt lenkbaren Seelenkräfte des Denkens, Fühlens und Wollens.

Rudolf Steiner nennt in seinen Schriften diese Bilde- und Funktionszusammenhänge des Körpers «Wesensglieder». Sie sind faßbar und erfahrbar als vier Gesetzeszusammenhänge,[12] die im Menschen individualisiert zusammenwirken:

Physischer Organismus	Ätherischer Organismus	Astralischer Organismus	Ich-Organisation
Gesetze des Festen (Mechanik)	Gesetze des flüssigen Aggregatzustandes	Gesetze des luftförmigen Aggregatzustandes (Aerodynamik)	Gesetze der Wärme (Thermodynamik)
Architektur	Bildende Kunst, Plastik	Musik	Sprache
Reliefkunst		Malerei	Gesang
Wahrnehmung, «Feststellen»	Denken	Fühlen	Wollen

Eine derartige Betrachtung des Leib-Seele-Zusammenhangs setzt völlig neue Akzente für das Verständnis und die Bedeutung der künstlerischen Therapien, die keinesfalls nur eine seelische Wirkung haben, sondern aufgrund dieses Zusammenhanges auch die Bildegesetze des Körpers und seine damit verbundene Regenerationstätigkeit beeinflussen können (vgl. den Beitrag von H.-R. Heiligtag). Eine solche Betrachtung kann aber auch verständlich machen, warum die Art und Weise, wie die Seelenkräfte vom Menschen in Anspruch genommen werden, ebenfalls eine Rückwirkung auf die körperliche Gesundheit hat. Es ist nicht gleichgültig, ob das Gedankenleben idealistisch durchwärmt und begeistert und von der schöpferischen Aktivität des Ich durchzogen ist oder aber sein Gepräge von theoretischen Ideen oder bloß gelernten Vorstellungsmassen erhält, die individuell oft nur wenig oder gar nicht durchdrungen beziehungsweise wirklich verstanden sind. Leiblich und seelisch sprechen wir von Gesundheit, wenn der Organismus im Gleichgewicht seiner Kräfte ist, wenn das Wirken der genannten Gesetzmäßigkeiten integriert und aufeinander abgestimmt verläuft. Krankheit hingegen zeigt sich immer als ein Integrationsverlust mit einer Verschiebung im Gleichgewicht der Kräfte und Funktionen. Insbesondere kommt für die Krebskrankheit der Tatbestand zum Tragen, daß sich hier die Gesetze der Differenzierung nicht mehr genügend einschalten können in die reinen Gesetze des Wachstums. Unkontrolliertes, unbemessenes und «ungezähltes», das heißt von den musikalischen Gesetzen nicht mehr zureichend durchdrungenes Wachstum, dem auch die durchwärmende, integrierende Eingrenzung in die Gesamtgestalt fehlt, ist die Folge.

Möglichkeiten der Krebsentstehung und -vorbeugung – unter dem Gesichtspunkt der Wiederverkörperung [13]

Im Leben von Tieren haben Krankheiten keinen Sinn. Auch wenn der Mensch sie leiden sieht, ist er instinktiv geneigt, ihnen den «Gnadenschuß» zu geben und das Leid so rasch wie möglich zu beenden. Beim Menschen ist dies prinzipiell anders. Ihm ist es möglich, durch Leid und Schmerz Erfahrungen zu machen, die ihn in seiner Entwicklung weiterbringen. So vollkommen die Lebensverwirklichung eines Tieres – so unvollkommen und bruchstückhaft ist eine menschliche Biographie, gemessen am Ideal der vollen Menschlichkeit, dem jeder auf seine Weise doch letztlich zustrebt. So ist der Gedanke der Wiederverkörperung vom Gedanken der persönlichen Entwicklung nicht zu trennen – denn der Weg zum Ziel ist länger als ein noch so langes und glückliches Leben sein mag. Damit eröffnet sich eine ganz neue Dimension im Hinblick auf die Frage, warum der eine Mensch mit der sogenannten «Krebspsyche» die Krankheit auch wirklich bekommt, ein anderer hingegen nicht. Sie führt – wie schon im Zusammenhang mit den krebserzeugenden Stoffen in der Umwelt gesagt – hin zu der tiefergreifenden Frage: Wie bildet sich die Körperkonstitution so, daß sie die Möglichkeiten, Krebs entstehen zu lassen, überwindet oder aber kapituliert und die Krebsentstehung zuläßt? Diese Frage kann nur aus dem genannten größeren Schicksalszusammenhang heraus Beantwortung finden.

In jedem Schicksalsverlauf wirken drei Bedingungen zusammen: individuelle Faktoren, soziale Faktoren aus dem privaten und beruflichen Umfeld sowie die Einflüsse aus der aktuellen Entwicklungssituation der Menschheit im ganzen. Wir können auch sagen: Jeder Mensch muß lernen, mit sich selbst möglichst konstruktiv zurechtzukommen. Er muß lernen, mit den Menschen seiner Umgebung und dem Land, in dem er lebt, umzugehen und schließlich auch die Ereignisse und Schicksalseinflüsse seiner Zeitepoche zu verarbeiten und als zum eigenen Schicksal gehörend zu erleben. Wer an den Ereignissen seiner Zeit verzweifelt, wird mit seinem Leben ähnlich schwer zurechtkommen wie jemand, der an sich selber verzweifelt oder mit den Menschen seines Lebensumkreises unüberwindliche Schwierigkeiten hat. Entsprechend können auch auf allen drei Gebieten Voraussetzungen liegen, die eine mögliche Krebsentstehung begünstigen. (Vgl. hierzu den Beitrag von Klaus Dumke.)

Individuelle Schicksalsbedingungen,
die zur Krebsentstehung führen können

Wie in den Beiträgen von Armin Scheffler und Klaus Dumke erwähnt und beschrieben, charakterisiert Rudolf Steiner den Prozeß der Krebsentstehung auch als Sinnesorganbildung an falscher Stelle. Es ist nun aber die Tätigkeit der Sinnesorgane gerade die Voraussetzung dafür, daß überhaupt Selbstbewußtsein und Selbsterkenntnis im Laufe des Erdenlebens erworben werden können. An der Wahrnehmung des Anderen und auch dessen, was wir nicht sind, werden wir uns unserer Eigenheit immer mehr bewußt. Wie das Knochensystem dem Menschen seine typische Gestalt gibt und diese Gestalt auch begrenzt, so tun dies die Sinnesorgane auf andere Weise. Sie markieren die Grenzflächen, wo der Mensch der Umwelt gegenüber offen ist und an ihr Anteil nehmen kann und sich zugleich von ihr unterscheiden lernt. Selbsterkenntnis und Weltverstehen sind so durch die Sinnestätigkeit immer aufeinander bezogen. Der Organismus kann nur gesund bleiben, wenn seine vier Wesensglieder auf leiblicher und seelischer Ebene Anregung zum harmonischen Zusammenwirken bekommen und alles verarbeiten, was an Nahrungsmitteln und Sinneseindrücken aufgenommen wird; er wird krank, wenn dies nicht mehr zureichend geleistet werden kann.

Wenn nun der Mensch durch den Tod geht, so wirkt im Nachtodlichen weiter, was an Erlebnisreichtum und innerer Charakterbildung im Laufe des Lebens entstehen konnte. Es ist an dieser Stelle nicht möglich, die Ergebnisse der Erforschung des Lebens zwischen Tod und neuer Geburt darzustellen, die Rudolf Steiner vermittelt hat. Es sei auf die grundlegenden Darstellungen der anthroposophischen Literatur zu diesem Thema hingewiesen.[14] Für ein Verständnis der Entstehung individueller Krankheitsdispositionen ist es jedoch notwendig, das nachtodliche und vorgeburtliche Leben in der geistigen Welt mit einzubeziehen. So seien einige wesentliche Erlebnis- und Daseinsbereiche im Nachtodlichen erwähnt.

Wenn der Ätherleib sich vom physischen Leib löst, so tritt der Tod ein, in dem einerseits die Gesetze der leblosen Natur wirksam werden, andererseits sich die Lebenstätigkeit, jetzt ganz metamorphosiert – in Gedankenkraft – aus dem Körper herauslöst. Dieser Prozeß dauert zwei bis drei Tage, während derer der Verstorbene hellbewußt in den Gedanken- beziehungsweise Erinnerungsbildern seines eben abgelaufenen Erdenlebens erlebt. Der Todesaugenblick wird so verständlich als echtes, helles Geisterwachen. Im Anschauen und Nacherleben all dieser Erdenerinnerungen nehmen Seele und Geist des Menschen, die von Astralleib und Ich-Organisation noch getragen sind, die Summe all diesen Erlebens auf als Orientierung für das weitere Leben nach dem Tode. Dann beginnt die Läuterungs- oder Kamalokazeit in der Seelenwelt, wo der Verstorbene lernt, auf seinen Leib seelisch zu verzichten und sich langsam an das leibfreie Dasein zu gewöhnen. Dies fällt um so schwerer, je ausschließlicher Denken und Erleben eines Menschen der Sinneswelt verhaftet waren, wohingegen es dem Menschen leicht fällt, der schon auf Erden eine geistige Orientierung hatte oder sich durch eine längere schwere Krankheit auf dieses «Loslassen» vorbereitet hat. Es wird in dieser Zeit auch seelisch all das erlebt, was man in anderen Menschen an Gedanken, Gefühlen und Handlungen impulsiert hat. Nicht wie man selbst einen Vorgang erlebt hat, sondern wie die anderen ihn erlebten, darf man jetzt in Wahrheit erfahren.

Dann schildert Rudolf Steiner, wie nacheinander bestimmte Erlebnisbereiche durchwandert werden, in denen man zusammen mit anderen Verstorbenen, vor allem aber mit den Wesen der Engelreiche seine Erdenerfahrungen aufarbeitet. Diese Aufarbeitung leistet der Verstorbene um so bewußter, je mehr es ihm auf Erden möglich war, die Charaktereigenschaften zu entwickeln, die ihm helfen, sein Bewußtsein in diesen Engelbereichen aufrechterhalten zu können. Diese Eigenschaften sind:

– Interesse für Menschen und Umwelt
– Verehrung der göttlich-geistigen Welt
– Liebe für das Menschsein als solches, was hinführt zum Verstehen des Christus, der alle Menschen liebt
– Toleranz durch innerliches Verarbeiten und Verstehen der verschiedenen Glaubensrichtungen und Religionen
– ehrliche Selbsterkenntnis.

Nach diesem Durchgang durch die Seelen- und Geistwelt nach dem Tode haben sich Astralleib und Ich-Organisation des vergangenen Erdenlebens so weit in den ihnen entsprechenden Weltbereichen und deren Gesetzen aufgelöst, daß das Menschenwesen jetzt als reines, tätiges Geistwesen unter anderen körperlosen Geistern lebt, mit dem Ergebnis der Erfahrungen in der Sinneswelt. Nach der sogenannten Weltenmitternachtsstunde des Daseins, dem «Ruhen in Gott», beginnt dann die Vorbereitung der neuen Inkarnation.

Je nachdem, was der Mensch als Folge früherer Erdenleben zu seiner weiteren Entwicklung anstrebt, werden jetzt mit Hilfe der Engel und der anderen hierarchischen Wesenheiten in der geistigen Welt wiederum die neuen Wesensglieder gebildet, die ein Erdenleben ermöglichen, das dem entspricht, was er sich gemäß seiner früheren Erdenleben für die weitere Entwicklung aus höherer Einsicht vorgenommen hat. Mit Bezug auf die Krebserkrankung schildert Rudolf Steiner in einem Vortrag für Ärzte folgenden Zusammenhang mit dem vorgeburtlichen Leben:

«Die Sklerose und auch das Ossifizieren sind eigentlich Prozesse, welche ihre Gegenprozesse schon vor der Konzeption haben. Sie wirken entgegen ganz normal als organische Formprozesse demjenigen, was im Menschen vor der Konzeption als Zerstäubungsprozesse, als Ausbreitungsprozesse wirkt. Das ist außerordentlich wichtig, daß man das ins Auge faßt ... Nun aber können alle diese Prozesse, die eintreten müssen, über eine gewisse Grenze, gewissermaßen über ihre Schwingungsmitte hinausgehen. Solche Prozesse, wie die Sklerotisierung oder die Ossifikation, sind gewissermaßen Schwingungen gegen eine Mittellage hin, und sie können übergreifen, sie können also zu stark werden. Sie treten dann in ganz anderer Form auf. Zunächst treten sie auf in Form von Dispositionen. Und in den Dispositionen müssen wir eigentlich viel Wesentliches vom Wesen des Menschen suchen. Wenn dasjenige, was in der Ossifikation und in der Sklerose normal ist oder erst abnorm auf seinem eigenen Felde im Laufe des Lebens wird, nach der anderen Seite schwingt und also dieser Prozeß sozusagen nicht auf seinem Felde, sondern in anderen Organsystemen des Menschen sich abwickelt, dann tritt etwas auf, was das krankhafte Gegenbild ist eines Vorkonzeptionellen, was wir in den verschiedenen Arten der Karzinombildung vor uns haben.»[15]

Aus dem Gesagten kann deutlich werden, daß die individuelle Disposition zur Krebserkrankung zurückreicht in das frühere Erdenleben und die Art und Weise, wie das nachtodliche Leben durchgemacht werden konnte. Die im Vorgeburtlichen erlebte zu rasche und damit auch zu starke Ausdehnung und Zerstäubung in das Weltall wird jetzt im Erdenleben ausgeglichen durch ein schmerzhaft gesteigertes Bewußtsein, wie es jedem Krebskranken in der Konfrontation mit seiner Krankheit und dem Bestreben, mit ihr zu leben, abverlangt wird. Es kann aus dem Gesagten aber auch deutlich werden, daß dies eine Krankheitsdisposition ist, die heute teilweise schon mitgebracht, teilweise für die Zukunft veranlagt wird. Denn aufgrund der materialistischen Denk- und Lebensweise ist die Vorbereitung auf das Leben nach dem Tode unzureichend. Daher geschieht es oft, daß sich das Bewußtsein beim eigentlichen Eintritt in die geistige Welt (nachdem die Läuterungszeit im Seelenland abgeschlossen ist) nicht länger halten kann und erlischt wie im Schlaf. Dabei weitet sich das Menschenwesen zu schnell im geistigen Weltall aus und erlebt kaum bewußt das Aufarbeiten und Vorbereiten des Erdenlebens mit den Hierarchien mit.

Was kann nun dieser Gesichtspunkt für die primäre Prävention der Krebserkrankung bedeuten?

In den Jahren des Wachstums und der Entwicklung, im Erziehungsalter also, kommt es darauf an, die erwachenden Seelenfähigkeiten des Denkens, Fühlens und Wollens so in die erforderlichen Lernprozesse einzugliedern, daß dadurch auch die körperliche Entwicklung mit unterstützt wird. Denn wenn es so ist, daß die Kräfte, die dem Denken, Fühlen und Wollen zugrunde liegen, dieselben sind, denen der Körper Wachstum und Entwicklung verdankt, muß das Konsequenzen für den Lehrplan und die Lernvorgänge haben. Diese sollten folglich so gestaltet sein, daß jeweils nur diejenigen gedanklichen, gefühlsmäßigen und willentlichen Möglichkeiten für die verschiedenen Lernprozesse in Anspruch genommen werden, die der Körper im Verlauf der verschiedenen Entwicklungsstadien altersentsprechend für die Metamorphose zur bewußten Tätigkeit im Lernprozeß schon «freigibt». Durch forciertes Erlernen nicht entwicklungsgerechter Inhalte und Fähigkeiten werden dem Körper zu früh Kräfte entzogen, die er für das altersentsprechende Wachstum braucht. Die Folge ist eine Entwicklungsbeschleunigung (Akzeleration) und die Tatsache, daß es nicht immer zur vollständigen Ausreifung der Organe und Organsysteme kommt. So können intellektuelle und gefühlsmäßige

Überforderung eine konstitutionelle Schwäche für das ganze spätere Leben veranlagen. Auch können infolge einseitiger intellektueller Belastung andere schöpferische Möglichkeiten brach liegenbleiben und an einer regelrechten Metamorphose in Gedankenkräfte verhindert werden. Solche «tatenlos» im Organismus verbleibenden, für die geistige Tätigkeit nicht herangezogenen Wachstumskräfte können dann eines Tages den Impuls für das Wachstum einer Geschwulst geben. Von zwei Seiten her kann eine altersentsprechende Erziehung also helfen, der Krebserkrankung vorzubeugen: durch Unterstützung einer entwicklungsgerechten, harmonischen leiblich-seelischen Erziehung und durch Berücksichtigung der verschiedenen Gedankenfunktionen, insbesondere das bildhafte, «bildende» Denken, das auch zu lebendigen Erinnerungsbildern führt, die das Kind begeistern und erwärmen können.

Rudolf Steiner beschreibt diesen Vorgang in einem Vortrag für Ärzte so: «Nehmen wir aber an, durch irgendeinen Vorgang werde zuviel von dieser organisierenden Kraft, die im ersten Kindheitsalter wirkt, zurückgehalten, es sei einfach die Entwicklung so gestaltet, daß nicht genug Kräfte der Organisation in gedächtnisbildende Kraft umgewandelt werden, dann bleiben sie unten im Organismus stecken, dann werden sie gewissermaßen nicht mit jedem Einschlafen in den Schlaf ordentlich hineingetragen, sondern wirken vom Einschlafen bis zum Aufwachen im Organismus weiter, durchrumorend den Organismus ... Wenn wir zuwenig umwandeln, dann bleiben organisierende Kräfte da unten, treten irgendwo auf, und wir erhalten jene Neubildungen, jene karzinomatösen Neubildungen.»[16]

Um dem Ausbrechen der Krebserkrankung so weit als möglich durch die Erziehung vorzubeugen, käme es also darauf an, die Sinneswahrnehmungen und deren empfindungsmäßige und gedankliche Verarbeitung besonders intensiv zu pflegen. Es ist entscheidend, den Kindern zu helfen, daß sie mit ihren Sinneseindrücken und Gedankenbildungen starke innere Erlebnisse verbinden, so daß es nicht nur zu einem oberflächlichen Registrieren, Betrachten oder Benennen kommt. Durch letzteres werden die

Bildekräfte des Körpers nicht voll übergeführt in seelische und geistige Tätigkeiten und bleiben brach liegen. Es gehört dies zu den verantwortungsvollsten Aufgaben der Lehrer an Waldorfschulen, sich dieser Konsequenzen für das körperliche Wachstum und die Entwicklung der Kinder bewußt zu sein und den Unterricht dementsprechend einzurichten.

Der Zusammenhang zwischen den Wachstums- und Regenerationskräften und der Denktätigkeit macht auch verständlich, warum die Prognose bei bereits diagnostizierter Krebserkrankung sich immer dann verbessert und die Lebensqualität und die Überlebensrate steigen, wenn es dem Betreffenden gelingt – allein oder mit Hilfe eines Sach-«Kundigen» (Arzt, Pfarrer, Psychotherapeut) –, ein erfahrungsgesättigtes Verständnis seiner selbst und seines Zusammenhanges mit der Welt zu bekommen. Arbeitet der Betroffene aktiv daran mit, seine eigene Identität zu finden oder neu zu bestimmen, so unterstützt er die Metamorphose der brachliegenden Wachstumskräfte in Seelentätigkeit.

Hinweise für die Ernährung

So wie der Mensch einen Ätherleib als Träger der Wachstums- und Gedankenkräfte hat, so haben ihn auch in artspezifischer Form die Pflanzen und Tiere. Je artgemäßer deren Pflege und Haltung, desto spezifischer und kräftiger kann sich deren Ätherleib betätigen und damit auch um so gesünder. So sind Produkte aus biologisch-dynamischen Anbau[17] und überhaupt unter ökologischen Gesichtspunkten angebaute Nahrungsmittel und gehaltene Tiere vorzuziehen. Sodann kommt der richtigen Zusammenstellung der Nahrung große Bedeutung zu. Im Beitrag von Hans Werner sind wesentliche Hinweise dazu gegeben. Für die Vorbeugung gelten ähnliche Gesichtspunkte. Eine ausgewogene, regelmäßige Nahrungsaufnahme vom Säuglingsalter an ist eine wesentliche Voraussetzung dafür, daß das Zusammenspiel der Wesensglieder bei der Verdauung in optimaler Weise angeregt wird.[18] Rudolf Steiner hat in diesem Zusammenhang auf die Schädlichkeit von Pulvermilchzubereitungen für Säuglinge hingewiesen. Die Energieträger (Fett, Kohlehydrate, Eiweiße) sind in dieser Milch zwar ebenso vorhanden wie in der Frischmilch – die bildenden ätherischen Überschußkräfte der frischen Milch sind jedoch durch Erhitzen und Lagerung abgetötet. Dadurch wird insbesondere die Lebertätigkeit geschwächt und in ihrem Vermögen beeinträchtigt, nicht zuträgliche Nahrungsstoffe zu erkennen und zu entgiften. Die Lukas-Klinik in Arlesheim betreut seit ihrer Begründung in den 70er Jahren ausschließlich Krebspatienten. Dort kann ein Rezeptbuch bezogen werden, in dem Wissen und Erfahrung im Umgang mit der Krebserkrankung sich niedergeschlagen haben; es gibt eine gute Orientierung, worauf es bei Auswahl und Zusammensetzung der Nahrung ankommt, wenn man durch bewußte Ernährung der Krebserkrankung vorbeugen will.[19]

Von der krankheitsvorbeugenden Wirkung des Fiebers

Schon lange bevor die physiologische Bedeutung des Fiebers und insbesondere seine immunstimulierende Wirkung mit Hilfe moderner naturwissenschaftlicher Methoden nachgewiesen worden ist, hat Rudolf Steiner in seinen Vorträgen für Ärzte auf den Zusammenhang der menschlichen Ich-Organisation mit der Wärme und auf die Bedeutung der Kinderkrankheiten und fieberhaften Infekte im Kindesalter hingewiesen. Inzwischen sind seine geisteswissenschaftlichen Untersuchungen zum Fieber und zum Wärmeorganismus auch auf naturwissenschaftlichem Wege unumstritten belegt.[20] In der Auseinandersetzung mit den fieberhaften Infekten, die für das Kindes- und frühe Jugendalter typisch sind, lernt der Organismus nicht nur den Umgang mit der Wärme, das heißt die Handhabung der Wärmeregulation, als wesentliche Funktion innerhalb des Wärmeorganismus, sondern im Zusammenhang damit vollziehen sich auch entscheidende Stimulierungen der immunologischen Kompetenz des Organismus, das heißt der körpereigenen Abwehr gegenüber schädigenden Einflüssen. So wie in der Natur alle Vorgänge und chemischen Abläufe von einem bestimmten Wärmegrad geprägt sind, der bestimmt, ob ein Stoff im festen, fllüssigen oder gasförmigen Aggregatzustand wirksam ist, hängt auch im Organismus die Intensität der Stoffwechselvorgänge der einzelnen Organe entscheidend ab vom jeweiligen Wärmezustand, das heißt von der diesen bestimmenden Durchblutungsgröße. Ob etwas «im Fluß» bleibt, sich «ablagert» oder ob ein Stoff «veratmet» wird oder «verbrannt» – es hängt jeweils vom Vorhandensein des dafür geeigneten Wärmemilieus ab. Wärme ist nicht nur Ausdruck der körperlichen und seelischen Aktivität des Menschen, sondern auch deren Vermittler. Seelische Regungen können eine Steigerung der Blutzirkulation bewirken. Umgekehrt erhöht auch die durch Stoffwechselvorgänge anfallende Wärme die Leistungsfähigkeit auf körperlicher und seelischer Ebene. So wie Begeisterung und seelisches Engagement durchblutungsfördernd und erwärmend auch auf den physischen Organismus einwirken können, so fördert die Wärmebehaglichkeit des physischen Leibes entsprechend auch seelische und geistige Aktivität. Die einheitliche Natur der Wärme – seelisch oder körperlich vom Ich erlebt – bewirkt, daß dieses sich in seiner Wärme als in sich geschlossenes Wesen fühlen kann. Leibliche, seelische und geistige Wärme lassen es auf körperlicher, seelischer und geistiger Ebene tätig sein, weswegen es schon für das unmittelbare Selbsterleben verständlich ist, wenn Rudolf Steiner in seiner differenzierten Menschenkunde diesen dreifachen Wärmeorganismus als Träger der Ich-Natur des Menschen beschreibt.

Fieber stellt sich als krisenhafte Veränderung im Wärmegefüge dar und bedeutet für die Ich-Organisation des Menschen immer eine verstärkte Möglichkeit, über die physischen Wärmevorgänge das Funktionsgefüge des Organismus zu verändern beziehungsweise neu zu ergreifen. Selbstverständlich ist in vielen Fällen eine sorgfältige ärztliche Betreuung und Begleitung des Organismus in seinem Umgang mit dem Fieber notwendig. Das Eingreifen in die Fieberphysiologie mit chemischen Mitteln, das heißt der Einsatz antipyretischer, fiebersenkender Medikamente, ist jedoch nur in wenigen Fällen wirklich angezeigt. Allermeist – insbesondere im Kindes- und Jugendalter – kann mit Hilfe von Hausmitteln und

Wadenwickeln die Wärmeregulation des Organismus so weit unterstützt werden, daß auf den Einsatz fiebersenkender Medikamente verzichtet werden kann. Insbesondere durch seine immunstimulierende Wirkung hilft das der Persönlichkeit des Kindes, mit Hilfe seiner Ich-Organisation sich den von den Eltern ererbten Leib «passender» zu machen und seinem Schicksal gemäß zu durchdringen und zu gestalten.[21] Sehr interessant ist in diesem Zusammenhang auch die vielen Ärzten bekannte Tatsache, daß Krebspatienten bei der Aufnahme ihrer Krankengeschichte berichten, nie ernstlich krank gewesen zu sein und insbesondere keine Kinderkrankheiten beziehungsweise nur selten hoch fieberhafte Infekte durchgemacht zu haben.[22] So gehört die Pflege des Wärmeorganismus und insbesondere das Vermeiden forcierter Abhärtungsmaßnahmen im Kindesalter zu den Grundvoraussetzungen der primären Prävention der Krebserkrankung.

Krankheit als unbewußtes Einweihungserlebnis und die Frage nach Krankheitsvorsorge durch Selbsterziehung

Jede Krankheit ist ein Prozeß, der vom Organismus selber – entweder als Reaktion auf äußere Einflüsse oder aber aufgrund innerer, endogener Krankheitsdisposition – aktiv hervorgebracht wird. Dabei ist es für die Krebskrankheit charakteristisch, daß ihr Beginn so schleichend ist, daß er in der Regel nicht festgestellt werden kann. Wenn die ersten Symptome auftreten und der Arzt die Diagnose stellt, kann nicht im nachhinein gesagt werden, zu welchem Zeitpunkt die Krankheit ihren Anfang genommen hat. Wir stehen also vor der erstaunlichen Tatsache, daß der Körper hier oft über Jahre etwas ausbildet, was sich nun als Krankheit geltend macht. Diese Krankheit stellt aber für sich genommen etwas dar, zu dem der Organismus sich selbst befähigt hat, das heißt, was er selbst zu tun «gelernt» hat. So wie es auf dem Wege der Selbsterziehung oft Jahre, manchmal auch Jahrzehnte dauert, bis durch viele kleine innere Überwindungen eine menschliche Fähigkeit wie die des Verzeihens oder ehrlicher Anteilnahme oder ein gewisses Durchhaltevermögen errungen sind, so braucht oft der Körper auch Jahre, um einer Krankheit voll zum Durchbruch zu verhelfen. Diesen Zusammenhang zwischen dem inneren Entwicklungs- oder Schulungsweg und der Möglichkeit der Krankheitsentstehung haben Rudolf Steiner und Ita Wegman gemeinsam zu Beginn der zwanziger Jahre erforscht.[23] Sie erkannten, daß die seelische und geistige Tätigkeit des Menschen erst möglich wird dadurch, daß sich im Laufe von Wachstum und Entwicklung die primär bei der Leibbildung tätigen Kräfte der Wesensglieder metamorphosieren und dann für die seelisch-geistige Tätigkeit zur Verfügung stehen. Und so war es ihnen auch möglich zu erforschen, was geschieht, wenn die seelisch-geistigen Fähigkeiten im weiteren Verlauf des Lebens nicht genügend angespannt und benützt werden, damit unbewußt bleiben und folglich als überschüssige Gestaltungs- und Bildekräfte im Organismus latent zur Verfügung stehen. Sie können dort in Form von Krankheitsdispositionen ein ruhendes Dasein führen oder aber bei entsprechenden Bedingungen ein ihnen gemäßes Krankheitsbild «ausbrüten». Wichtig für unsere Betrachtung ist dabei, daß es *dieselben* Kräfte sind, die einerseits in der Erkenntnis- und Fähigkeitenbildung weiterführen und andererseits auch Krankheiten hervorbringen können. Höhere Erkenntnis (Schritte auf dem Wege zur Initiation) und Krankheit unterliegen derselben Betätigung seitens der zur Verfügung stehenden Wachstumskräfte. Nur findet diese Betätigung das eine Mal auf der seelisch-geistigen Ebene statt und das andere Mal im Durchleben der Krankheit auf körperlicher Ebene. So gesehen hat der Mensch zwei Möglichkeiten zu lernen: bewußt, durch Einsicht und Erkenntnis, und unbewußt beziehungsweise auf körperlicher Ebene durch das Erleiden von Krankheiten. Welche zu erlernende Fähigkeit ist es nun aber, die der Krebsbildung entspricht? Die Krebserkrankung scheint wie keine andere Krankheit in ihrem Verlauf den Tatbestand der menschlichen Freiheit abzubilden. Man kann dies daran deutlich erkennen, daß sich nahezu alle Lebensfunktionen im menschlichen Organismus aus ihrer normalen Bindung im Gesamtzusammenhang des Körpers lösen und eine Eigentendenz geltend machen. Je weiter der Krebs fortschreitet, um so deutlicher zeigt er, daß er eine Allgemeinerkrankung darstellt, wie dies Jürgen Schürholz in seinem Beitrag ausgeführt hat. Alle wesentlichen Rhythmen wie Schlaf und Wachen, Nahrung und Ausscheidung, Appetit, Atmung und anderes werden verändert. Nicht nur, daß die Wachstumskräfte «vagabundieren» und es zu Organbildungen und Absiedlungen in allen Bereichen des menschlichen Organismus kommen kann, ungeordnet, gleichsam völlig «frei», sondern es kommt auch zu differenzierten Störungen aller wesentlichen Funktionsabläufe im Organismus. Die Freiheit beziehungsweise die Freiheitsfähigkeit kann im gewöhnlichen Leben nach zwei Richtungen hin erlebt und entwickelt werden: als Sich-Befreien von alten Bindungen und als freiwilliges Zugehen auf neue Verbindlichkeiten und Verpflichtungen, das heißt als Freiheit, nicht nur von etwas frei zu sein, sondern für etwas frei zu werden. Eine Betrachtung wie diese erschließt ein rein geistiges Verständnis der Krankheit: Eine Wesenseigenschaft, im Falle der Krebserkrankung die Befähigung zur Freiheit, projiziert sich in den Leib, ins Unbewußte, und schafft dort das Krankheitsbild Krebs. Vom geistigen Gesichtspunkt aus betrachtet ist jede Krankheit eine körperliche Projektion von Entwicklungsvorgängen, die sich auch durch bewußte Selbsterziehung und Schulung vollziehen könnten. Aus diesem Grunde wird es auch immer den Krankheitsverlauf in positiver Weise unterstützen, wenn der Betroffene daran arbeitet, sich der mit dieser Erkrankung zusammenhängenden seelischen beziehungsweise geistigen Fähigkeit bewußt zu werden. Im Falle der Krebserkrankung wäre dies zum Beispiel das Bewußtsein der inneren Freiheit. Wieviele Krebskranke bemerken erst nach Eintritt ihrer Erkrankung, in welchen Abhängigkeiten und Zwängen sie gelebt haben und wie ihnen jetzt die Krankheit die Chance gibt, sich noch einmal ganz neu im Leben zu orientieren. Je bewußter dies erkannt und ergriffen wird und je mehr die Krankheit auch als Aufgabe für das Seelen- und Geistesleben empfunden wird, um so besser kann die Prognose sein.

Das Erkennen solcher Zusammenhänge fordert einerseits dazu auf, in der Erziehung vom Kindesalter an Gesundheitsvorsorge konsequent zu praktizieren. Andererseits kann es Ansporn sein, durch Selbsterziehung an der eigenen Gesundung mitzuarbeiten – so weit dies aufgrund der individuellen und sozialen Schicksalsgegebenheiten möglich ist.

Es wird dadurch aber auch ein Beitrag geleistet zum geistigen Verständnis der Krankheit, das über die psychologische Deutung und die körperlichen Untersuchungsmöglichkeiten hinausweist und der Würde des Menschen gerecht wird. Auf dieser Ebene ist es dann auch möglich, die Krankheit selbst als etwas Heilsames anzunehmen, ja lieben zu lernen. Denn sie läßt den Menschen auf körperlicher Ebene etwas erleben, was er lernend und bewußt zu erleben nicht oder nicht genügend in der Lage war, und fördert damit seine Entwicklung. Die Früchte eines solch unbewußten, durch die Krankheit herbeigeführten und mit dem Tode endenden Lernprozesses können sich zwar oft in diesem zu Ende gehenden Erdenleben nicht mehr zeigen. Sie werden aber – so wie alle Erdenerfahrungen – in das nachtodliche Leben mitgenommen und beeinflussen die Art und Weise, wie das Leben zwischen dem Tod und einer neuen Geburt in der geistigen Welt durchgemacht wird. Im nächsten Leben können sie dann als «mitgebrachte», das heißt bereits in einem früheren Leben erworbene Fähigkeiten auftreten und unter Umständen einer ganzen Biographie das Gepräge geben.

Eine spirituelle Krankheitsvorbeugung kann sich nur am gesunden Menschen und seiner Bestimmung orientieren. Sie beruht auf dem freiwilligen Zuvorkommen von Krankheiten dadurch, daß durch Einsicht in Entwicklungsmöglichkeiten und Notwendigkeiten des Menschen und entsprechende persönliche Anstrengung die Fähigkeiten gelernt werden, auf die es individuell, sozial und menschheitlich in einer bestimmten Zeitepoche ankommt. Dann braucht es – selbst bei vorhandener Krankheitsdisposition – nicht dazu zu kommen, daß sich diese zu erarbeitenden Eigenschaften und Fähigkeiten auf körperlicher Ebene unbewußt in Form des Krankwerdens abbilden. Wer im Denken nach Wahrheit strebt, im Fühlen nach Liebe und im Wollen nach Freiheit, wird lebenslang ringen müssen mit den Möglichkeiten der Oberflächlichkeit und Lüge, in deren Gefolge die vielen Lieblosigkeiten bis hin zu Haß und Spott auftreten. Auch die Neigung, andere Menschen oder Vorgänge zu manipulieren und zu zwingen und sich selbst in den Mittelpunkt zu stellen, bedarf zu ihrer Überwindung ständiger Arbeit und der Liebe zur Freiheit auch der anderen Menschen. Durch das freiwillige Erleben von Schmerzen, wie sie mit ehrlicher Selbsterkenntnis und Selbsterziehung immer verbunden sind, kann so eine wirksame Krankheitsvorbeugung geleistet werden. Denn dadurch wird die Notwendigkeit aufgehoben, daß der Körper selber auf den Wegen der Erkrankung Schmerzen erzeugt.

Abschließend sei jedoch nochmals darauf hingewiesen, daß eine geistige Betrachtung wie diese über das individuelle Menschenschicksal hinausweist. Denn es ist dem Menschen auch möglich, sich Prüfungen aufzuerlegen, um einem anderen Menschen zu helfen oder stellvertretend einen bewußten Beitrag zum Wohl der Menschheit als Ganzes zu leisten. Auch dieses kann sowohl durch bewußte geistige Schulung geschehen als auch durch das Aufsichnehmen einer schweren Erkrankung. So seien abschließend Worte wiedergegeben, die Rudolf Steiner zugeschrieben werden:

«Es muß von jedem Krebskranken erlitten werden, was von der Menschheit nicht erkannt worden ist. Wir stehen vor der tragischen Tatsache, daß Menschen den Weg des Leidens für viele auf sich nehmen, um einem aus dem Gleichgewicht gebrachten Menschheitsschicksal wieder wenigstens teilweise ein ausgleichendes Gegengewicht zu geben ... Die Menschheit des 20. Jahrhunderts muß durch den Weg des Leidens den geistigen Aufstieg suchen, der die Würde des Menschen wieder herstellt und die Seele verwandelt so, daß sie neuer geistiger Bereiche teilhaftig wird, die der Menschheit auf ihrem Wege in die Zukunft erforderlich sind.»[24]

Anmerkungen

1 Meinrad Scher: *Leitfaden der Sozial- und Präventivmedizin.* Bern/Stuttgart/Wien 1984, S. 212.
2 *Spektrum der Wissenschaft,* März 1994.
3 Rolf Verres: *Die Kunst zu Leben – Krebsrisiko und Psyche.* München/Zürich 1991, S. 206 und 208–209.
4 Vortrag «Die Hygiene als soziale Frage», 7. April 1920; in: *Psychologisch-Therapeutisches auf Grundlage der Geisteswissenschaft.* GA 314, Dornach ³1989.
5 Seit 50 Jahren arbeitet der Verein für anthroposophisches Heilwesen, Johannes-Kepler-Straße 56, D-75378 Bad Liebenzell, in dieser Richtung und hat bereits ein umfangreiches Schrifttum zu den verschiedensten präventivmedizinischen Fragestellungen herausgegeben. Davon ist einiges auch in Buchform erhältlich innerhalb der Sozialhygienischen Schriftenreihe, die im Verlag Freies Geistesleben, Stuttgart, erschienen ist.
6 Vgl. Karl Rittersbacher: *Wirkungen der Schule im Lebenslauf. Ein Quellenlesebuch der Pädagogik Rudolf Steiners.* Basel 1975; und Rudolf Steiner: *Die gesunde Entwicklung des Menschenwesens.* GA 303, Dornach ⁴1987.
7 Rudolf Steiner/Ita Wegman: *Grundlegendes für eine Erweiterung der Heilkunst nach geisteswissenschaftlichen Erkenntnissen.* GA 27, Dornach ⁷1991, S. 12.
8 Der Biologe Friedrich Kipp hat einen Grundunterschied zwischen Tier und Mensch in einer sehr lesenswerten kleinen Schrift dargestellt: *Die Evolution des Menschen im Hinblick auf seine lange Jugendzeit.* Stuttgart 1980.
9 Vgl. auch die weiterführenden Kapitel zu dieser Frage in: Wolfgang Göbel/Michaela Glöckler: *Kindersprechstunde.* Stuttgart ¹¹1994; und Michaela Glöckler: *Elternsprechstunde.* Stuttgart 1989; und Michaela Glöckler: *Elternfragen heute.* Stuttgart 1992.
10 Armin Husemann, *Der musikalische Bau des Menschen.* Stuttgart 1993.
11 Vgl. den Beitrag von Wolfgang Schad über Symmetrische und asymmetrische Organe im Tycho de Brahe-Jahrbuch.
12 Vgl. Rudolf Steiner: *Theosophie.* Kapitel: Das Wesen des Menschen. GA 9, Dornach ³¹1987.
13 Vgl. Rudolf Steiner, «Reinkarnation und Karma», in: *Lucifer-Gnosis.* GA 34, Dornach ²1987; und *Wiederverkörperung,* Themen aus dem Gesamtwerk 9, Stuttgart 1982; *und Die Offenbarungen des Karma.* GA 120, Dornach ⁸1992; und *Esoterische Betrachtungen karmischer Zusammenhänge,* Band 1–6. GA 235–240, Dornach.
14 Rudolf Steiner: *Theosophie.* GA 9, Dornach ³¹1987; und *Das Leben zwischen*

dem Tode und der neuen Geburt im Verhältnis zu den kosmischen Tatsachen. GA 141, Dornach ⁴1983.
15 Rudolf Steiner: Meditative Betrachtungen und Anleitungen zur Vertiefung der Heilkunst, Vortrag vom 27. März 1920. GA 316, Dornach ³1987.
16 Rudolf Steiner: Physiologisch-Therapeutisches auf Grundlage der Geisteswissenschaft. Zur Therapie und Hygiene, Vortrag vom 8. Oktober 1920. GA 314, Dornach ³1989.
17 Auskunft und Literaturhinweise über Forschungsring für biologisch-dynamische Landwirtschaft und Demeter-Bund. – Siehe auch Rudolf Steiner, Naturgrundlagen der Ernährung. 9 Vorträge, hrsg. von Kurt Th. Willmann. Themen aus dem Gesamtwerk 6, Stuttgart ⁴1994; sowie Ernährung und Bewußtsein. 8 Vorträge, hrsg. von Kurt Th. Willmann, Themen aus dem Gesamtwerk 7, Stuttgart ⁴1993.
18 Vgl. W. Goebel / M. Glöckler: Kindersprechstunde, Kapitel über Ernährung im Säuglings- und Kleinkindalter, Stuttgart ¹¹1994; und Alexander Leroi: Rudolf Steiners Beitrag zum Krebsverständnis und zur Krebsbehandlung. In: Die Drei, Heft 1, Januar 1961.
19 Kochrezepte aus der Lukas Klinik, 4. erweiterte Auflage 1990, Verein für Krebsforschung, Arlesheim (Schweiz) und Stuttgart (Deutschland). Zu beziehen bei: Lukas-Klinik, Brachmattstraße 19, CH-4144 Arlesheim. – Hans Werner, Ernährungsratschläge für Gesunde und Tumorkranke. Mit Rezeptvorschlägen. Tycho-de-Brahe-Verlag, Am Eichhof, 75223 Niefern-Öschelbronn. (Nur über den Verlag zu beziehen.)
20 Vgl. die zusammenfassende Darstellung von Herbert Hensel: Die Funktion des Fiebers. In: Tempo médical No. 5, März 1982, sowie die neuesten Auflagen der Lehrbücher für Kinderheilkunde in ihren Ausführungen über die physiologische und immunstimulierende Bedeutung des Fiebers.
21 Vgl. die ausführliche Schilderung der menschenkundlichen Gesichtspunkte zum Fieber in: Wolfgang Goebel/Michaela Glöckler: Kindersprechstunde. Stuttgart ¹¹1995, Seite 75 ff.
22 Hans Ulrich Albonico: Häufigkeit fieberhafter Infektionskrankheiten im Kindesalter in der Vorgeschichte von Karzinompatienten. Der Merkurstab – Beiträge zu einer Erweiterung der Heilkunst, Heft 1, 1996.
23 Vergleiche Rundbrief Nr. 2, Medizinische Sektion am Goetheanum, 1993; und Rudolf Steiner: Meditative Betrachtungen und Anleitungen zur Vertiefung der Heilkunst, Vorträge vom 8. und 9. Januar 1924. GA 316, Dornach ³1987.
24 Mündlich überliefert. Genaue Quelle bisher nicht bekannt.

Anthroposophisch-therapeutische Einrichtungen

Die nachfolgenden Adressen erheben keinen Anspruch auf Vollständigkeit.

1. Anthroposophische Ärzte

Adressen niedergelassener Ärzte und therapeutischer Einrichtungen können erfragt werden bei:

1.1 Deutschland

Gesellschaft
Anthroposophischer Ärzte e.V.
Trossinger Straße 53
70619 Stuttgart
Tel. 0711 / 47 15 01

1.2 International

Medizinische Sektion
am Goetheanum
Postfach 134
CH-4143 Dornach

2. Klinische Einrichtungen
(Krankenhäuser, Sanatorien, Erholungsheime)

2.1 Deutschland

Deutsches Rotes Kreuz und
Freimaurer Krankenhaus
Suurheid 20, 22559 Hamburg
Anthroposophisch-medizinische
Abteilung Tel. 040 / 81 84 85

Erholungsheim Spöktal
29646 Bispingen-Steinbeck

Erholungsheim Bauckhof
21385 Sottorf-Amelinghausen

Gesundungshaus
Am Kurpark 10
37441 Bad Sachsa

Sonnenhof Marbeck
OT Marbeck Haus Nr. 3 A
46325 Borken

Sanatorium Schloß Hamborn
Dr. med. Michael Book
33178 Borchen
Tel. 05231 / 3 80 91

314 Anthroposophisch-therapeutische Einrichtungen

Krankenhaus Lahnhöhe
Überregionales Zentrum für
Ganzheitsmedizin
Am Kurpark 1
56112 Lahnstein
Tel. 02621 / 91 50

Gemeinnütziges Gemeinschaftskrankenhaus Herdecke
Beckweg 4
58313 Herdecke
Tel. 02330 / 621

Gästehaus und Therapeutikum
Die Ederhöhe
57319 Bad Berleburg

Fachklinik Melchiorsgrund
Freie Lebensstudien-Gemeinschaft
36318 Schwalmtal

Filderklinik
Gemeinnütziges Gemeinschafts-
krankenhaus
Im Haberschlai 7
70794 Filderstadt-Bonlanden
Te. 0711 / 77 03 - 0

Paracelsus-Krankenhaus
Burghaldenweg 60
75378 Bad Liebenzell-Unterlengenhardt
Tel. 07052 / 925 - 0

Klinik Öschelbronn
Am Eichhof
75223 Niefern-Öschelbronn
Tel. 07233 / 680

Landhaus Schwarze
OT Süßenmühle
88662 Überlingen

Kurklinik Studenhof
Klinik für dynamische Therapie
Dr. med. Petersen
79875 Dachsberg-Urberg
Tel. 07672 / 739

Sanatorium Sonneneck
Kanderner Straße 18
79410 Badenweiler
Tel. 07632 / 75 20

Kurhaus am Stalten
Sanatorium für Allgemeinmedizin
Dr. med. Jörg Fels
79585 Steinen
Tel. 07629 / 471

Kreiskrankenhaus Heidenheim
Homöopatische Abteilung
Frau Dr. Kusserow
Schloßhausstraße 100
89522 Heidenheim
Tel. 07321 / 34 95 23

2.2 International

Diät- und Kneipp-Sanatorium
Dr. Felbermayer
A-6794 Gaschurn / Montafon
Tel. (0043) 5558 / 86 170

Merian-Iselin-Spital
Anthroposophische Belegabteilung
für innere Medizin
Föhrenstraße 2, CH-4054 Basel

Anthroposophisch-therapeutische Einrichtungen 315

Lukas-Klinik
Brachmattstraße 19
CH-4144 Arlesheim
Privatklinik zur Behandlung
Geschwulstkranker
Tel. (0041) 61 / 705 10 11

Kurheim Casa Andrea Cristoforo
Dependance der Ita-Wegman-Klinik
CH-6612 Ascona-Collina
Tel. (0041) 93 / 35 18 41

Paracelsus-Spital
Bergstraße 16
CH-8805 Richterswil
Tel. (0041) 7 87 21 21

Park Attwood Clinic
Privatklinik für Innere Medizin
Trimpley, Bewdley
GB-Worcestershire DY 12 1 RE
Tel. (0044) 2 99 74 44

Willem Zeylmans van Emmichoven-Klinik
Prof. Bronkhorstlaan
Postbus 401
NL-3720 AK Bilthoven
Tel. (0031) 30 / 79 08 12

Rudolf Steiner Klinik
Nieuwe Parklaan 58
NL-5297 Haag

Vidar-Klinik
Dr. Andersen
Postfach 1654
S-15300 Järna
Tel. (0046) 8551 / 5 05 10

Clinica-Tobias
Rua Regina Badra 576
04641 - São Paulo
Brasilien
Tel. (005511) 24 73 799

Fellowship Community
Paul Scharff M. D.
Spring Valley
NY 10977
USA

3. Therapeutika in Deutschland

Therapeutika sind Arztpraxen – auch Gemeinschaftspraxen –, in denen ein größeres Angebot anthroposophischer Therapieverfahren besteht wie z.b. Heileurythmie, Rhythmische Massage, Kunsttherapien (Malen, Plastizieren, Sprachgestaltung) und Gesprächstherapie. Die Adressen werden auf Anfrage für die verschiedenen Städte in Deutschland mitgeteilt durch:

Verein für Anthroposophisches
Heilwesen e.V.
Johannes-Kepler-Straße 56-58
75378 Bad Liebenzell-Unterlengenhardt
Tel. 07052 / 20 34

Gesellschaft Anthroposophischer
Ärzte e.V.
Trossinger Straße 53
70619 Stuttgart
Tel. 0711 / 47 15 01

Weiterführende Literatur

a) Allgemeine Literatur

Becker, H. / Berg, P. A. / Scheer, R. (Hrsg.): *Mistelextrakte in der Tumortherapie. Stand des Wissens von Forschung und therapeutischer Anwendung.* Hippokrates Verlag, Stuttgart 1996.

Burkhard, Gudrun: *Das Leben in die Hand nehmen.* Verlag Freies Geisteleben, Stuttgart 1992.

Fintelmann, Volker: *Krebssprechstunde.* Verlag Urachhaus, Stuttgart 1994.

Kübler-Ross, Elisabeth: *Interviews mit Sterbenden.* Gütersloher Verlagshaus Mohn, [16]1992.

Leroi, Rita: *Misteltherapie. Eine Antwort auf die Herausforderung Krebs.* Verlag Freies Geisteleben, Stuttgart 1987.

LeShan, Lawrence: *Psychotherapie gegen den Krebs.* Verlag Klett-Cotta, Stuttgart 1976.

LeShan, Lawrence: *Diagnose Krebs. Wendepunkt und Neubeginn.* Verlag Klett-Cotta, Stuttgart 1993.

Lievegoed, B. C. J.: *Lebenskrisen – Lebenschancen.* Koesel-Verlag, München 1991.

Treichler, Martin (Hrsg): *Der krebskranke Mensch in der anthroposophischen Medizin. Eine Hilfe zum Verständnis und zum Umgang mit der Krankheit.* Verlag Freies Geisteleben, Stuttgart [2]1993.

Treichler, Rudolf: *Die Entwicklung der Seele im Lebenslauf. Stufen, Störungen und Erkrankungen des Seelenlebens.* Verlag Freies Geisteleben, Stuttgart [5]1995.

Tubeuf, Karl von: *Monographie der Mistel.* München und Berlin 1923.

Verres, Rolf: *Die Kunst zu leben. Krebsrisiko und Psyche.* Piper Verlag, München/Zürich 1991.

Wagner, Richard (Hrsg.): *Immunologie und Krebskrankheit. Zur Therapie mit Iscador. Beiträge zur Krebstherapie I.* Verlag Urachhaus, Stuttgart 1993.

Wagner, Richard (Hrsg.): *Praktische Prüfungsmethoden zur Beurteilung der Misteltherapie. Beiträge zur Krebstherapie II.* Verlag Urachhaus, Stuttgart 1994.

Wagner, Richard: *Krebs. 160 Fragen und Antworten zur Therapie mit Iscador. Beiträge zur Krebstherapie III.* Verlag Urachhaus, Stuttgart 1996.

Wais, Matthias: *Biographiearbeit und Lebensberatung.* Verlag Urachhaus, Stuttgart 1992.

Wolff, Otto (Hrsg.): *Die Mistel in der Krebsbehandlung.* Vittorio Klostermann, Frankfurt [3]1985.

b) Zur Ernährung:

Kochrezepte aus der Lukas Klinik. 4. erweiterte Auflage 1990, Verein für Krebsforschung, Arlesheim/Schweiz und Stuttgart. – Zu beziehen bei: Lukas Klinik, Brachmattstraße 19, CH- 4144 Arlesheim.

Kühne, Petra: *Ernährungssprechstunde. Grundlagen einer gesunden Lebensführung.* Verlag Urachhaus, Stuttgart 1993.

Kühne, Petra: *Lebensmittel-Qualität und bewußte Ernährung. Ein Ratgeber für die Vollwertküche.* Sozialhygienische Schriftenreihe 14. Verlag Freies Geistesleben, Stuttgart 1985.

Renzenbrink, Udo: *Diät bei Krebs. Was tun zur Vorsorge?* Arbeitskreis für Ernährungsforschung e. V., Bad Liebenzell-Unterlengenhardt [4]1991.

Renzenbrink, Udo: *Ernährung in der zweiten Lebenshälfte.* Verlag Freies Geistesleben, Stuttgart [4]1992.

Steiner, Rudolf: *Naturgrundlagen der Ernährung.* 9 Vorträge, hrsg. von Kurt Th. Willmann. Themen aus dem Gesamtwerk 6. Taschenbuch. Verlag Freies Geistesleben, Stuttgart [4]1994.

Steiner, Rudolf: *Ernährung und Bewußtsein.* 8 Vorträge, hrsg. von Kurt Th. Willmann. Themen aus dem Gesamtwerk 7, Verlag Freies Geistesleben, Stuttgart [4]1993.

Werner, Hans: *Ernährungsratschläge für Gesunde und Tumorkranke. Mit Rezeptvorschlägen.* Tycho de Brahe-Verlag, Am Eichhof, 75223 Niefern-Öschelbronn. (Nur über den Verlag zu beziehen.)

Wolff, Otto: *Was essen wir eigentlich? Praktische Gesichtspunkte zur Ernährung.* Praxis Anthroposophie 44. Verlag Freies Geistesleben, Stuttgart 1996.

Über die Autoren

Bernhard Deckers. Geboren 1957. Theologiestudium in Münster/ Westfalen. Ausbildung zum Krankenpfleger im Gemeinschaftskrankenhaus Herdecke. Seit 1986 als Pfleger in der Filderklinik bei Stuttgart.

Dr. med. Klaus Dumke. Geboren 1925 in Korbach/Hessen. Schulzeit in Korbach und Torgau/Elbe. 1943 bis 1945 Kriegsdienst als Funker in Frankreich und Italien. Medizinstudium in Würzburg und Marburg. Klinische Ausbildung von 1952 bis 1958 in Dortmund. Seit 1958 als Arzt für Allgemeinmedizin in Dortmund niedergelassen. Von 1969 bis 1991 Mitglied des Vorstandes der Anthroposophischen Gesellschaft in Deutschland. Mitbegründer des Pädagogisch Sozialen Zentrums in Dortmund. Tätig als Autor von Büchern und Zeitschriftenartikeln sowie als Vortragsredner und Seminarleiter in Deutschland, Schweden und Finnland.

Dr. med. Michaela Glöckler, geb. von Kügelgen. 1946 in Stuttgart geboren. Besuch der Freien Waldorfschule bis zum Abitur, dann Studium der Germanistik und Geschichte in Freiburg und Heidelberg. Zahlreiche freiwillige Praktika an Waldorfschulen während der Semesterferien. 1971 Staatsexamen für das Lehramt an Unter- und Mittelstufen von Gymnasien. 1972 bis 1978 Studium der Medizin in Tübingen und Marburg. Weiterbildung zur Kinderärztin am Gemeinschaftskrankenhaus in Herdecke und an der Universitäts-Kinderklinik in Bochum. Bis 1988 Mitarbeit in der Kinderambulanz am Gemeinschaftskrankenhaus in Herdecke und schulärztliche Tätigkeit in der Rudolf-Steiner-Schule in Witten. Seit Ostern 1988 Leitung der Medizinischen Sektion am Goetheanum, Freie Hochschule für Geisteswissenschaft in Dornach/ Schweiz.

Über die Autoren

Dr. Johannes Gutsch. Geboren 1949 in Jena. Medizinstudium in Marburg von 1968 bis 1974. Forschung auf dem Gebiet der Krebserkrankung und -therapie in Herdecke und bei HELIXOR Heilmittel GmbH 1976 bis1987. Ausbildung zum Arzt für Innere Medizin und Hämato/Onkologie in Frankfurt, Öschelbronn, Hannover, Herdecke und Recklinghausen. Zur Zeit niedergelassener Internist mit Schwerpunkt Tumortherapie in Gevelsberg.

Hans-Richard Heiligentag. Geboren 1949 in Rendsburg. Ausbildung zum Buchhändler. Anschließend Studium der Germanistik und Philologie. Wechsel in die Medizin. Tätigkeit in verschiedenen Kliniken in Schleswig-Holstein. Seit 1983 in der Lukas Klinik, Arlesheim/Schweiz, einer Spezialklinik für Tumorkrankheiten. Vortragstätigkeit und Autor verschiedener Veröffentlichungen.

Dr. med. Peter Heusser. Nach Staatsexamen in Bern Ausbildung in Allgemeinmedizin (Innere Medizin, Chirurgie, Pädiatrie). Doktorat in Basel. Ausbildung in Anthroposophischer Medizin (Ita Wegman Klinik und Lukas Klinik, Alresheim/Schweiz). Arzt an der Lukas Klinik seit 1982 (Anthroposophische Krebstherapie). Wissenschaftlicher Mitarbeiter der Medizinischen Sektion am Goetheanum seit 1990. Dozent für Anthroposophische Medizin an der Universität Bern seit 1995.

Hartmut Ramm. Geboren 1957. Praktische Ausbildung zum Gärtner. Anschließend Studium der Gartenbauwissenschaften in Hannover und Biologiestudium in Basel. Seit 1987 in der Schweiz lebend. Tätig in der Mistelforschung am Institut Hiscia, Verein für Krebsforschung, Arlesheim/Schweiz, und auf kosmologischen Arbeitsgebieten.

Dr. rer. nat. Armin Scheffler. Geboren 1950. Abitur am Scharnhorstgymnasium in Hildesheim 1968. Anschließend Studium der Chemie in Clausthal-Zellerfeld und Kiel. Promotion auf dem Gebiet metallorganischer Gemischtligandkomplexe des Osmiums. Seit 1975 wissenschaftlicher Mitarbeiter am Carl Gustav Carus-Institut in Öschelbronn. Seit 1977 Leiter der Chemischen Abteilung mit dem Arbeitsschwerpunkt: Synergistische Wirkungen von Mistelinhaltsstoffen. Leiter des BMFT-Forschungsprojektes «Optimierung von Mistelpräparaten» im Rahmen des Förderschwerpunktes «Unkonventionelle Methoden in der Krebstherapie» in den Jahren 1990 bis 1993.

Dr. med. Dietrich Schlodder. Geboren 1949 in Sonneberg/Thüringen. Besuch der Rudolf Steiner Schule in Nürnberg. Medizinstudium in Freiburg im Breisgau, dann zweijährige wissenschaftliche Arbeit am Pathologischen Institut der Universität Tübingen, anschließend Weiterbildung zum Arzt für Innere Medizin an der Universität Tübingen und in der Filderklinik bei Stuttgart. Seit 1987 Leiter der Medizinischen Abteilung der HELIXOR Heilmittel GmbH & Co. in Rosenfeld, dort auch Ausübung einer ärztlichen Praxis und Leitung der Arbeitsgemeinschaft für ganzheitliche Krebs- und Immuntherapie. Mitglied der Arzneimittelkommission C 1990 bis 1995.

Dr. med. Jürgen Schürholz. Geboren 1933. Kindheit in Murnau/Oberbayern. Nach dem Krieg Besuch der Rudolf Steiner Schule in Hamburg-Wandsbeck. Studium der Medizin in Hamburg-Eppendorf und Innsbruck. Während der Weiterbildung zum Arzt für Innere Medizin vierjährige wissenschaftliche Arbeit am Pathologischen Institut der Universität Tübingen. Ein Jahr Mitarbeit in der Weleda AG Heilmittel-Betriebe in Schwäbisch Gmünd während der Planungs- und Vorbereitungszeit der Filderklinik (bei Stuttgart). Seit deren Eröffnung 1975 als leitender Internist dort tätig. Ab 1978 Vorsitzender der Arzneimittelkommission C. Mitarbeit im Vorstand der Gesellschaft Anthroposophischer Ärzte seit 1980.

Dr. Hans Werner. Geboren 1949. Nach dem Studium der Chemie einige Jahre in der chemischen Industrie und als Oberstufenlehrer an einer Waldorfschule tätig. Seit 1988 Betriebsleiter im Verein für Krebsforschung, Arlesheim/Schweiz. Betreut dort vornehmlich die Mistelpräparate-Herstellung und die damit verbundenen Forschungs- und Entwicklungsarbeiten.